Wulf-Dirk Bussmann

Akute und chronische Herzinsuffizienz

Klinik und Therapie

Mit einem Geleitwort von M. Kaltenbach

Mit 184 Abbildungen und 12 Tabellen

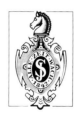

Springer-Verlag
Berlin Heidelberg New York Tokyo 1984

Prof. Dr. Wulf-Dirk Bussmann
Zentrum der Inneren Medizin, Abteilung für Kardiologie
Klinikum der Johann Wolfgang Goethe-Universität
Theodor-Stern-Kai 7, 6000 Frankfurt 70

ISBN 3-540-13117-5 Springer-Verlag Berlin Heidelberg New York Tokyo
ISBN 0-387-13117-5 Springer-Verlag New York Heidelberg Berlin Tokyo

CIP-Kurztitelaufnahme der Deutschen Bibliothek
Bussmann, Wulf-Dirk: Akute und chronische Herzinsuffizienz:
Klinik u. Therapie / Wulf-Dirk Bussmann.
Berlin; Heidelberg; New York; Tokyo: Springer, 1984.
ISBN 3-540-13117-5 (Berlin, Heidelberg, New York, Tokyo)
ISBN 0-387-13117-5 (New York, Heidelberg, Berlin, Tokyo)

Satz, Druck- und Bindearbeiten: Appl, Wemding
2119/3140-543210

Meinem verehrten Lehrer

Prof. Dr. Dr. h. c. Wilhelm Lochner

24.07.1922 – 23.04.1979

Ehem. Direktor des Physiologischen Instituts
der Universität Düsseldorf

Geleitwort

Vor 200 Jahren (1784) hat Withering gezeigt, daß die Wassersucht erfolgreich mit Fingerhut-Extrakten behandelt werden kann. Er hat eine Entwicklung in Gang gebracht, die schließlich zu einer wissenschaftlich begründeten Behandlung der Herzinsuffizienz mit chemisch definierten Digitalis-Glykosiden führte. Diese Entwicklung ist besonders in Deutschland über das Ziel hinausgeschossen und hat vielfach zu unkritischer Indikation für die Digitalisierung besonders bei Patienten mit koronaren Durchblutungsstörungen und deren Folgen geführt. Heute ist man wieder zurückhaltender geworden. Parallel zu dieser Erkenntnis wurden andere Behandlungsmöglichkeiten entdeckt, besonders das Prinzip der medikamentös verstärkten Salurese und dies der Vasodilatation.

Das vorliegende Buch entstand aus systematischer Beschäftigung mit den verschiedenen Therapiemöglichkeiten der Herzinsuffizienz in praktisch-klinischer, experimenteller und wissenschaftstheoretischer Hinsicht. Über mehr als 10 Jahre wurde die Einsatzmöglichkeit der verschiedenen Behandlungsverfahren sowohl bei der akuten Herzinsuffizienz im Rahmen der Intensivstation als auch bei der chronischen Herzinsuffizienz im Rahmen stationärer und ambulanter Patientenbetreuung überprüft.

Dabei hat sich gezeigt, daß in manchen Situationen, besonders bei akuten Krankheitsbildern, nur der gezielte Einsatz einzelner an der Entstehung der Herzinsuffizienz orientierter Behandlungsmaßnahmen zum Erfolg führt, während bei anderen Formen der Herzinsuffizienz, besonders bei solchen mit chronischem Verlauf Dauererfolge oft erst durch sinnvolle Kombination verschiedener Therapiemaßnahmen erzielbar sind.

In diesem Buch wird die Behandlung der Herzinsuffizienz im Hinblick auf pathophysiologisches Verständnis und praktische Anwendbarkeit kompetent dargestellt, so daß sowohl der wissenschaftlich interessierte als auch der praktisch tätige Arzt daraus reichen Nutzen ziehen kann.

Frankfurt, im März 1984   Martin Kaltenbach

Vorwort

In den letzten 14 Jahren haben sich unsere Kenntnisse über die akute und chronische Herzinsuffizienz erheblich erweitert. Seit dieser Zeit sind erstmals Druckmessungen im kleinen Kreislauf durch Anwendung neuer bettseitiger Kathetertechniken möglich geworden. Ausmaß und Schwere der Herzinsuffizienz wurden damit quantifizierbar. Die links- und rechtsventrikulären Füllungsdrücke und die Herzminutenvolumina konnten direkt, auch im akuten Stadium der Herzinsuffizienz gemessen werden. Mit dieser neuen Methodik war auch das Werkzeug für die Beurteilung therapeutischer Interventionen gegeben. Es zeigte sich rasch, daß althergebrachte Mittel wie z. B. Digitalis bei der akuten Herzinsuffizienz häufig nur wenig ausrichten können. Auch Schwachpunkte der Diuretikatherapie wurden deutlich.

Die letzten 10 Jahre sind gekennzeichnet durch die enthusiastische Aufnahme neuer Substanzen in der Therapie der Herzinsuffizienz. Sie verfügen über ein völlig neues Wirkprinzip. Der Angriffspunkt liegt primär außerhalb des Herzens in der Kreislaufperipherie. Durch Gefäßerweiterung wird die für die Herzinsuffizienz typische venöse und arterielle Vasokonstriktion vermindert. Die vasodilatierenden Substanzen führen zu einer indirekten Entlastung der Herzkammern, zu einer leichteren Entleerung und einer Verminderung der Stauung vor dem linken und rechten Ventrikel. Nach den guten Erfahrungen bei der akuten Herzinsuffizienz lag es nahe, dieses Wirkprinzip auch für die chronische Herzinsuffizienz anzuwenden. Die chronische Therapiekontrolle und -beurteilung stellt jedoch den klinischen Forscher vor erhebliche methodische Probleme. Bei der wissenschaftlichen Evaluierung von verschiedenen vasodilatierend wirkenden Substanzen zeigte sich, daß insbesondere von den Substanzen ein Erfolg zu erwarten ist, die primär in den pathophysiologischen Kompensationsmechanismus der Herzinsuffizienz eingreifen.

Professor G. Riecker, Medizinische Klinik der Universität München, gab die Anregung zu diesem Buch. Ich habe mich mit dem Thema der akuten und chronischen Herzinsuffizienz seit dem Jahre 1972 befaßt, im Jahre 1974 eine neue, rasch wirksame Therapieform für das akute Lungenödem beschrieben und eine Reihe von Untersuchungen zur Wirkung von Nitroglycerin beim frischen Herzinfarkt durchgeführt. Es folgten Arbeiten zur Wirkung von Vasodilatatoren bei chronischer Herzinsuffizienz. Durch die mehr als

10jährige Betreuung der medizinischen Intensivstation sind viele persönliche Erfahrungen in dieses Buch eingeflossen.

Die klinischen Aspekte stehen im Vordergrund und werden begleitet von pathophysiologischen Überlegungen. Breiten Raum nehmen die neuen medikamentösen Therapieverfahren ein. Der heutige Kenntnisstand zur Therapie mit Digitalis und Diuretika wird ebenfalls abgehandelt. Alle wichtigen akuten und chronischen Krankheitsbilder, die zur Herzinsuffizienz führen können, sind detailliert beschrieben, angefangen beim akuten Herzinfarkt, der hypertensiven Krise, dem kardiogenen Schock, Papillarmuskelsyndrom, Ventrikelseptumruptur und der Lungenembolie bis hin zu den chronischen Krankheitsbildern aufgrund von koronaren und valvulären Herzerkrankungen und Kardiomyopathien. Die heutige Weltliteratur zu diesen Themen und die Erfahrungen anderer Autoren sind umfänglich berücksichtigt.

Professor Martin Kaltenbach bin ich für die zahlreichen Anregungen der letzten Jahre außerordentlich dankbar, ebenso den Mitarbeitern der Abteilung für die laufende Unterstützung. Frau Elisabeth Groß danke ich für die wissenschaftliche Mitarbeit bei der Erstellung des Manuskripts und die sorgfältige redaktionelle Arbeit, Herrn cand. med. Dirk Rose für die Zusammenstellung der Abbildungen und der Literatur, und Frl. Marion Jung für die fotografischen Arbeiten.

Das Buch ist als Leitfaden für die Klinik und Praxis zu sehen und beinhaltet klinische und therapeutische Informationen für die praktische Anwendung.

Frankfurt, im März 1984   Wulf-Dirk Bussmann

Inhaltsverzeichnis

Chronische Herzinsuffizienz

Akute Herzinsuffizienz

A. Überblick

In der Behandlung der Herzinsuffizienz sind in den letzten 10 Jahren große Fortschritte gemacht worden. Bisher standen Bemühungen zur optimalen Digitalistherapie im Vordergrund. Verschiedene Aspekte einer guten diuretischen Behandlung wurden intensiv untersucht. Vasodilatierende Substanzen wie sie schon seit Jahrzehnten in der Hypertoniebehandlung üblich waren, wurden vor dem Jahre 1970 aus Angst vor unerwünschter Blutdrucksenkung nicht eingesetzt. Die Gabe von Nitroglycerin beim frischen Herzinfarkt war aus den gleichen Gründen von jeher kontraindiziert.

I. Entwicklung der letzten Jahre

Wie so oft in der Forschung waren bereits vor 1970 grundlegende experimentelle und klinische Arbeiten veröffentlicht, die über die positiven Effekte von vasodilatierenden Substanzen bei Herzinsuffizienz berichteten. Sarnoff u. Berglund (1952) senkten mit diesen Substanzen den Blutdruck und steigerten das Herzminutenvolumen bei Herzinsuffizienz. Judson et al. (1956) wiesen mit Hydralazin günstige Wirkungen nach. Burch (1956) gehört ebenfalls zu den Pionieren. Er behandelte die schwere Linksinsuffizienz erfolgreich mit dem Ganglion-Blocker Hexamethonium. Johnson et al. (1959) gelten als Vorreiter einer Nitroglycerintherapie. Sie konnten den linksventrikulären Füllungsdruck bei Patienten mit dekompensierter Hypertonie senken. – Da die Zeit offenbar noch nicht reif war, fanden diese Arbeiten weder Beachtung noch Eingang in die breitere Forschung oder klinische Praxis.

II. Systematische Anwendung von vasodilatierenden Substanzen

Erst Anfang 1970 zündete die Idee, gefäßdilatierende Mittel bei der Herzinsuffizienz einzusetzen. Cohn (1980) vergleicht die damals einsetzende wissenschaftliche Forschung auf diesem Sektor mit dem Thema einer Symphonie, das sich langsam zur vollen Blüte entwickelt. Heute, nach einer Fülle von wissenschaftlichen Arbeiten, ist der Höhepunkt und das Ende des ersten Satzes vorüber. Ein zweiter, gemäßigter Satz kann folgen.

1. Meilensteine

Meilensteine in dieser raschen Entwicklung waren die ersten Arbeiten über Phentolamin von Gould et al. im Jahre 1969 und von Majid et al. im Jahre 1971. Franciosa et al. berichteten 1972 über die Anwendung von Natriumnitroprussid beim frischen

Infarkt und Chatterjee et al. (1973) über den Effekt bei schwerer Mitralinsuffizienz infolge Papillarmuskeldysfunktion.

Nachdem Gold et al. (1972) mit sublingualem Nitroglycerin erste Ansätze gemacht hatten, konnten Bussmann et al. (1974a, b, 1975) in systematischen Untersuchungen über den Einsatz von Nitroglycerin bei Linksinsuffizienz im Rahmen des akuten Herzinfarktes berichten und zeigen, daß mit Nitroglycerin eine rasche Beseitigung des Lungenödems möglich ist (Bussmann et al. 1974a, b, 1975; Bussmann u. Schupp 1977). Erstaunlich war, wie rasch sich dieses neue Therapieprinzip in der breiten klinischen Anwendung durchsetzte.

2. Heutiger Stand

Heute, 1984, am Ende dieser ersten spannenden Entwicklungsphase mit der Anwendung von zahlreichen Substanzen bei einer großen Zahl von Patienten kann nun in eine ruhige zweite Phase eingetreten werden, in der Vor- und Nachteile der Therapie abgewogen werden, kontrollierte, randomisierte und verfeinerte Studien folgen und prognostische Aspekte untersucht werden.

Eines aber ist heute unzweifelhaft: In der Behandlung der akuten Herzinsuffizienz sind bleibende Fortschritte gemacht worden, insbesondere in der Therapie der akuten Linksinsuffizienz und des Lungenödems. Hier klaffen Utopie und Wirklichkeit am wenigsten auseinander, während bei der Anwendung von Vasodilatatoren bei chronischer Herzinsuffizienz gute Ansätze vorhanden sind, aber durchaus noch Wunschvorstellungen bestehen. Außerdem kommt hinzu, daß jede chronische Therapie erfahrungsgemäß weitaus schwieriger bewertbar und überprüfbar ist als akute, direkt meßbare Effekte bei akuter Therapie. Das gilt für jede Art von Dauertherapie, selbst für Digitalis.

Literatur

Burch GE (1956) Evidence for increased venous tone in chronic congestive heart failure. Arch Intern Med 98: 750–766

Bussmann WD, Schupp D (1977) Wirkung von Nitroglycerin sublingual in der Notfalltherapie des klassischen Lungenödems. Dtsch Med Wochenschr 102: 335–342

Bussmann WD, Vachalowa J, Kaltenbach M (1974a) Wirkung von Nitroglycerin beim frischen Herzinfarkt (Abstract). Z Kardiol [Suppl I]: 25

Bussmann WD, Löhner J, Kaltenbach M (1974b) Orale Nitroglycerinpräparate in der Behandlung der Linksinsuffizienz beim frischen Herzinfarkt. Z Kardiol [Suppl I]: 52

Bussmann WD, Vachalowa J, Kaltenbach M (1975) Wirkung von Nitroglycerin beim akuten Myokardinfarkt. I. Nitroglycerin sublingual zur Behandlung der Linksinsuffizienz und des Lungenödems. Dtsch Med Wochenschr 100: 749–755

Chatterjee K, Parmley WW, Swan HJC, Berman C, Forrester J, Marcus HS (1973) Beneficial effects of vasodilator agents in severe mitral regurgitation due to dysfunction of subvalvular apparatus. Circulation 48: 684–690

Cohn JN (1980) Progress in vasodilator therapy for heart failure. N Engl J Med 302: 1414–1416

Franciosa JA, Guiha NH, Limas CJ, Rodriguera E, Cohn JN (1972) Improved left ventricular function during nitroprusside infusion in acute myocardial infarction. Lancet I: 650–654

Gold HK, Leinbach RC, Sanders CA (1972) Use of sublingual nitroglycerin in congestive failure following acute myocardial infarction. Circulation 46: 839–845

Gould L, Zahir M, Ettinger S (1969) Phentolamin and cardiovascular performance. Br Heart J 31: 154–162

Johnson JB, Fairley A, Carter C (1959) Effects of sublingual nitroglycerin on pulmonary arterial pressure in patients with left ventricular failure. Ann Intern Med 50: 34

Judson WE, Hollander W, Wilkins RW (1956) The effects of apresoline (hydralazine) on cardiovascular and renal function in patients with and without heart failure. Circulation 13: 664

Majid PA, Sharma B, Taylor SH (1971) Phentolamine for vasodilator treatment of severe heart failure. Lancet II: 719–724

Sarnoff SJ, Berglund E (1952) Neurohemodynamics of pulmonary edema: IV. Effect of systemic vasoconstriction and vasodilation on flow and pressures in systemic and pulmonary vascular beds. Am J Physiol 170: 588

B. Pathophysiologie der Herzinsuffizienz unter dem Gesichtspunkt der Vasodilatation

I. Definition der Herzinsuffizienz

Bei der Definition der Herzinsuffizienz ist in erster Linie die ungenügende Versorgung der Kreislaufperipherie mit Blut zu sehen, also das aufgrund der kardialen Dysfunktion verminderte Herzminutenvolumen. Hinzu kommt das Phänomen der Stauung vor dem linken und/oder rechten Herzen. Beide Gegebenheiten: ungenügende Versorgung der Kreislaufperipherie und Stauung sind oft sehr unterschiedlich miteinander verkoppelt. Bei ausgeprägter Stauung kann die Förderleistung nur mäßig erniedrigt oder bei geringer Stauung die Förderleistung stark reduziert sein.

1. Akute und chronische Herzinsuffizienz

Das Lungenödem, die akute Linksinsuffizienz beim frischen Herzinfarkt und die akute Dekompensation bei chronischer Linksinsuffizienz, der kardiogene Schock und die akute Rechtsinsuffizienz bei Lungenembolie sind die klassischen klinischen Krankheitsbilder.

Die akute Form der Herzinsuffizienz wird von der chronischen, protrahiert verlaufenden Herzinsuffizienz abgegrenzt. Bei der chronischen Herzinsuffizienz handelt es sich nahezu regelhaft um eine ausgeprägte myokardiale Schädigung. Als Beispiele sind Endstadien der koronaren Herzkrankheit und der kongestiven Kardiomyopathie zu nennen. In einem Fall führen Herzinfarkte, im anderen das Fortschreiten des kardiomyopathischen Prozesses zur myokardialen Schädigung. Mechanische Läsionen an den Herzklappen, insbesondere Aorten- und Mitralvitien und die Trikuspidalklappenfehler können zur Herzinsuffizienz führen, ohne daß eine stärkere myokardiale Schädigung vorliegen muß. Des weiteren sind die Shunt-Vitien zu erwähnen und andere Krankheitsbilder, zum Beispiel das Panzerherz.

2. Die klinischen Krankheitsbilder

a) Akute Herzinsuffizienz

Das Vollbild des klassischen *Lungenödems* ist durch Orthopnoe und auf Distanz hörbare Rasselgeräusche gekennzeichnet. – Bei beginnender Linksinsuffizienz werden häufig auch spastische Geräusche gehört, die zur Verwechslung mit obstruktiven Atemwegserkrankungen Anlaß geben.

Es kann auch zur *akuten Verschlechterung bei chronischer Linksinsuffizienz* kommen, wobei meist auch Zeichen der Rechtsinsuffizienz mit Halsvenenstauung, Lebervergrößerung und peripheren Ödemen bestehen.

Der kardiogene Schock, als die schwerste Form des Linksversagens, ist durch das gleichzeitige Bestehen von peripherer Minderperfusion und Lungenstauung gekennzeichnet. Das Herzminutenvolumen ist in der Regel halbiert. Es treten rasch sekundäre Folgen der Minderperfusion auf, wie Nierenversagen, Leberschock und Verbrauchskoagulopathie, wenn nicht innerhalb weniger Stunden die hämodynamische Situation medikamentös oder, wie in manchen Fällen möglich, chirurgisch gebessert werden kann.

Die *Lungenembolie,* durch plötzliches Auftreten von Luftnot und/oder präkardialen Schmerzen gekennzeichnet, geht bei ausgedehnten Verschlüssen ebenfalls mit den Zeichen des kardiogenen Schocks einher. Wieweit die Lungenembolie auch einer Vasodilatatorentherapie zugänglich ist, wird in Kapitel K speziell behandelt.

Als Komplikation nach frischem Infarkt kann es zum *Papillarmuskelsyndrom* kommen. Durch Ischämie oder Nekrose des Papillarmuskels ist das Klappenspiel gestört, so daß eine Schlußfähigkeit der Mitralklappe nicht mehr gegeben ist.

Die bei Infarkt gelegentlich auftretende *Ventrikelseptumruptur* kann ebenfalls zu einer schweren Links- und Rechtsinsuffizienz führen und mit einer Schocksymptomatik einhergehen.

b) Chronische Herzinsuffizienz

Die Krankheitsbilder bei chronischer Herzinsuffizienz sind relativ einheitlich gekennzeichnet. Trotz unterschiedlicher Genese ergibt sich häufig das gleiche klinische Bild. Bei einer schweren chronischen Herzinsuffizienz ist klinisch oft nicht mehr unterscheidbar, ob es sich um eine koronare Herzkrankheit, eine Kardiomyopathie oder eine dekompensierte Hypertonie handelt.

Als klinischer Begriff ist die dekompensierte Hypertonie heute nicht mehr gebräuchlich. Aus den Verläufen bei langjähriger Hypertonie ergibt sich, daß eine Herzinsuffizienz nur selten auf dem Boden der Myokardhypertrophie zustande kommt. In den Spätphasen mit Linksherzinsuffizienz ist es die koronare Herzkrankheit, die als Begleitkrankheit der eigentliche Auslöser der Herzinsuffizienz ist. Die Dekompensation bei Hypertonie ist damit häufig nur auf eine hämodynamisch wirksame koronare Herzkrankheit zurückzuführen.

c) Klassifizierung nach der New York Heart Association

Die Leistungsfähigkeit des Patienten mit chronischer Herzinsuffizienz ist erheblich eingeschränkt. Nach dem Grad der Einschränkung können verschiedene Stadien grob umrissen werden. Die Einteilung erfolgt nach der New York Heart Association (1973).

Stadium I: Patienten mit einer Herzkrankheit ohne Einschränkung der körperlichen Leistungsfähigkeit.

Stadium II: Geringe Einschränkung der körperlichen Leistungsfähigkeit, Beschwerden nur bei unüblicher Belastung.

Stadium III: Deutliche Einschränkung der körperlichen Leistungsfähigkeit, Beschwerden bereits bei leichter körperlicher Belastung.

Stadium IV: Unfähigkeit, geringe körperliche Belastungen zu tolerieren.

Im Stadium II und III kann durch Digitalis und Diuretika i. allg. eine Rekompensation erreicht werden. Für die Stadien III und IV ist dies durchaus nicht immer möglich. Die Behandlungserfolge mit der klassischen Digitalis/Diuretikatherapie sind vielfach unbefriedigend.

II. Hämodynamik bei Herzinsuffizienz

Die hämodynamische Definition der Herzinsuffizienz ist unabhängig von der Genese zu treffen. Die links- und rechtsventrikulären Füllungsdrücke sind erhöht und das Herzminutenvolumen mehr oder minder stark reduziert. Die Herzfrequenz ist beschleunigt und das Schlagvolumen vermindert. Der systolische arterielle Blutdruck ist meist noch normal, nimmt aber bei schweren Formen der Herzinsuffizienz unter 100 mm Hg ab. Die Reduktion des Herzminutenvolumens führt zur Erhöhung des systemischen Widerstandes.

1. Druckverhältnisse bei Herzinsuffizienz

Sie sind für das Verständnis der hämodynamischen Zusammenhänge unentbehrlich. Die Druckwerte in den Herzkammern und großen Gefäßen sind in einem vereinfachten Schema wiedergegeben (Abb. 1) (Bussmann 1979). Ausgehend von einem enddiastolischen Druck im linken Ventrikel von 10 mm Hg, der als oberer Normwert anzusehen ist, beträgt der Mitteldruck im linken Vorhof ebenfalls 10 mm Hg. Die gleichen Werte finden sich in der Lungenvene und im Pulmonalkapillarbereich. Der diastolische Pulmonalarteriendruck beträgt ebenfalls 10 mm Hg. Bei einer Blutdruckamplitude in der A. pulmonalis von 15 mm Hg ergibt sich ein systoli-

Normalwerte ⟶ akute Linksinsuffizienz

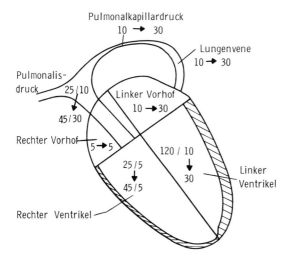

Abb. 1. Vereinfachende Darstellung der Druckwerte unter Normalbedingungen und bei akuter Linksherzinsuffizienz: Der enddiastolische Druck im linken Ventrikel (normal 10 mm Hg) entspricht etwa dem mittleren Druck im linken Vorhof, dem Mitteldruck in den Lungenvenen, dem mittleren pulmonalen Kapillardruck und dem diastolischen Pulmonalarteriendruck. Bei Linksinsuffizienz (Beispiel 30 mm Hg) werden an den entsprechenden Stellen erhöhte Werte gemessen *(Pfeile)*. Der Druck im rechten Vorhof steigt in der Regel dabei nicht an

scher Pulmonalarteriendruck von 25 mm Hg. Der normale Füllungsdruck der rechten Kammer beträgt 5 mm Hg. Das ist etwa die Hälfte des Füllungsdruckes der linken Kammer. Die unterschiedliche Höhe der Füllungsdrücke hängt mit der Dicke der vorzudehnenden Muskelmasse zusammen. Der Druck im rechten Vorhof hat die Höhe des rechtsventrikulären enddiastolischen Druckes.

Bei Auftreten von Linksinsuffizienz, z. B. durch einen Infarkt, steigt der enddiastolische Druck in der linken Kammer deutlich an. Bei einem Wert von über 20 mm Hg kommt es auch klinisch zu Zeichen der Linksinsuffizienz. Extreme Werte finden sich beim Lungenödem, wo Füllungsdrücke von bis zu 50 mm Hg gemessen wurden (Bussmann et al. 1975; Bussmann u. Schupp 1977). Der erhöhte diastolische Druck in der linken Kammer pflanzt sich druckpassiv über den linken Vorhof, die Lungenvenen und dem Pulmonalkapillarbereich bis in die Lungenarterie fort. Entsprechend steigen die Drücke an. In dem genannten Beispiel (Abb. 1) beträgt der Füllungsdruck 30 mm Hg. Entsprechende Werte werden bis in die Pulmonalarterien registriert, so daß ein diastolischer Pulmonalarteriendruck von 30 mm Hg resultiert. Das hat zur Folge, daß auch der systolische Pulmonalarteriendruck, bzw. der Druck im rechten Ventrikel ansteigen.

Die akute Druckerhöhung im kleinen Kreislauf braucht nicht regelhaft zu einer Erhöhung des rechten Vorhofdruckes zu führen, zumindest solange nicht, als der rechte Ventrikel suffizient bleibt. Die alleinige Messung und Berücksichtigung des

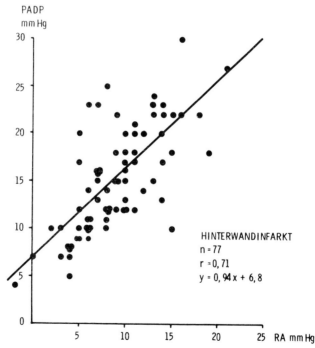

Abb. 2. Bei Hinterwandinfarktpatienten besteht zwischen dem diastolischen Pulmonalarterien-druck *(PADP)* und dem rechten Vorhofdruck *(RA)* eine recht enge Korrelation, da bei Verschluß der rechten Kranzarterie der rechte Ventrikel häufig auch eine Infarzierung erfährt (Schwarz 1982)

rechten Vorhofdruckes bzw. des zentralen Venendruckes kann also hinsichtlich der linksseitigen Druckverhältnisse erheblich täuschen (Bleifeld u. Hanrath 1975). Unter den Bedingungen des frischen Infarktes ist zu berücksichtigen, daß beim Vorderwandinfarkt die rechtsseitigen Füllungsdrücke nur ungenügend bis schlecht mit den linksseitigen korrelieren, während beim Hinterwandinfarkt, der bei Verschluß der rechten Kranzarterie häufig mit einer rechtsventrikulären Infarzierung verbunden ist, durchaus Beziehungen zwischen dem rechts- und linksventrikulären Füllungsdruck bestehen (Abb. 2).

2. Technik der Messung

Die Rechtsherzkatheterisierung bei Patienten mit schwerer Herzinsuffizienz oder Patienten mit Herzinfarkt und Linksinsuffizienz ist heute eine wichtige Methode zur Quantifizierung der hämodynamischen Situation und Überprüfung von medikamentösen Interventionen geworden. Mit dem Swan-Ganz-Einschwemmkatheter, einem Druckaufnehmer und einem Meßinstrument sind die technischen Voraussetzungen gegeben. Das Herzminutenvolumen kann durch Bestimmung der Sauerstoffsättigung in der Pulmonalarterie abgeschätzt werden und bei Verwendung des Swan-Ganz-Thermodilutionskatheters durch Injektion von kalter Kochsalzlösung in den rechten Vorhof und Temperaturbestimmung in der A. pulmonalis gemessen werden.

Die Schwierigkeiten der bettseitigen Kathetertechnik sind dennoch nicht zu unterschätzen: Der Venenzugang, vornehmlich von der Ellenbeuge (Abb. 3 a) oder der V. jugularis interna oder der V. jugularis externa aus, ist gelegentlich durch Punktionsschwierigkeiten und Hindernisse beim Vorschieben sowie Gefäßspasmen erschwert. Bei Punktion der V. jugularis interna muß der Patient flach liegen, um eine Luftembolie zu vermeiden. Die routinemäßige Druckmessung ist an bestimmte technisch apparative Voraussetzungen und an ein eingearbeitetes Arzt-Schwester-Team gebunden.

a) Swan-Ganz-Katheter

Der Swan-Ganz-Katheter selbst ist ein Produkt moderner Technologie. Mit seinen 7-French hat der Katheter bei einem Durchmesser von 2,5 mm 4 Einzelkanäle durch kreuzweise Aufteilung des Innenlumens. Es können folgende Parameter gemessen werden: Der Druck in der A. pulmonalis über das Endloch, der Pulmonalkapillardruck durch Aufblasen des kleinen Ballons an der Spitze, der Druck im rechten Vorhof durch ein 30 cm von der Spitze entferntes Seitenloch und das Herzminutenvolumen mit Hilfe der Kälteverdünnungsmethode. Außerdem ist mit dem aufblasbaren Ballon an der Spitze das Einführen des Katheters am Krankenbett ohne Röntgenkontrolle möglich. Gelegentlich, besonders bei vergrößerten Herzhöhlen, ist die Plazierung des Katheters und die Einbringung in die A. pulmonalis schwierig. Mitunter ist deshalb die Einführung des Katheters nur mit Durchleuchtungskontrolle durchführbar.

Eine weitere Neuerung besteht darin, daß bei annähernd gleichem Katheterdurchmesser zusätzlich 5 Elektrodenleitungen untergebracht sind. 2 Elektroden

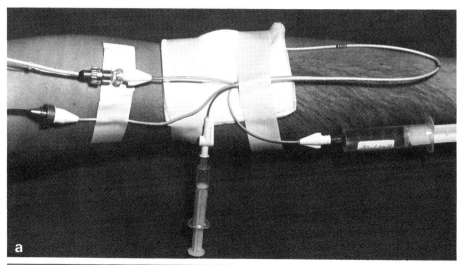

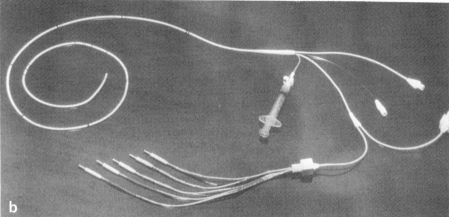

Abb. 3. a Swan-Ganz-Thermodilutionskatheter, eingeführt über eine Vene in der Ellenbeuge. End-loch zur Druckmessung in der A. pulmonalis mit Druckaufnehmer *(oben links);* Anschluß des Ther-mistors *(unten links);* Luftleitung zur Füllung des Ballons an der Katheterspitze mit aufgesetzter 1-ml-Spritze *(Mitte).* Die vierte Leitung dient der Druckmessung im rechten Vorhof und der Injek-tion von kalter Kochsalzlösung zur Bestimmung des Herzminutenvolumens *(rechts).* **b** Swan-Ganz-Thermodilutionskatheter mit 3 Elektroden im rechten Vorhof und 2 in der rechten Kammer. Die Potentiale aus dem rechten Vorhof und der rechten Kammer können registriert werden. Außerdem Schrittmacheranschluß möglich. Gleichzeitig: Druckmessung im rechten Vorhof und in der A. pul-monalis und Möglichkeit zur Messung des Herzminutenvolumens mit der Thermodilution (Ed-wards Laboratories)

dienen zur Ableitung von Potentialen aus dem rechten Ventrikel und 3 Elektroden zur Registrierung des intraatrialen EKGs. Es besteht die Möglichkeit der elektri-schen Stimulation über Vorhof oder Kammer bei bradykarden Rhythmusstörungen (Abb. 3 b). Auch bei tachykarden Rhythmusstörungen bestehen Interventionsmög-lichkeiten.

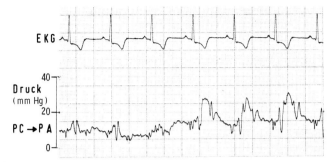

Abb. 4. Messung des Pulmonalkapillardrucks *(PC)* mit Hilfe des Swan-Ganz-Katheters *(links)*. Nach Entlastung des Ballons typisches Pulmonalisdruckprofil *(PA, rechts)* (H.J. ♂ 66 Jahre)

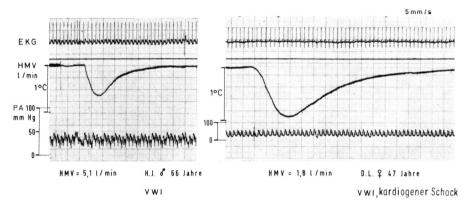

Abb. 5. Registrierung hämodynamischer Parameter auf der Intensivstation. *Oben:* EKG, *Mitte:* Kälteverdünnungskurve, *unten:* Druckkurve in der A. pulmonalis *(PA)*. Die Kälteverdünnungskurve zeigt den typischen Verlauf. Die Kurvenfläche ist indirekt proportional zum Herzminutenvolumen *(HMV)*. *Links* ein Patient mit Vorderwandinfarkt *(VWI)* und normalem Herzminutenvolumen, *rechts* eine Patientin mit VWI und kardiogenem Schock mit extrem niedrigem Herzminutenvolumen

Wird der Ballon an der Spitze des Katheters in einem peripheren Pulmonal-arterienast entfaltet, ist das Druckprofil des Pulmonalkapillarbereichs erkennbar (Abb. 4). Nach Entlastung des Ballons erscheint wieder die Pulmonalarteriendruck-kurve. Der diastolische Pulmonalarteriendruck entspricht etwa dem mittleren Pulmonalkapillardruck.

Nach Injektion von kalter Kochsalzlösung in den rechten Vorhof und Messung der Temperatur in der A. pulmonalis, kann über den Thermistor in der A. pulmonalis die Kälteverdünnungskurve registriert werden. Die Abb. 5 zeigt links eine Kurve bei normalem Herzminutenvolumen, rechts bei stark reduziertem Herzminutenvolumen bei kardiogenem Schock. Die Fläche unter der Kurve ist indirekt proportional zum Herzminutenvolumen. Das Herzminutenvolumen wird mit dem entsprechenden Meßgerät in Litern pro Minute angezeigt (Abb. 6).

Die Bestimmung von Herzminutenvolumen und Füllungsdrücken ist besonders in kritischen Situationen eine wertvolle, nicht mehr wegzudenkende Entscheidungshilfe in diagnostischer und in therapeutischer Hinsicht.

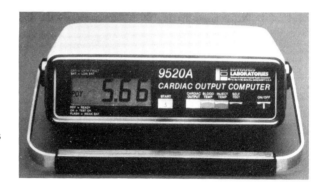

Abb. 6. Die in Abb. 5 darge-
stellten Kurven werden flä-
chenmäßig integriert und mit
Hilfe eines Rechenprogramms
in l/min angegeben (Cardiac-
output-Computer der Fa. Ed-
wards)

b) Linksventrikulärer Füllungsdruck

Der linksventrikuläre Füllungsdruck, der dem enddiastolischen Druck im linken
Ventrikel gleichgesetzt wird, kann indirekt durch Messung des Pulmonalarteriendruckes oder des diastolischen Pulmonalarteriendruckes bestimmt werden. Nur bei
Patienten mit Mitralklappenstenose können wegen des Druckgradienten die rechtsseitigen Drücke nicht verwendet werden (Bourchard et al. 1971). Bei primärer pulmonaler Hypertonie ist nur der Pulmonalkapillardruck aussagekräftig. Dieser läßt
sich jedoch aus kathetertechnischen Gründen oft nur schwer messen. Bei stark erhöhter a-Welle in der linksventrikulären Druckkurve kann es bei der Messung des
Pulmonalkapillardruckes zur Unterschätzung des linksventrikulären Füllungsdruk-
kes kommen.

c) Druck im rechten Vorhof

Der rechte Vorhofdruck ist mit dem zentralen Venendruck identisch. Normal bis
5 mm Hg steigt der Druck im rechten Vorhof bei Hinterwandinfarkt durch die
rechtsventrikuläre Beteiligung meist an. Bei Vorderwandinfarkt bleibt er in der Regel noch normal. Bei anhaltender passiver pulmonaler Hypertonie steigt der Vorhofdruck an, besonders wenn es zur Rechtsinsuffizienz kommt.
    Zur Messung der Drücke im kleinen Kreislauf kommt es auf eine praktikable
Festlegung des Nullpunktes an. Dabei wird am Brustkorb des Patienten die halbe
Thoraxhöhe markiert. Dazu sollte der Herzpatient nicht in eine flache Rückenlage
gebracht werden. Beim sitzenden oder halbsitzenden Patienten wird die Höhe des
Druckmeßelements zusätzlich auf eine sagittale durch das Xyphoid verlaufende Linie gebracht.

d) Herzminutenvolumen

Die Bestimmung des Herzminutenvolumens mit Hilfe der Thermodilution (Forrester et al. 1972) hat breite Anwendung gefunden. Die recht gute Genauigkeit dieser Methode ist deshalb gegeben, weil das Strombahnstück zwischen Injektionsort

im rechten Vorhof und dem Meßort in der A. pulmonalis kurz ist und damit ein größerer Kälteverlust vermieden wird.

Bei einem Normalwert von 5–7 l/min bezogen auf die mittlere Körperoberfläche des Menschen (1,73 m^2) bzw. einem Cardiac Index von 3–4 l/min bezogen auf 1,00 m^2 Körperoberfläche sind die Meßwerte je nach Grad der Herzinsuffizienz auf 4,5 bis 1,5 l/min/1,73 m^2 erniedrigt, entsprechend einem Cardiac Index von 2,5 bis 1,0 l/min/1,00 m^2.

Zur Messung des Herzminutenvolumens nach dem Fick-Prinzip muß der Sauerstoffverbrauch des Patienten in ml/min und die arteriovenöse Sauerstoffdifferenz (Vol. % O$_2$) bestimmt werden. Da die Messung des Sauerstoffverbrauchs aufwendig und technisch schwierig ist, kommt meist das vereinfachte Fick-Prinzip zur Anwendung: Die Werte für den Sauerstoffverbrauch werden alters- und geschlechtsabhängigen Normtabellen entnommen, wobei von einem Grundumsatz von 0% ausgegangen wird (Tabelle in Dokumenta Geigy 1962). Es wird arterielles und gemischt venöses Blut, letzteres aus der A. pulmonalis entnommen und mit Hilfe eines Oxymeters die Sauerstoffsättigung in % gemessen. Normalerweise beträgt die arterielle O$_2$-Sättigung 95%, die venöse 75%. Bei reduziertem Herzminutenvolumen liegen die venösen Werte zwischen 75 und 50% oder darunter. Bei einer Sauerstoffsättigung von 50% ist das Herzminutenvolumen meist bereits auf die Hälfte des Normwertes reduziert (2,5–3,0 l/min). Über den Hämoglobingehalt des Blutes läßt sich die Sauerstoffsättigungskapazität errechnen (1 g Hämoglobin binden 1,36 ml O$_2$).

In mehr als 250 simultanen Bestimmungen (Fick-Prinzip und Thermodilution) waren die Mittelwerte nach beiden Methoden identisch, allerdings mit recht großer Standardabweichung.

e) Arterieller Blutdruck

In der Regel ist die arterielle Blutdruckmessung nach der Riva Rocci-Methode mit Manschette und Stethoskop auch bei Herzinsuffizienz anzuwenden.

Fällt jedoch der systolische Blutdruck auf Werte unter 90 mm Hg, kann es zu Fehlmessungen kommen. Speziell, wenn eine stärkere körpereigene Vasokonstriktion vorliegt oder nach Gabe von Katecholaminen eine zusätzliche medikamentöse Engstellung der Kreislaufperipherie provoziert wird, ergeben sich Diskrepanzen zwischen der unblutigen und blutigen Druckmessung. So kann am Arm ein Druck von unter 80 mm Hg nach Riva Rocci gemessen, während zentral bei blutiger Messung systolische Werte um 150 mm Hg registriert werden (Abb. 7). Dieses Phänomen ist klinisch nicht selten anzutreffen und meist iatrogen durch zu hohe Katecholamindosen bedingt. Bei entsprechendem Verdacht kann auch ohne blutige Druckmessung durch Beurteilung der Pulsqualität an der A. femoralis eine zentrale Druckerhöhung vermutet werden.

Die Fehlbeurteilung der Blutdruckwerte ist auf Intensivstationen immer wieder anzutreffen. Zur Anhebung eines niedrigen arteriellen Blutdruckes im Schock werden vasopressorische Substanzen infundiert. Steigt der nach Riva Rocci gemessene Druck am Arm nicht an, wird die Dosis erhöht. Das hat zur Folge, daß der Blutdruck am Arm durch zusätzliche Vasokonstriktion weiter fällt, während zentral bereits sehr hohe Druckwerte vorhanden sind.

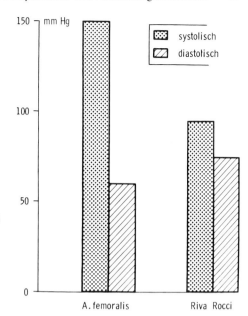

Abb. 7. Vergleich der blutigen Druckmessung in der A. femoralis mit der peripheren Messung nach Riva Rocci am Arm bei einem Patienten im kardiogenen Schock, der mit hohen Katecholamindosen behandelt wurde. Der systolische Druck ist zentral sehr hoch, peripher aufgrund der Vasokonstriktion niedrig

Bei schwerer Herzinsuffizienz oder bei Vorliegen eines kardiogenen Schocks sollte eine intraarterielle Druckmessung, zumindest kurzfristig, vorgenommen werden, um Fehlschlüsse aus der Riva Rocci-Methode zu vermeiden. Zur Einmalmessung eignet sich besonders die A. femoralis.

f) Systemischer Widerstand

Der systemische Widerstand, berechnet aus der Differenz des mittleren arteriellen Druckes und des rechten Vorhofdruckes, multipliziert mit dem Faktor 80 und dividiert durch das Herzminutenvolumen, ist bei Herzinsuffizienz auf Werte zwischen 1300 bis über 2000 dyn·s/cm^{-5} erhöht (Normalwert bis 1000 dyn·s/cm^{-5}). Er läßt sich überschlagsmäßig rasch abschätzen und ist bei niedrigem Herzminutenvolumen und niedrigem Blutdruck entsprechend stark erhöht.

III. Pathophysiologie im engeren Sinne

1. Abhängigkeit der Pumpfunktion vom Austreibungswiderstand

Durch tierexperimentelle Untersuchungen war klar geworden, daß der Austreibungswiderstand bzw. die aortale Impedanz für die linksventrikuläre Funktion von Bedeutung ist. Der geschädigte linke Ventrikel reagiert außerordentlich empfindlich auf Veränderungen der aortalen Impedanz, so daß Pumpfunktion und Austreibungswiderstand invers korreliert sind (Abb. 8). Daraus folgt auch, daß jede peri-

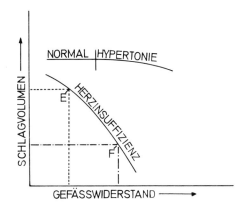

Abb. 8. Bei Herzinsuffizienz nimmt mit zunehmendem Gefäßwiderstand das Schlagvolumen ab. Das gesunde Herz ist auch bei Hypertonie in der Lage, unabhängig vom Gefäßwiderstand, ein gleichhohes Schlagvolumen zu fördern. Bei Reduktion des Gefäßwiderstandes *(F-E)* kann sich der geschwächte Herzmuskel leichter entleeren und steigert sein Schlagvolumen

phere Vasokonstriktion bei insuffizientem Herzen die Pumpfunktion weiter einschränkt und damit auch zu einem Anstieg des linksventrikulären enddiastolischen Druckes und Volumens führt (Cohn 1980). Beim gesunden Ventrikel und bei Hypertonikern bleibt das Schlagvolumen trotz Erhöhung des Widerstandes konstant (Abb. 8). Wird bei einem Patienten mit schwerer Herzinsuffizienz eine auf der arteriellen Seite dilatierende Substanz eingesetzt und damit der Austreibungswiderstand erniedrigt, nimmt das Schlagvolumen zu.

Der Hauptgrund für das Versagen des Herzens ist neben den mechanischen Ursachen in der Regel eine gestörte myokardiale Kontraktilität. So sind die myokardialen Reserven im Endstadium der koronaren Herzkrankheit nach multiplen Infarkten und bei Terminalzuständen der kongestiven Kardiomyopathie erheblich reduziert. Das gilt auch bei rheumatischen Vitien, wenn durch myokardiale Beteiligung umfangreiche Kontraktionsstörungen aufgetreten sind. Die myokardiale Funktionsstörung ist nicht ohne weiteres zu beheben und auch durch stark wirksame positiv inotrope Substanzen nur vorübergehend zu bessern. Der Hauptansatzpunkt von Digitalispräparaten liegt in der nur mäßigen Inotropiesteigerung, ohne daß, wie bei den Katecholaminen, der myokardiale O_2-Verbrauch wesentlich gesteigert wird.

Die chronische Herzinsuffizienz ist jedoch nicht allein in bezug auf eine myokardiale Kontraktionsstörung zu beurteilen. Schon aus der Tatsache, daß vasodilatierende Substanzen durch Verminderung des peripheren Widerstandes die Herzfunktion akut verbessern können, spricht dafür, daß bei Herzinsuffizienz der systemische Widerstand möglicherweise über Gebühr angestiegen ist. Die in dem Begriff Nachlast oder Afterload zusammengefaßte Summe aller wirksam werdenden Kräfte spielt für die Funktion der Kammern eine ganz wesentliche Rolle (Braunwald 1977). Allerdings ist immer noch unbewiesen, ob die körpereigenen Kompensationsmechanismen eine überschießende, das Herz belastende Steigerung des Widerstandes wirklich hervorrufen können.

2. Sympathikotone Regulationsmechanismen

Die Antwort des peripheren Kreislaufs bei verminderter Auswurfleistung des linken Ventrikels ist durch eine pathophysiologisch sinnvolle Vasokonstriktion im arteriellen und venösen Gefäßschenkel gekennzeichnet. Für die Erhöhung des peripheren Widerstandes ist in erster Linie die Stimulation des sympathischen Nervensystems verantwortlich. Die Erhöhung des Sympathikotonus führt zu einer Verbesserung der kardialen Kontraktilität. Die Regulation der kardialen Funktion mit Hilfe des Sympathikus hat wichtige Funktionen im physiologischen Bereich, z. B. unter körperlicher Belastung.

Es ist denkbar, daß die peripheren sympathischen Effekte über eine Erhöhung des systemischen Widerstandes auch die Auswurfimpedanz des linken Ventrikels beeinträchtigen, wie Burch vermutet (1978). Auch Wirtzfeld et al. (1979) nehmen an, daß die überschießende Vasokonstriktion die Symptome der Herzinsuffizienz verstärken. Nicht gesichert ist jedoch eine überkompensatorische Sympathikusstimulation.

Nach Zelis et al. (1979) handelt es sich bei der Erhöhung des Sympathikotonus um einen vermehrten neurogenen Vasokonstriktortonus, wobei Noradrenalin direkt an den kardialen und vasalen Nervenendigungen freigesetzt wird. Eine humorale Komponente der Vasokonstriktion kann durch zirkulierendes Noradrenalin und Angiotensin II hinzukommen. Außerdem besteht eine Interferenz zwischen sympathischem Nervensystem und der Angiotensin-II-Wirkung (Van Zwieten et al. 1982). Schließlich könnte eine geänderte Reaktivität der glatten Gefäßmuskulatur mit erhöhter Ansprechbarkeit auf Noradrenalin für die Vasokonstriktion verantwortlich sein (Zelis et al. 1978). Longhurst et al. (1974) wiesen auf einen weiteren Mechanismus bei Herzinsuffizienz hin. Die Minderperfusion des Skelettmuskels kann zu einer Hypoxie führen, die die afferenten Rezeptoren im Muskel stimuliert, wodurch es zu einer efferenten reflexgesteuerten sympathischen Antwort und systemischen arteriellen Vasokonstriktion kommt.

3. Einfluß des Renin-Angiotensin-Aldosteron-Systems

Das Renin-Angiotensin-Aldosteron-System spielt eine nicht unerhebliche Rolle bei den Kompensationsmechanismen des herzinsuffizienten Patienten. Eine Reihe von Patienten mit Herzinsuffizienz weisen erhöhte Plasmareninwerte auf (Curtiss et al. 1978). Nicht zuletzt entwickelte sich daraus ein neues therapeutisches Konzept, die Behandlung mit Captopril (Einzelheiten s. Kap. II).

4. Venöse Vasokonstriktion

Es wurde schon erwähnt, daß durch Aktivierung des Sympathikus bei Herzinsuffizienz auch auf der venösen Seite eine Vasokonstriktion einsetzt (Burch 1978). Der körpereigene Mechanismus ist insofern verständlich und physiologisch, als durch Erhöhung des venösen Angebots und Steigerung des enddiastolischen Volumens bis zu seinem Optimum das größtmögliche Herzminutenvolumen gefördert wird.

Bei bereits vorliegender Insuffizienz und ausgeprägter venöser Vasokonstriktion kommt es jedoch zu einem übermäßigen Anstieg des enddiastolischen Druckes und klinisch zur Stauungsinsuffizienz.

Daß solche Regulationsvorgänge eine Rolle spielen, läßt sich z. B. aus dem anfallsartigen Charakter des Lungenödems schließen. Bei gleichbleibender kardialer Funktion kann es intermittierend, offenbar durch Versagen der körpereigenen venösen Poolmechanismen, anfallsartig zum Lungenödem kommen. Andererseits läßt sich das Lungenödem jeweils wieder rasch durch entsprechende, auf der venösen Seite wirksame, vasodilatierende Medikamente wie Nitroglycerin beseitigen. Ist das Lungenödem einmal medikamentös durchbrochen, tritt auch nach Unterbrechen der Medikation kein unmittelbares Rezidiv auf.

5. Vorlast und Nachlast

Gould u. Reddy (1979) erklären das Prinzip der Anwendung von Vasodilatatoren aus dem Verständnis der linksventrikulären Funktion. Die Pumpleistung wird von 3 Faktoren bestimmt, der Vorlast oder Preload, der myokardialen Kontraktilität oder Inotropie und der Nachlast oder Afterload (Abb. 9).

a) Die Vorlast

Die Vorlast ist primär definiert durch die enddiastolische Faserlänge bzw. das enddiastolische Volumen. Da das Herz beim Menschen im normalen Zustand möglichst immer mit dem größtmöglichen enddiastolischen Volumen arbeitet, wirkt

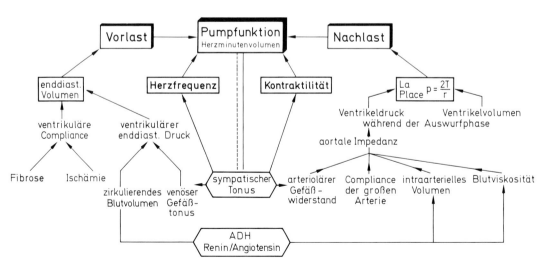

Abb. 9. Pumpfunktion des Herzens in Abhängigkeit von Vorlast, Nachlast, Herzfrequenz und Kontraktilität. Im unteren Teil der Abbildung sind die einzelnen Meßgrößen genannt, die die genannten Parameter modifizieren. (Nach Gould u. Reddy 1979)

sich eine Stauung primär so aus, daß der Füllungsdruck deutlich mehr ansteigt als das enddiastolische Volumen. Im einfachen Sprachgebrauch wird deshalb häufig der linksventrikuläre Füllungsdruck mit der Vorlast gleichgesetzt.

Experimentelle Grundlagen zu dieser Vereinfachung ergeben sich aus den Befunden von Böttcher et al. (1975) mit Messungen am Hund sowie Befunden am Menschen von Bussmann et al. (1976, 1978 a). Bei Normovolämie vollzieht sich der kardiale Funktionsablauf mit dem physiologischerweise größtmöglichen enddiastolischen Volumen. Erst bei Hypovolämie wird die Kammer kleiner. Nach Volumenbelastung und unter körperlicher Belastung steigt der enddiastolische Druck auf das 3- 4fache der Norm, wobei die Größenzunahme der Kammer vergleichsweise gering bleibt. Es ergibt sich also enddiastolisch eine sehr steile Druckvolumenbeziehung (Abb. 10). Nur bei sehr großen Ventrikeln geht die Drucksteigerung mit einer deutlichen Volumensteigerung einher.

Auf die Bedeutung des Perikards bei akuten Füllungsänderungen des Herzens haben verschiedene Autoren hingewiesen (Shirato et al. 1978; Glantz et al. 1978). Bei akuten diastolischen Druckzunahmen im linken Ventrikel ist die Dehnbarkeit des Herzens v.a. durch den relativ straffen Perikardsack beschränkt. Bei weiterer Volumenzufuhr kommt es deshalb zu überproportionalen Druckanstiegen. In Abb. 11 ist einem experimentellen Ansatz beim Hund die diastolische Druckvolumenbeziehung vor und nach Perikardektomie dargestellt. Es resultiert mit Perikard eine steile, ohne Perikard eine flache Beziehung zwischen Druck und Volumen.

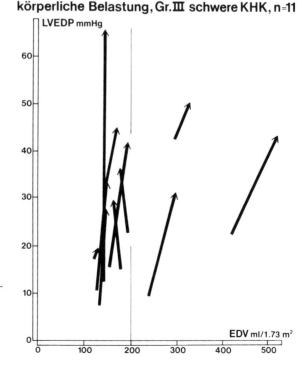

Abb. 10. Beziehung zwischen linksventrikulärem enddiastolischem Druck *(LVEDP)* und enddiastolischem Volumen *(EDV)*. 3- bis 4fache Steigerung des enddiastolischen Druckes mit nur geringer Zunahme des enddiastolischen Volumens unter körperlicher Belastung bei Patienten mit Angina pectoris. (Aus Bussmann et al. 1978 a)

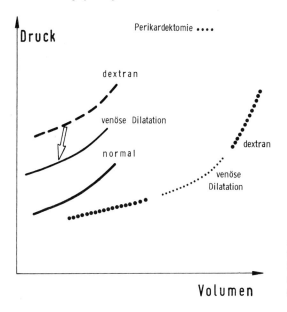

Abb. 11. Druck-Volumen-Beziehung vor und nach Perikardektomie. Die Dehnbarkeit des Herzens ist durch den relativ unelastischen Perikardsack eingeschränkt. (Nach Ross 1976)

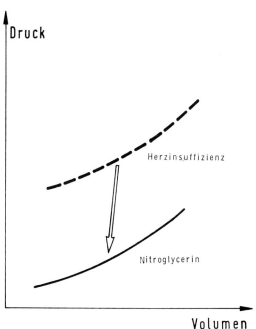

Abb. 12. Bei der Therapie der Herzinsuffizienz mit vasodilatierenden Substanzen wie Nitroglycerin kommt es vornehmlich zu einer Reduktion des Füllungsdrucks, ohne daß das Volumen stärker abnimmt

Die Therapie mit vasodilatierenden Substanzen, z.B. mit Nitroglycerin, führt bei stark erhöhten Drücken deshalb vornehmlich zu einer Abnahme des enddiastolischen Druckes und nur in geringem Ausmaß zu einer Verminderung des enddiastolischen Volumens (Abb. 12). Umgekehrt kommt es bei Patienten mit koronarer Herzkrankheit unter körperlicher Belastung bei Auftreten von Angina pectoris zu

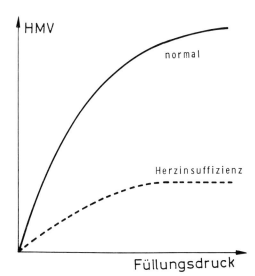

Abb. 13. Beim gesunden Herzen nimmt mit Steigerung des Füllungsdrucks das Herzminutenvolumen *(HMV)* zu. Bei Herzinsuffizienz werden weit höhere Füllungsdrücke benötigt, um ein gleichhohes Herzminutenvolumen zu fördern. Abflachung der Kurve bei weiterer Steigerung des Füllungsdrucks

einer sukzessiven Steigerung des enddiastolischen Druckes ohne allzu große Volumenzunahme (Bussmann et al. 1976, 1979).

Entsprechend dem ansteigenden Teil der Frank-Starling-Kurve (Abb. 13) steigt mit zunehmendem Anstieg des Füllungsdruckes das Herzminutenvolumen bei normaler Funktion an. Steigt der Füllungsdruck weiter, fehlt die Herzminutenvolumensteigerung. Die Kurve flacht sich ab.

Im Vergleich zur normalen Funktionskurve des gesunden Ventrikels verläuft die Kurve bei Herzinsuffizienz auf einem viel niedrigeren Niveau. Für ein bestimmtes Herzminutenvolumen sind bei Herzinsuffizienz höhere enddiastolische Drücke erforderlich. Außerdem liegen die Ausgangswerte für das Herzminutenvolumen bereits weit unterhalb der Norm. Der früher vermutete absteigende Teil der Kurve bei hohen Füllungsdrücken ist nach neueren Untersuchungen nicht existent. Die Kurve verläuft vielmehr horizontal.

Nach Ross (1976) kann es bei Herzinsuffizienz durch venöse Dilatation zu einem Anstieg des Herzminutenvolumens kommen. Mit Zunahme der venösen Kapazität und Abnahme des Füllungsdruckes ist eine Herzminutenvolumensteigerung möglich (Abb. 14). Hierbei sind eine Reihe von Mechanismen beteiligt, die zur Steigerung der Pumpfunktion beitragen. Die Verminderung der extravaskulären Komponente des Koronarwiderstandes (Raff et al. 1972a, b) führt zur besseren Durchblutung der endokardnahen Schichten, wodurch eine verbesserte Kontraktion erfolgen kann. Hinzu kommt die Verminderung der diastolischen Wandspannung, die zu einer erheblichen Sauerstoffeinsparung führt. Diese Wirkungen sind bei koronarer Herzkrankheit besonders ausgeprägt und entsprechen einem antiischämischen Effekt (Greenberg et al. 1975).

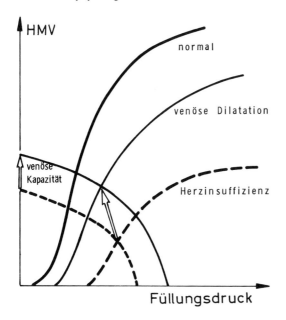

Abb. 14. Steigerung des Herzminuten-volumens *(HMV)* durch Erweiterung der venösen Kapazität bei Herzinsuf-fizienz. (Nach Ross 1976)

b) Die Nachlast

Die Nachlast oder Afterload ist definiert als die ventrikuläre Wandspannung (T), die aufgebracht werden muß, um das Schlagvolumen auszuwerfen. Nach der La Place-Gleichung $\left[P = \dfrac{2T}{r}\right]$ besteht eine Abhängigkeit von dem intraventrikulären Druck (P), der Wanddicke sowie der Ventrikelgröße (r) und -form.

Chatterjee spricht von systolischer Impedanz, die sich aus der instantanen Beziehung zwischen Aortendruck und Aortenfluß ergibt (Impedanz = Druck dividiert durch Fluß) (Chatterjee u. Parmley 1977).

Folgendes Gedankenexperiment verdeutlicht die Zusammenhänge: Die Impedanz wird extrem hoch sein, wenn durch Abklemmung der Aorta der Druck auf Maximalwerte ansteigt. Das geförderte Volumen geht auf null. Die Impedanz ist niedrig, wenn die Aorta plötzlich eröffnet würde und das Blut frei ausströmen könnte, wodurch der periphere Widerstand wegfiele und der Druck gegen null ginge, aber das Schlagvolumen maximal ist. Unter normalen Bedingungen, beim gesunden Ventrikel und beim Hypertoniker spielt die Aortenimpedanz keine wesentliche Rolle für die Austreibung des linken Ventrikels und damit des Schlagvolumens. Im Gegensatz dazu ist beim funktionsgeschwächten Ventrikel eine starke Abhängigkeit von der aortalen Impedanz gegeben.

Ross (1976) spricht von einem Afterload-miss-match in dem Sinne, daß bei der Herzinsuffizienz für eine bestimmte Nachlast ein wesentlich niedrigeres Schlagvolumen bzw. eine zu stark reduzierte Inotropie (Vcf) vorliegt (Abb. 15).

Durch Verminderung des Afterloads kann medikamentös eine Zunahme des Schlagvolumens erreicht werden. Der linke Ventrikel arbeitet dann gegen einen geringeren Austreibungswiderstand, kann sich deshalb leichter entleeren und fördert so ein größeres Schlagvolumen (s. Pfeil in Abb. 15).

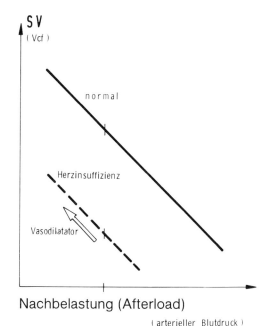

Abb. 15. Afterload-mis-match. Stark reduzierte Förderleistung mit Reduktion des Schlagvolumens *(SV)* bzw. der Verkürzungsgeschwindigkeit *(Vcf)* für eine bestimmte Nachlast bei Herzinsuffizienz. Der Vasodilatator reduziert die Nachlast und steigert so das Schlagvolumen. (Nach Ross 1976)

IV. Therapeutische Möglichkeiten bei Herzinsuffizienz

1. Steigerung der myokardialen Kontraktilität

Natürlich ist bei der Herzinsuffizienz in erster Linie die myokardiale Kontraktilität eingeschränkt. Zur Verbesserung der Kontraktilität ergeben sich verschiedene therapeutische Möglichkeiten. Im Vordergrund steht immer die Behandlung des Grundleidens. Es braucht nicht betont zu werden, daß die Beseitigung einer Myokardischämie durch Bypassoperation, die operative Therapie bei Shunt- oder Klappenvitien oder die Einstellung einer Hypertonie vorrangig ist.

a) Digitalis

Schwieriger wird es bei bereits eingetretener ausgedehnter Ventrikelfunktionsstörung, bei Zustand nach Infarkt oder bei Kardiomyopathien therapeutische Ansatzpunkte zu finden. Digitalis hat hier seinen festen Platz, besonders in der chronischen Therapie dieser Krankheitsbilder. Die Digitalispräparate sind durch einen milden positiv inotropen Effekt gekennzeichnet. Trotz geringer therapeutischer Breite sind heute mit Hilfe der Blutspiegeluntersuchungen optimale Einstellungen möglich. Von Vorteil ist, daß der milde, die Kontraktilität verbessernde Effekt dauerhaft wirksam wird. Dies führt nicht, wie häufig vermutet, zu einem vermehrten myokardialen Sauerstoffverbrauch. Bei Herzinsuffizienz kommt es unter Digitalis ebenfalls zu einer mäßigen Vorlastminderung mit Reduktion des enddiastolischen Druckes. Die verminderte diastolische Wandspannung und der kleinere Ventrikel-

radius wirken günstig auf die myokardiale Energiebilanz, so daß der positiv inotrope, den Sauerstoffverbrauch steigernde Effekt antagonisiert bzw. aufgehoben wird.
Unbestritten bleibt deshalb die Digitalistherapie das primäre therapeutische Rüst-
zeug bei der chronischen Herzinsuffizienz.

Eine kürzlich von der Chatterjee-Gruppe durchgeführte hämodynamische Untersuchung über die Wirkung von Digitalis bei chronischer Herzinsuffizienz bestätigt diese positiven Aussagen (Lee et al. 1982). Im Vergleich zu einer Placebophase
führt Digitalis zu einer Steigerung des Herzminutenvolumens und Minderung des
linksventrikulären Füllungsdruckes. Zu ähnlichen Befunden kamen Arnold et al.
(1980). Die dem Digitalis nachgesagte Zunahme des peripheren Widerstandes mit
konsekutiver kardialer Belastung spielt deshalb im Rahmen der Herzinsuffizienz
keine Rolle und ist nur bei Gesunden nachweisbar (s. Teil II, Kap. C).

Anders bei der akuten Herzinsuffizienz. Hier haben die vasodilatierenden Medikamente den ersten Platz eingenommen und Digitalis verdrängt. Ist es doch häufig so, daß Patienten dekompensieren, bei denen bereits eine vollwertige Digitalistherapie läuft. Es besteht deshalb eine klare Trennung für die Digitalisindikation:
bei chronischer Herzinsuffizienz: ja, bei akuter Herzinsuffizienz: nein. Besonders
von Selzer, San Francisco, ist diese Differentialtherapie definiert worden. Beim
Lungenödem würde es z. B. zu lange dauern, bis nach Injektion von Digitalis der
Vollwirkspiegel erreicht ist. Andererseits könnte eine zu rasche Digitalisierung zu
toxischen Nebenwirkungen führen.

b) Katecholamine

Eine weitaus größere Inotropiesteigerung als mit Digitalis läßt sich durch die intravenöse Gabe von Katecholaminen hervorrufen. Die klassischen Substanzen wie
Adrenalin, Noradrenalin und Isoproterenol sind durch Weiterentwicklungen zugunsten von Dopamin und Dobutamin verdrängt worden. Diese haben den Vorteil
einer geringeren positiv chronotropen Wirkung. Natürlich ist ein noch so kranker
Herzmuskel mit entsprechenden Katecholamindosen zu einer verstärkten Kontraktion und größeren Auswurfleistung zu zwingen. Die klinische Erfahrung zeigt aber,
daß die Peitsche zwar wirkt, aber nur kurzfristig. Es kommt innerhalb kurzer Zeit
zur Erschöpfung, die letzten myokardialen Reserven werden verspielt und eine Dosissteigerung bleibt ineffektiv. Katecholamine sind grundsätzlich nur Notfallmedi-
kamente. Sie sollten nie über Tage angewandt werden. Sie führen zur Belastung des
Herzens, zu einem vermehrten Sauerstoffverbrauch, der besonders bei koronarer
Herzkrankheit, aber auch bei Kardiomyopathien, problematisch ist. Dieses kon-
traktilitätssteigernde Therapieprinzip kann deshalb bei chronischer Herzinsuffizienz nicht zur Anwendung kommen bzw. nur kurzfristig oder intermittierend erfolgversprechend sein.

Versuche, mit oralen, positiv inotropen Substanzen sind noch zu neu, um endgültig beurteilt zu werden. Prenalterol wurde inzwischen wieder aus dem Handel
gezogen. Amrinon führt zur Thrombozytopenie und anderen Nebenwirkungen und
ist deshalb für die chronische Therapie nicht geeignet. Diese und ähnliche Substanzen dürften bei Daueranwendung allenfalls einen milden Effekt haben, wobei die
Wirkungsabschwächung bei chronischer Anwendung eine große Rolle spielt. Die
orale Wirkstärke ist nicht mit der intravenösen Gabe vergleichbar.

2. Vasodilatierende Substanzen

Der zweite Weg, die Pumpfunktion des Herzens zu bessern, das Herzminutenvolumen zu steigern und die rechts- und linksventrikulären Füllungsdrücke zu reduzieren, besteht in der akuten Entlastung des Herzens über Angriffspunkte in der Kreislaufperipherie. Die bei Herzinsuffizienz gegebene periphere Vasokonstriktion und venöse Engstellung kann durch arteriell- oder venösdilatierende Substanzen vermindert werden. Der wesentliche Vorteil dieser Methode besteht darin, daß ohne Inotropiesteigerung allein durch Verminderung des Auswurfwiderstandes ein größeres Herzminutenvolumen gefördert werden kann, die Füllungsdrücke abnehmen und zusätzlich die energetischen Anforderungen an das Herz gemindert werden.

a) Entlastungsmechanismen

Es kommt unter vasodilatierenden Substanzen zu einer Abnahme des myokardialen Sauerstoffverbrauchs, die in bestimmten Situationen auch zu Erholungseffekten am Herzen führen kann. Als Beispiel kann der akute Infarkt dienen, wo durch arterielle Blutdrucksenkung und Abnahme des Füllungsdruckes eine Verminderung der systolischen und diastolischen Wandspannung erreicht wird. Dadurch kann die Myokardischämie gebessert und sogar eine Infarktgrößenverkleinerung erreicht werden.

Bei bestimmten Krankheitsbildern ergeben sich durch konsequente Anwendung des gefäßerweiternden Wirkungsprinzips positive hämodynamische Auswirkungen. Bei Mitralinsuffizienz, Aorteninsuffizienz oder Ruptur des Ventrikelseptums können durch die Therapie die Widerstandsverhältnisse so geändert werden, daß mehr Blut in die Peripherie geht, ein größeres effektives Schlagvolumen erreicht wird und das Regurgitations- bzw. Shuntvolumen deutlich abnimmt.

Ein weiterer Entlastungsmechanismus ist die Vergrößerung des venösen Reservoirs. Dadurch kommt es zur Abnahme der rechts- und linksventrikulären Füllungsdrücke, einer Verminderung der diastolischen Wandspannung und Abnahme der extrakoronaren Komponente des Koronarwiderstandes (Raff et al. 1972a, b). Die älteste Methode, akut die venöse Stauung zu vermindern, ist die Behandlung durch Aderlaß. Auch mit Hilfe von Diuretika kann die Hypervolämie beseitigt werden. Beide Verfahren führen zu einer definitiven Blutvolumenverminderung. Sie kann nur durch Wiederauffüllung in den Stand zurückversetzt werden. Vasodilatierende Substanzen haben den Vorteil, nur eine vorübergehende Blutvolumenverschiebung zu bewirken. Nach Absetzen der Medikation ist das Volumen wieder verfügbar.

b) Wirkungsspektrum

Die heute verfügbaren Vasodilatatoren umfassen ein ganzes Spektrum von Wirkungen. Sie lassen sich dennoch grob in 3 Kategorien einteilen: Substanzen, die primär zu einer venösen Dilatation führen (z. B. Nitroglycerin), Substanzen, die vorwiegend auf der arteriellen Seite wirken (z. B. Hydralazin) und gemischt venös und arteriell wirksame Substanzen, wie Natriumnitroprussid oder Prazosin. Diese 3 Hauptwirkungen sind schematisch in Abb. 16 wiedergegeben. Der venöse Dilatator sorgt vornehmlich für eine Verminderung des linksventrikulären Füllungsdruckes und kann fakultativ auch das Herzminutenvolumen steigern. Der arterielle Vasodilatator führt primär zu einer Zunahme des Schlagvolumens, ohne den Füllungsdruck wesentlich zu beeinflussen. Der gemischt venös und arteriell wirksame Dilatator führt neben der Verminderung des Füllungsdruckes auch zu einer deutlichen Zunahme des Herzminutenvolumens. Diuretische Mittel vermindern den Fül-

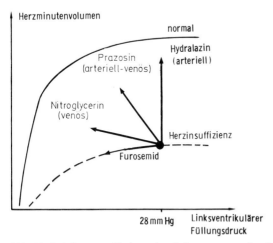

Abb. 16. Bei den vasodilatierenden Substanzen werden je nach dem Angriffspunkt 3 Kategorien unterschieden, die jeweils mit einem typischen Vertreter genannt sind. Je stärker die arterielle Wirkungskomponente, um so größer ist die Herzminutenvolumensteigerung. Das Schleifendiuretikum Furosemid vermindert das Herzminutenvolumen bei gleichzeitiger Füllungsdrucksenkung

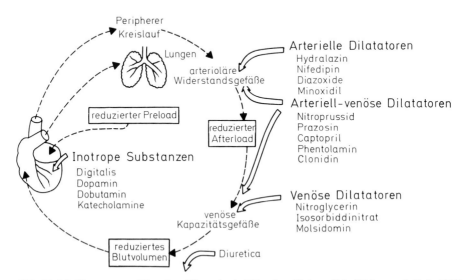

Abb. 17. Medikamente und ihre Angriffspunkte bei Herzinsuffizienz. (Modifiziert nach Opie 1980)

lungsdruck, ohne das Herzminutenvolumen zu steigern, bewirken in der Regel sogar eine Abnahme der Förderleistung.

In dieses Schema läßt sich die ganze Reihe der verschiedenen vasoaktiven Substanzen einordnen (Abb. 17, nach Opie 1980). Isosorbiddinitrat und Molsidomin zeigen das gleiche Wirkungsspektrum wie Nitroglycerin. Ähnlich wie Prazosin und Natriumnitroprussid wirken Trimazosin und die converting-enzyme-Inhibitoren, wie Captopril. Phentolamin hat bereits stärkere arterielle als venöse Wirkungen, und dem Hydralazin, als arteriellem Dilatator, stehen Nifedipin, Diazoxide und Minoxidil nahe. Nach Clonidin kommt es offenbar zu einer venösen und arteriellen Dilatation.

3. Regulation des venösen Gefäßsystems bei Herzinsuffizienz

a) Bedeutung des Venensystems

Der Einfluß des Venensystems für die Kreislaufregulation ist häufig unterbewertet worden (Shepherd u. Vanhoutte 1978).

Auch bei der Betrachtung der Pathomechanismen der Herzinsuffizienz wird das venöse System häufig vernachlässigt. Nach Zelis et al. (1979; Zelis u. Flaim 1983) sind 3 Kategorien von Venen von Bedeutung: 1. die stark innervierten kutanen Venen, die primär die Körpertemperatur regulieren, insgesamt aber nur eine geringe Speicherkapazität haben. 2. Venen, die die Skelettmuskel drainieren. Ihre Füllung hängt von der Muskelaktivität ab und ist wenig durch vasoaktive Substanzen steuerbar. Eine neurogene Innervation fehlt (Zelis u. Mason 1969). 3. Eine besonders große Kapazität haben die splanchnischen Venen, die stark erweiterbar sind, aber auch von hydrostatischen Gegebenheiten abhängen. Dabei handelt es sich um einen Venenpool im eigentlichen Sinne.

Wenig Untersuchungen liegen vor, die die venösen Regulationsmechanismen bei Herzinsuffizienz erklären (Zelis u. Flaim 1983). Haut- und Muskelvenen sind durch minimal freigesetzte venokonstriktorische Substanzen, wie Noradrenalin und Angiotensin II, verengt. Auch die externe Kompression von Venen durch interstitiell eingelagerte Flüssigkeit spielt eine Rolle. Wenn das bei Herzinsuffizienz vergrößerte Blutvolumen nicht im Bereich der Haut- und Muskelvenen Platz findet, muß das venöse Volumen im Bereich der Splanchnikusgefäße erhöht werden (Abb. 18). Hier kommt es unter dem erhöhten Venendruck zu einer druckpassiven Venenerweiterung, die unter körperlicher Belastung noch zunimmt, da die Kapazitäten im Bereich der Haut- und Muskelvenen gering sind. Auch die Lochner-Arbeitsgruppe wies auf die unterschiedlichen Wirkungen verschiedener Substanzen zur Beeinflussung der venösen Kapazität, des venösen Druckes und des venösen Rückflusses hin (Müller-Ruchholz et al. 1977).

Die durch vasodilatierende Substanzen hervorgerufene Vergrößerung des venösen Reservoirs ist in Abb. 19 vereinfacht dargestellt. Die Erweiterung der kleinen Venen bedingt die eigentliche Erweiterung der venösen Kapazität, während die größeren Venen als venöse Widerstandsgefäße gelten. Nach Green et al. (1978) sind beide Systeme unterschiedlich steuerbar. So kann z. B. beim Hund durch selektive Konstriktion der venösen Widerstandsgefäße ein venöses Pooling hervorgerufen

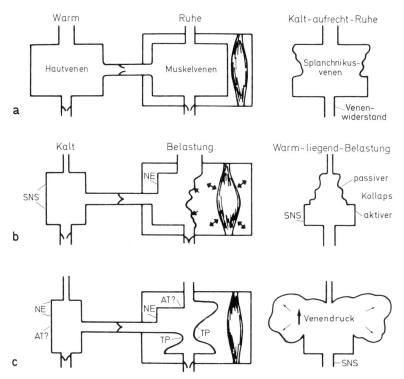

Abb. 18 a–c. Regulation des venösen Volumens in den 3 größeren venösen Gefäßgebieten während maximaler venöser Dilatation (**a**) und bei erhöhtem venösen Rückfluß (**b**) bei gesunden und bei Patienten mit Herzinsuffizienz (**c**). *SNS* Neurogener, sympathischer Venentonus; *NE* Noradrenalin; *AT,* Angiotensin; *TP,* erhöhter Gewebsdruck. (Nach Zelis u. Flaim 1983)

werden, ohne die venöse Gesamtkapazität zu ändern. Unklar ist, wieweit solche Regulationsmechanismen auch beim Menschen möglich sind. Nach Zelis spielen venöse Widerstandsgefäße beim Menschen keine wesentliche Rolle (Zelis u. Flaim 1983).

Der venenerweiternde Effekt, z. B. von Nitroglyzerin, läßt sich eindrucksvoll mit Hilfe eines in der V. femoralis befindlichen Transducers nachweisen, der auf Durchmesseränderungen reagiert. Andererseits ist der venöse Pooleffekt ubiquitär wirksam, insbesondere im Bereich des Splanchnikus. Der Durchmesser der Pfortader nimmt unter Nitroglyzerin um 27%, der der V. mesenterica um 12% und der der V. lienalis um 23% zu (Kober u. Strohm 1982). Der Umfang der Weitstellung weist auf die großen Speicherkapazitäten in diesem Gefäßgebiet hin. Entsprechend der Abnahme des venösen Druckes vermindert sich der Durchmesser der V. cava.

Schon frühere nuklearmedizinische Untersuchungen brachten Hinweise auf eine Erweiterung der Lungenvenen unter Nitroglycerin (Giuntini et al. 1963). Kürzlich konnte die Erweiterung dieser Gefäßregion angiographisch direkt nachgewiesen werden (Kober et al. 1981). Nach Nitroglycerin ließ sich eine Zunahme der venösen Poolkapazität der Lunge um ca. 100 ml errechnen.

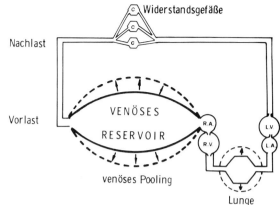

Abb. 19. Einfache schematische Darstellung von Nachlast und Vorlast. Die Erweiterung des venösen Reservoirs erfolgt auch in den Venen der Lunge. *RA*, rechtes Atrium; *RV*, rechter Ventrikel; *LA*, linkes Atrium; *LV*, linker Ventrikel; *c*, Kapillarbett

b) Körpereigene venöse Poolkapazität

Von besonderer Bedeutung ist die körpereigene venöse Poolkapazität. Sie wird durch die Körperlage beeinflußt und ist im Stehen aufgrund der hydrostatischen Verhältnisse besonders ausgeprägt. Insgesamt ist wenig über die Regulation dieser Stellgröße bekannt. Der anfallsartige Charakter des Lungenödems kann möglicherweise durch eine Dysregulation dieser körpereigenen Poolkapazität erklärt werden, treten doch Lungenödeme oft ohne nachweisbare akute kardiale Funktionsverschlechterung auf. Gestützt wird diese Theorie aus vergleichenden Untersuchungen beim liegenden und stehenden Patienten (Bussmann et al. 1978c) und aus den Veränderungen des Füllungsdruckes nach Anheben der Beine (Bussmann et al. 1976).

4. Hämodynamische Auswirkungen der venösen Dilatation

a) Venöser Rückfluß

Durch die Zunahme der venösen Kapazität unter venodilatierenden Substanzen wird das Blutangebot an das rechte und linke Herz vermindert. Die Angebotsverminderung bedeutet jedoch nicht in jedem Fall eine Verminderung des „venösen Rückflusses", sondern in erster Linie eine Verminderung des venösen Druckes. Häufig, gerade bei Herzinsuffizienz, bleibt der Fluß, d.h. das rechts- oder linksventrikuläre Herzminutenvolumen unverändert oder nimmt sogar zu. Veränderungen der venösen Kapazität wirken sich vornehmlich auf den venösen Druck aus. Das Resultat ist deshalb eine Abnahme des rechts- und linksventrikulären Füllungsdruckes, während der Volumenfluß durch das Herz nur geringfügig beeinflußt wird.

Es kommt erst dann zur Abnahme des „venösen Rückflusses", d.h. zur Abnahme des Herzminutenvolumens, wenn primär ein niedriger Füllungsdruck vorliegt oder ein venöser Dilatator bei Hypovolämie verabreicht wird, bzw. wenn durch den Dilatator ein primär erhöhter Füllungsdruck zu stark gesenkt wird.

b) Füllungsdrucksenkung

Durch Verminderung des Füllungsdruckes nach venöser Dilatation kommt es nicht notwendigerweise zu einer Abnahme des enddiastolischen Volumens. Wegen der bereits oben erwähnten steilen enddiastolischen Druckvolumenbeziehung (s. Abb. 10) steht zunächst die Füllungsdrucksenkung im Vordergrund. Erst wenn ein kritischer Füllungsdruck von etwa 20 mm Hg auf der linken Seite und 10 mm Hg auf der rechten Seite unterschritten wird, kommt es auch zur Abnahme des enddiastolischen Volumens.

Durch einen noch so potenten venösen Dilatator läßt sich bei stark erhöhtem linksventrikulären Füllungsdruck (über 30–40 mm Hg) lediglich eine Senkung in den Bereich von 20 mm Hg erreichen, so daß noch keine größere Abnahme des enddiastolischen Volumens resultieren muß. Gelingt es aber, durch die Substanz eine Drucksenkung in den Bereich von 12–18 mm Hg zu erzielen, so ist dies mit einer Abnahme des enddiastolischen Volumens verbunden.

Bei Füllungsdruckzunahme im Angina-pectoris-Anfall auf 40 mm Hg und Ausgangswerten von etwa 20 mm Hg resultiert keine wesentliche Zunahme des enddia-

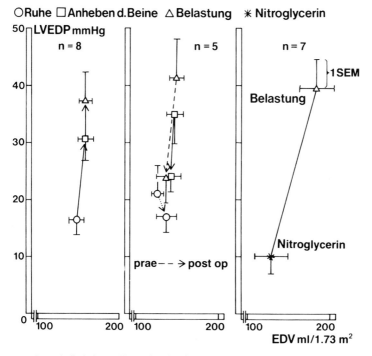

Abb. 20. Einfluß der Füllungsdrucksteigerung und -senkung auf das linksventrikuläre enddiastolische Volumen *(EDV)* bei Patienten mit schwerer koronarer Herzkrankheit. Nach Hochlagerung der Beine und unter körperlicher Belastung Zunahme des linksventrikulären enddiastolischen Druckes *(LVEDP)* ohne wesentliche Zunahme des enddiastolischen Volumens. Postoperativ nimmt die Füllungsdrucksteigerung ab, ohne daß das enddiastolische Volumen wesentlich kleiner wird. Erst bei erheblicher Füllungsdrucksenkung unter Nitroglycerin (10 mm Hg) tritt auch eine deutliche Verminderung des enddiastolischen Volumens ein. (nach Bussmann)

stolischen Volumens (s. Abb. 10). Umgekehrt reduziert die sublinguale Gabe von Nitroglycerin im Angina-pectoris-Anfall den linksventrikulären Füllungsdruck von 40 mm Hg auf 16 mm Hg. Dies ist mit eine erheblichen Abnahme der Größe des linken Ventrikels verbunden (Abb. 20).

c) Endokardnahe Durchblutung

Die Verminderung des diastolischen Kammerinnendruckes nach venöser Dilatation führt zu Verbesserungen der kardialen und koronaren Situation, besonders ausgeprägt bei Vorliegen einer koronaren Herzkrankheit (Abb. 21). Kommt es

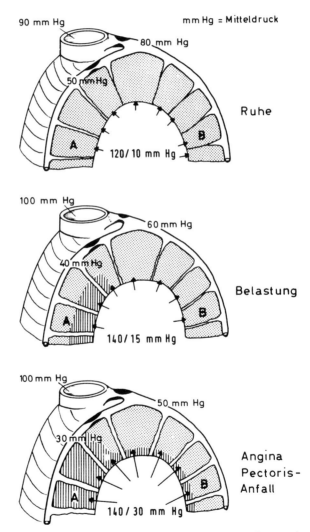

Abb. 21. Einfluß des Kammerinnendruckes auf die endokardnahe Durchblutung bei Patienten mit koronarer Herzkrankheit und reduziertem poststenotischen Perfusionsdruck. *Gestrichelt:* ischämische Gebiete

durch körperliche Belastung oder im Angina-pectoris-Anfall zur Myokardischämie und zum Anstieg des diastolischen Druckes im linken Ventrikel über 30 mm Hg und befinden sich in den Kranzgefäßen höhergradige Stenosen mit poststenotischen Druckwerten, die ebenfalls in dieser Größenordnung liegen, kann es zur Verminderung der endokardnahen Durchblutung mit Ausdehnung der Myokardischämie kommen. Nach Normalisierung des intrakavitären Druckes durch periphere venöse Dilatation ist die druckpassive Behinderung der endokardnahen Durchblutung wieder aufgehoben (Raff et al. 1972 a, b). Wir müssen also davon ausgehen, daß ein hoher diastolischer Druck im linken Ventrikel die Durchblutung der endokardialen Muskelabschnitte erheblich behindern kann.

d) Diastolische Wandspannung

Die diastolische Wandspannung ist neben der systolischen ebenfalls eine wichtige Determinante des myokardialen Sauerstoffverbrauchs. Greenberg et al. (1975) konnten zeigen, daß mit vasodilatierenden Substanzen und resultierender Abnahme des enddiastolischen Druckes die diastolische Wandspannung reduziert und der Energiebedarf des Herzens herabgesetzt wird. Die Minderung des Sauerstoffverbrauchs des Herzens ist deshalb eine wesentliche Komponente bei der Behandlung mit venösen Vasodilatatoren.

e) Körpereigene Gegenregulation

Unklar ist bis heute, ob der venöse Pooleffekt durch vasodilatierende Substanzen über längere Zeit aufrecht erhalten werden kann. Ähnlich wie bei der arteriellen Dilatation ergibt sich hier das Problem der körpereigenen Gegenregulation. Aus den bisher vorliegenden klinischen Befunden läßt sich zunächst sagen, daß der venöse Pooleffekt unter einer Infusion von Nitroglycerin über mindestens 2–3 Tage aufrecht erhalten werden kann (Bussmann et al. 1981). Bei chronischer Anwendung von Isosorbiddinitrat im Rahmen der schweren chronischen Herzinsuffizienz war 4 Wochen nach initial guter Wirkung der Effekt etwas abgeschwächt, bzw. bei den Patienten mit stark erhöhtem Füllungsdruck noch nachweisbar (Lemke et al. 1979 a). Franciosa u. Cohn (1980) fanden bleibende Effekte in der chronischen Phase. Nebenwirkungen, die aus einer anhaltenden medikamentös induzierten venösen Gefäßerweiterung entstehen könnten, sind nicht bekannt. Eine eventuelle Ödemneigung, wie nach arterieller Dilatation, ist bisher nicht klar beschrieben worden.

5. Arterielle Gefäßdilatation

Die arterielle Gefäßdilatation kann entweder direkt durch Angriff an der glatten Gefäßmuskulatur selbst (Hydralazin) oder indirekt durch Blockade der α-Rezeptoren (Prazosin) erfolgen. Neuerlich hinzugekommen ist ein humorales Therapieprinzip mit Eingriff in das Renin-Angiotensin-Aldosteron-System (Captopril). Auch ein zentraler Angriffspunkt ist möglich (Clonidin).

Durch Weitstellung der Arteriolen kommt es zur Abnahme des peripheren Gefäßwiderstandes. Bei Patienten mit Hypertonie folgt daraus eine Blutdrucksenkung, da bei diesen Patienten in der Regel ein normales Herzminutenvolumen vorliegt. Bei Herzinsuffizienz wird der geschwächte Herzmuskel durch die periphere Vasodilatation entlastet und kann aufgrund des geringeren Austreibungswiderstandes ein größeres Schlagvolumen fördern. Die Schlagvolumensteigerung wirkt einer stärkeren Blutdrucksenkung entgegen. Eine reflektorische Steigerung der Herzfrequenz bleibt aus.

Grundsätzlich sind alle antihypertensiv wirksamen Medikamente auch bei Herzinsuffizienz anwendbar. Die aus der Hypertonie bekannten Nebenwirkungen, insbesondere die Einlagerung von Wasser, stellen auch bei den herzinsuffizienten Patienten ein Problem dar. Die Ödemneigung nach arterieller Vasodilatation ist am ehesten mechanisch zu erklären. Durch Weitstellung der Arteriolen steigt der hydrostatische Druck auf die postkapilläre Gefäßstrecke. Es wird somit mehr Flüssigkeit in das Gewebe filtriert mit der Folge, daß Ödeme auftreten. Dieser primär paradoxe Effekt, daß unter Anwendung von Substanzen, die bei Herzinsuffizienz bessern sollen, die Ödeme verstärkt werden, muß in Kauf genommen werden. Trotz verstärkter Ödemneigung kommt es zur Besserung der Herzinsuffizienz. Die Diuretikadosis muß allerdings erhöht werden. Bei Einleitung der Therapie kann die Wassereinlagerung so überschießend sein, daß sich erst nach Absetzen des Vasodilatators die Ödeme wieder mobilisieren lassen.

6. Venös-arteriell wirksame Substanzen

Während die venöse Dilatation besonders von Vorteil ist, wenn stark erhöhte Füllungsdrücke und Stauungszeichen vorliegen, die arterielle Dilatation, wenn die Pumpfunktion stark herabgesetzt ist, und eine Erhöhung des Herzminutenvolumens gewünscht wird, verbinden die venös und arteriell wirksamen Substanzen beide Prinzipien. Typische Substanzen sind Natriumnitroprussid, Prazosin und Captopril. Auch diese Einteilung ist nur grob. So wird Nitroglycerin gemeinhin als venöser Dilatator eingeordnet. Inzwischen ist aber bekannt, daß Nitroglycerin dann eine ausgeprägte arterielle Wirkung entfaltet, wenn der arterielle Blutdruck deutlich erhöht ist. Nicht zuletzt deshalb werden in letzter Zeit Patienten mit hypertensiver Krise nicht nur mit Natriumnitroprussid, sondern auch mit Nitroglycerin erfolgreich behandelt (Rupp et al. 1979). Außerdem ist die arterielle Wirkkomponente entscheidend für die Behandlung von herzinsuffizienten Patienten. Es konnte gezeigt werden, daß Nitroglycerin sublingual und in intravenöser Form den Blutdruck und peripheren Widerstand deutlich senken (Bussmann u. Schupp 1977; Bussmann et al. 1981).

7. Wirkungsabschwächung bei Dauertherapie

Ein besonderes Problem in der Behandlung der Herzinsuffizienz mit Vasodilatatoren besteht in der häufig feststellbaren Wirkungsabschwächung bei chronischer Therapie. So kann Nitroglycerin den linksventrikulären Füllungsdruck akut um 40 bis 50% senken, bei chronischer oraler Nitratgabe ist eine Füllungsdrucksenkung nachweisbar, meist jedoch in einem geringeren Umfang. Andererseits ist unter laufender Dauertherapie mit Nitraten der Akuteffekt von Nitroglyzerin immer gegeben. Mit Hydralazin kann akut das Herzminutenvolumen um 100% gesteigert werden. Bei chronischer Therapie ist dieser Effekt deutlich abgeschwächt. Prazosin senkt akut den Füllungsdruck. Chronisch ist der Effekt jedoch nicht immer und im gleichen Umfang nachweisbar. Bei der Erklärung dieser Phänomene sind 3 Faktoren zu bedenken: 1. handelt es sich um Therapieversager, Non responder? 2. kommt die Abschwächung durch die körpereigene Gegenregulation, die sog. Pseudotoleranz zustande? 3. Liegt eine echte Toleranz vor?

a) Therapieversager

Unter 12 Patienten beobachteten wir 3 *Versager* bei chronischer Gabe von Prazosin (Lemke et al. 1979b). Bei diesen fehlte die Schlagvolumensteigerung. Dennoch wirkte Prazosin. Der Blutdruck war bei den Versagern am stärksten reduziert. Die Ursache des Versagens ist möglicherweise darin zu sehen, daß der linke Ventrikel infolge ausgedehnter Schädigung nicht mehr in der Lage war, ein höheres Schlagvolumen zu fördern, obwohl der periphere Widerstand deutlich abnahm. Die Versager weisen auch auf die Grenzen der Therapie hin. Diese Patienten hatten die höchsten Füllungsdrucke und besonders große Herzen (s. Abb. 159, s. Teil II, Kap. H.IV).

b) Physiologische Gegenregulation

Effekte der körpereigenen oder physiologischen Gegenregulation werden häufig als Toleranz fehlinterpretiert.

Thadani et al. (1980) konnten zeigen, daß mit steigender Dosis von Isosorbiddinitrat eine zunehmende Blutdrucksenkung nachweisbar ist. Bei der höchsten Dosis fiel der systolische Druck im Stehen auf 80 mm Hg systolisch ab (Abb. 22) (Thadani et al. 1980). Unter Fortführung der Therapie fiel nach einer Woche die Blutdrucksenkung bei jeder Dosis wesentlich geringer aus. Es kam auch jetzt noch zum Blutdruckabfall, jedoch nicht mehr auf 80 mm Hg. Auch die Dosisabhängigkeit war nicht mehr vorhanden. Diese – über Reflexbögen laufenden – Mechanismen der Gegenregulation sind nicht ohne weiteres zu unterbinden. Die Ansprüche an einen chronisch wirksamen Vasodilator sollten wegen dieser sog. Pseudotoleranz nicht zu hoch gestellt werden.

c) Echte Toleranz

Die echte Toleranz gegenüber einem Medikament liegt dann vor, wenn höhere Dosen zur Erhaltung des gleichen therapeutischen Effektes erforderlich werden, oder wenn bei gleichgroßer Dosis zunehmend ein Wirkungsverlust eintritt. Diese echte Toleranz scheint relativ selten zu sein. Die meisten gefäßerweiternden Substanzen

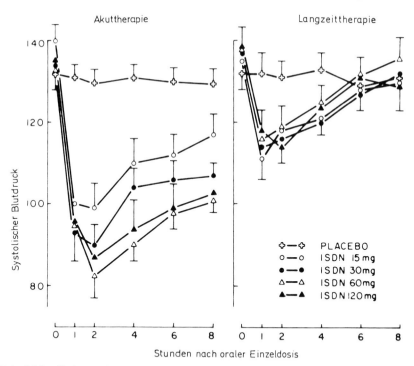

Abb. 22. Beispiel für die körpereigene Gegenregulation bei medikamentöser Senkung des arteriellen Blutdrucks. Isosorbiddinitrat *(ISDN)* führt im Stehen zu einer erheblichen arteriellen Drucksenkung, die annähernd dosislinear ist. Nach einwöchiger Therapie hat sich die Blutdrucksenkung abgeschwächt und die Dosisabhängigkeit fehlt. (Nach Thadani et al. 1980)

wurden bereits seit Jahren als Antihypertensiva eingesetzt und haben ihre chronische Wirksamkeit bewiesen. Für die Nitrate ist klar, daß die antianginöse Wirksamkeit dauerhaft erhalten bleibt (Becker et al. 1976; Schneider et al. 1983).

d) Unterschiede in der Ansprechbarkeit

Schließlich gibt es individuelle Unterschiede. Ähnlich wie bei den Antiarrhythmika nicht jeder Patient auf die gleiche Substanz gleich gut anspricht, gibt es auch bei den vasodilatierenden Substanzen Unterschiede in der Ansprechbarkeit. Gut ist deshalb, daß eine Palette von Substanzen, Nitrate, Prazosin, Hydralazin und Captopril, zur Verfügung stehen. In der Regel ist so doch eine Besserung der chronischen Herzinsuffizienz zu erreichen.

Eine klinisch praktische Einteilung läßt sich nach dem Indikationsgebiet vornehmen. Dabei hat sich die Trennung in der Behandlung bewährt, je nachdem, ob eine akute oder chronische Herzinsuffizienz vorliegt. Bei der akuten Herzinsuffizienz sind andere Applikationsformen und Medikamente erforderlich als bei der chronischen Herzinsuffizienz.

Literatur

Arnold SB, Byrd RC, Meister W (1980) Long-term digitalis therapy in left ventricular function in heart failure. N Engl J Med 303: 1443–1448

Becker HJ, Walden G, Kaltenbach M (1976) Gibt es eine Tachyphylaxie bzw. Gewöhnung bei der Behandlung der Angina pectoris mit Nitrokörpern? Verh Dtsch Ges Inn Med 82: 1208–1210

Bleifeld W, Hanrath P (1975) Die hämodynamische Basis der Therapie des akuten Myokardinfarktes. Dtsch Med Wochenschr 100: 1345–1350

Böttcher D, Vatner S, Heyndrickx G, Millard R, Braunwald E (1975) Role of Frank-Starling mechanism in control of cardiac function in normal conscious dogs (Abstract). Circulation [Suppl II] 51/52: 42

Bourchard RJ, Gault JH, Ross J (1971) Evaluation of pulmonary arterial, end-diastolic pressure as an estimate of left ventricular end-diastolic pressure in patients with normal and abnormal left ventricular performance. Circulation 44: 1072–1079

Braunwald E (1977) Vasodilator therapy – physiologic approach to the treatment of heart failure. N Engl J Med 297: 331–333

Burch GE (1978) The role of central nervous system in chronic congestive heart failure. Am Heart J 95: 255–261

Bussmann WD (1979) Therapie mit Vasodilatatoren. Therapiewoche 29: 5136–5149

Bussmann WD, Schupp D (1977) Wirkung von Nitroglycerin sublingual in der Notfalltherapie des klassischen Lungenödems. Dtsch Med Wochenschr 102: 335–342

Bussmann WD, Vachalowa J, Kaltenbach M (1975) Wirkung von Nitroglycerin beim akuten Myokardinfarkt. I. Nitroglycerin sublingual zur Behandlung der Linksinsuffizienz und des Lungenödems. Dtsch Med Wochenschr 100: 749–755

Bussmann WD, Thaler R, Kober G, Hopf R, Kaltenbach M (1976) Angiographie des linken Ventrikels nach Volumenbelastung und körperlicher Arbeit bei koronarer Herzkrankheit. Z Kardiol 65: 693–707

Bussmann WD, Schwarzbach F, Thaler R, Kober G, Kaltenbach M (1978a) Pressure-volume relation in diastole during exercise induced angina. I. Joint Meeting of the Working Groups of the European Society of Cardiology, Brighton 1978 (Abstract). Trans Eur Soc Cardiol 1: 27

Bussmann WD, Heeger J, Kaltenbach M (1978b) Kontraktilitäts- und Relaxationsreserve des linken Ventrikels. IV. Patienten mit koronarer Herzkrankheit. Z Kardiol 67: 28–40

Bussmann WD, Bergbauer M, Kaltenbach M (1978c) VIII. Die Abhängigkeit der Hämodynamik von Lagewechsel bei Infarktpatienten mit und ohne Nitroglycerin-Therapie. Z Kardiol 67: 563–571

Bussmann WD, Thaler R, Kober G, Kaltenbach M (1979) Auxotonische und isovolumetrische Kontraktilitätsparameter bei Patienten mit und ohne Angina pectoris unter ergometrischer Belastung. Herz 4: 490–503

Bussmann WD, Passek D, Seidel W, Kaltenbach M (1981) Reduction of CK and CK-MB indexes of infarct size by intravenous nitroglycerin. Circulation 63: 615–622

Chatterjee K, Parmley WW (1977) The role of vasodilator therapy in heart failure. Progr Cardiovasc Dis 19: 301

Cohn JN (1980) Progress in vasodilator therapy for heart failure. N Engl J Med 302: 1414–1416

Curtiss C, Cohn JN, Vrobel T, Franciosa JA (1978) Role of the renin-angiotensin system in the systemic vasoconstriction of chronic congestive heart failure. Ciruclation 58: 763–770

Forrester JS, Ganz W, Diamond G, McHugh T, Chonette DW, Swan HJC (1972) Thermodilution cardiac output determination with a single flow-directed catheter. Am Heart J 83: 306–311

Franciosa JA, Cohn JN (1980) Sustained hemodynamic effects without tolerance during long-term isosorbide dinitrate treatment of chronic left ventricular failure. Am J Cardiol 45: 648–654

Geigy JR (1962) Dokumenta Geigy, Wissenschaftliche Tabellen, 6. Aufl. Basel, S 595

Giuntini C, Lewis ML, Sales LA, Harvey RM (1963) A study of the pulmonary blood volume in man by quantitative radiocardiography. J Clin Invest 42: 1589–1605

Glantz SA, Misbach GA, Moores WY et al. (1978) The pericardium substantially affects the left ventricular diastolic pressurevolume relationship in the dog. Circ Res 42: 433–441

Gould L, Reddy CVR (1979) Rationale for the use of vasodilators. In: Gould L, Reddy CVR (eds) Vasodilator therapy for cardiac disorders. Futura, Mount Kisco New York, pp 1–6

Green JF, Jackman AP, Parsons G (1978) The effects of morphine on mechanical properties of the systemic circulation in the dog. Circ Res 42: 474–478

Greenberg H, Dwyer EM, Hameson AG, Pinkernell BH (1975) Effects of nitroglycerin on the major determinants of myocardial oxygen consumption. Am J Cardiol 36: 426–432

Kober G, Strohm WD (1982) Röntgenologischer und sonographischer Nachweis einer dilatierenden Wirkung von Nitroglycerin auf pulmonale und abdominale Venen. Inn Med 9: 305–312

Kober G, Grossmann R, Schulz W, Kaltenbach M (1981) Durchmesserveränderungen der kleinen arteriellen und venösen Lungengefäße unter Nitroglycerin. Z Kardiol 70: 547–554

Lee DCS, Johnson RA, Bingham JB et al. (1982) Heart failure in outpatients – a randomized trial of digoxin versus placebo. N Engl J Med 306: 699–705

Lemke R, Lippok R, Kaltenbach M, Bussmann WD (1979a) Orale Langzeittherapie der therapierefraktären chronischen Herzinsuffizienz mit Isosorbiddinitrat im Vergleich zu Phentolamin. Z Kardiol 68: 82–88

Lemke R, Trompler A, Kaltenbach M, Bussmann WD (1979b) Wirkung von Prazosin bei der therapierefraktären chronischen Herzinsuffizienz. Dtsch Med Wochenschr 104: 1769–1773

Longhurst J, Haugen C, Vaughan M, Zelis R (1974) Importance of muscular acidosis and hypercapnia initiating the afferent limb of cardiovascular reflexesf (Abstract). Clin Res 22: 287a

Müller-Ruchholz ER, Grund E, Lapp ER, Lösch HM, Lochner W (1977) Venous return as influenced by hypotensive agents: Effects of nitroglycerin, sodium nitroprusside, and molsidomine on integrated systemic venous volume. Pflügers Arch [Suppl] 368/9: 36

New York Heart Association, Criteria Committee (chairman Rejane Harvey) (1973) Nomenclature and criteria for diagnosis of disease of the heart and great vessels, 7th edn. Little Brown, Boston

Opie LH (1980) Drugs and the heart. VI. Vasodilating drugs. Lancet I: 966–972

Raff WK, Kosche F, Goebel H, Lochner W (1972a) Die extravasale Komponente des Koronarwiderstandes mit steigendem linksventrikulärem Druck. Pflügers Arch 333: 352–361

Raff WK, Kosche K, Lochner W (1972b) Extravascular coronary resistance and its relation to microcirculation. Am J Cardiol 29: 598–603

Ross J (1976) Afterload mismatch and preload reserve: A conceptual framework for the analysis of ventricular function. Progr Cardiovasc Dis 1: 255

Rupp M, Scherrer H, Lutz HP, Brass H (1979) Nitroglycerin bei hypertensiver Krise. In: Zweites Hamburger Nitroglycerin-Symposion 29.9. 1979. Pharmazeutische Verlagsgesellschaft, München, S 87–98

Schneider W, Wietschoreck A, Bussmann WD, Kaltenbach M (1983) Untersuchungen zur Langzeitwirkung hoher Nitratdosen bei Patienten mit koronarer Herzkrankheit (Abstract). Z Kardiol [Suppl I] 72: 99

Shepherd JT, VanHoutte PM (1978) Role of the venous system in circulatory control. Mayo Clin Proc 53: 247–255

Shirato K, Shabetai R, Bhargava V, Franklin D, Ross J (1978) Alteration of the left ventricular diastolic pressure-segment length relation produced by the pericardium: Effects of cardiac distension and afterload reduction in conscious dogs. Circulation 57: 1191–1198

Thadani U, Mangori D, Parker JO, Fung HL (1980) Tolerance to the circulatory effects of oral isosorbide dinitrate: Rate of development and cross-tolerance to glyceryl trinitrate. Circulation 61: 526–535

Wirtzfeld A, Klein G, Himmler FC (1979) Neue pharmakologische Behandlungsmethoden für die therapieresistente Herzinsuffizienz. Pharmakotherapie 2: 59–74

Zelis R, Flaim SF (1983) Vasoconstrictor mechanisms and the effects of nitrates. In: Just H, Bussmann WD (eds) Vasodilators in chronic heart failure. Springer, Berlin Heidelberg New York, pp 1–13

Zelis R, Mason DT (1969) Comparison of the reflex reactivity of skin and muscle veins in the human forearm. J Clin Invest 48: 1870–1877

Zelis R, Flaim SF, Nellis SH, Longhurst J, Moskowitz RM (1978) Autonomic adjustments to congestive heart failure and their consequences. In: Fishman AP (ed) Heart failure. Hemisphere, Washington, p 237

Zelis R, Flaim SF, Moskowitz RM, Nellis SH (1979) Editorial: How much can we expect from vasodilator therapy in congestive heart failure? Circulation 59: 1092–1097

Zwieten PA van, Meel JCA van, DeJonge A, Kalkman AO, Timmermanns PBMWM (1982) Zur Pharmakologie vasodilatorisch wirksamer Pharmaka; neuere Entwicklungen. Verh Dtsch Ges Herz Kreislaufforsch 48: 78–86

C. Akute Linksinsuffizienz

Die Therapie der akuten Herzinsuffizienz verlangt in der Regel rasche, durchgreifende Maßnahmen. In vielen Fällen handelt es sich sogar um eine Notfalltherapie. Bei Krankheitsbildern wie dem akuten Lungenödem, der Linksinsuffizienz bei frischem Herzinfarkt, der akuten Rechtsinsuffizienz oder beim kardiogenen Schock sind therapeutische Richtlinien zu erarbeiten. Die Praktikabilität und einfache Anwendung von Medikamenten wird im Vordergrund stehen, ebenso wie die Erarbeitung des therapeutischen Regimes und der Reihenfolge der Maßnahmen.

I. Bisherige klassische Therapie

Das Spektrum der therapeutischen Maßnahmen hat sich in den letzten Jahren total verschoben. Während nach dem alten klassischen Therapiekonzept bei akuter Herzinsuffizienz die intravenöse Injektion eines Digitalispräparates an erster Stelle stand, haben heute die vasodilatatorischen Medikamente den ersten Platz eingenommen. So ist z.B. Nitroglyzerin bei der Behandlung des akuten Lungenödems zum Therapeutikum der ersten Wahl geworden. Digitalis steht in der Reihenfolge der therapeutischen Maßnahmen inzwischen wohl nicht zu Unrecht an letzter Stelle.

1. Ist Digitalis bei akuter Herzinsuffizienz noch indiziert?

Bei der Behandlung einer akuten Form der Herzinsuffizienz geht es um rasch wirksame therapeutische Schritte. Digitalispräparate haben zwar einen relativ raschen Wirkungseintritt, der Vollwirkspiegel ist jedoch erst nach einer oder mehreren Stunden erreicht. Selzer, San Francisco, und Pitt, Baltimore, haben schon relativ frühzeitig darauf hingewiesen, daß Digitalis zur Behandlung der akuten Herzinsuffizienz ungeeignet ist. Digitalisglykoside sind durch einen milden, positiven inotropen Effekt gekennzeichnet und können durch Besserung der Inotropie sekundär zu einer Abnahme des links- und rechtsventrikulären Füllungsdruckes führen. Zur Behandlung der akuten Stauungsinsuffizienz ist aber eine ausgeprägte Wirkung erforderlich. Erst bei erheblicher Verminderung der Vor- und Nachlast des Herzens ist eine akute Besserung der Herzinsuffizienz zu erwarten. Eine Digitalisierung ist nicht sinnvoll, da die erwünschten Wirkungen in nur einem ungenügenden Umfang erreicht werden können. Vergleicht man den Effekt einer Digitalisierung mit der akuten Wirkung von Nitroglycerin beim Lungenödem, so ergibt sich nach Digitalis eine etwa 10%ige, nach Nitroglycerin jedoch eine 50–100%ige klinische Verbesserung.

Außerdem ist zu bedenken, daß die meisten Patienten, die in ein Lungenödem kommen, bereits mit Digitalis vorbehandelt sind und auch über einen optimalen Wirkspiegel verfügen. Hier verbietet sich ohnehin eine zusätzliche Digitalistherapie.

Die geringe, etwa 10%ige Verbesserung der myokardialen Kontraktilität unter Digitalis ist ein erwünschter Effekt bei der Behandlung der *chronischen* Herzinsuffizienz. Hier entspricht der milde, auf Dauer vorhandene Effekt der therapeutischen Zielrichtung. Die eventuellen negativen Auswirkungen auf den myokardialen Sauerstoffverbrauch werden durch Verkleinerung des Ventrikelradius und Reduktion der Herzfrequenz ausbalanciert.

Bei der akuten Herzinsuffizienz sind nicht nur die verminderte myokardiale Kontraktilität als pathogenetischer Mechanismus zu sehen, sondern auch das Versagen der intrinsischen Vasodilatation. Die periphere venöse und arterielle Vasokonstriktion sind an der klinischen Symptomatik, z. B. des Lungenödems, mitbeteiligt.

Bei anderen Formen der akuten Herzinsuffizienz, z. B. dem kardiogenen Schock, ist die durch Digitalis bedingte Inotropiesteigerung unzureichend, da hier stärker wirksame Substanzen vom Typ der Katecholamine notwendig werden. In dieser Situation reichen Digitalispräparate nicht aus. Hier werden Dopamin oder Dobutamin erforderlich, um durch diesen starken Stimulus zumindest kurzfristig die letzten myokardialen Reserven zu mobilisieren. Beim kardiogenen Schock infolge ausgedehnter Infarzierung ist bereits durch Stimulation des Sympathikus, also durch körpereigene Mechanismen eine hyperdyname Funktion in den gesunden Myokardabschnitten vorhanden. Dieser Kompensationsmechanismus kann durch Digitalis geringfügig, durch Katecholamine aber eindeutig verstärkt werden.

Aus diesen theoretischen und klinisch-experimentellen untermauerten Überlegungen ergibt sich heute folgendes Konzept: Kein Digitalis bei akuter Herzinsuffizienz: so unterbleibt die Digitalismedikation beim akuten Lungenödem, in den ersten 3 Tagen nach akutem Herzinfarkt, bei akuter Rechtsinsuffizienz und bei allen Formen des kardiogenen Schocks.

Dieses für uns sehr modern erscheinende Konzept ist ohne Diskussion und Widersprüche seit Jahren in den Vereinigten Staaten Standard.

2. Diuretika bei akuter Herzinsuffizienz

Rasch wirkende Diuretika vom Typ des Furosemid sind dagegen wichtige Bestandteile der Therapie der akuten Herzinsuffizienz. Allerdings hat sich auch hier ein Wandel vollzogen. Während früher mit dem Digitalispräparat auch gleichzeitig ein Diuretikum injiziert wurde, wird heute primär eine vasodilatierende Substanz eingesetzt. Ist der Erfolg jedoch unzureichend, wird zusätzlich ein Diuretikum gegeben.

Die Gabe höherer Dosen der Schleifendiuretika Furosemid oder Etacrynsäure kann innerhalb recht kurzer Zeit zu einer erheblichen Blutvolumenverminderung führen. Wird bei einem Lungenödem mehr als 20 mg Furosemid intravenös injiziert, kann es nach 1–1,5 h durch die überschießende Urinproduktion zu einer ausgeprägten Hypovolämie mit Blutdruckabfall kommen. Als Gegenmaßnahme muß dann erneut Volumen zugeführt werden. Massive Volumenänderungen sollten aber vermieden werden. Das Risiko der Thrombosebildung bei aggressiver diuretischer Therapie ist nicht zu unterschätzen. Hämodynamisch wirkt sich die Blutvolumenverminderung so aus, daß das Herzminutenvolumen erheblich abfällt.

Der Stellenwert der Diuretika bei der Behandlung der akuten Herzinsuffizienz ist in der adjuvanten Therapie nach oder neben den vasodilatierenden Substanzen zu sehen. Wenn ein Patient mit Lungenödem ungenügend auf eine Nitroglycerin- oder andersgeartete Vasodilatatortherapie reagiert, ist oft mit kleinen Dosen von Furosemid eine durchgreifende Besserung mit Abnahme der interstitiellen Wasseransammlung in der Lunge zu erreichen.

Dem Furosemid wird eine sofort einsetzende venodilatierende Wirkung zugeschrieben (s. Teil II, Kap. D). Der Effekt wird offenbar nur durch höhere Dosen erreicht. Höhere Dosen haben aber das Problem der überschießenden Diurese. Hokkings et al. (1981) zeigten, daß ein Vasodilatator sofort, d. h. innerhalb von Minuten, Furosemid aber erst nach wesentlich längerer Zeit (1–2 h) das Wirkungsmaximum erreicht (Bussmann et al. 1975).

Diuretika haben auch keinen Platz bei der Behandlung des kardiogenen Schocks. Hier ist aufgrund der schlechten Hämodynamik mit stark reduziertem Herzminutenvolumen und niedrigem arteriellen Druck die Perfusion der Nieren so eingeschränkt, daß mit oder ohne Diuretikum die Diurese nicht in Gang kommen kann.

Die Domäne der Diuretika liegt ähnlich wie bei Digitalis in der Therapie der chronischen Herzinsuffizienz. Hier verhindert sie bei chronischer Links- oder Rechtsinsuffizienz die Einlagerung von großen Flüssigkeitsmengen im Interstitium. Die Mobilisierung von Wasser bei Anasarka ist ohne Diuretika nicht denkbar.

Literatur

Bussmann WD, Vachalowa J, Kaltenbach M (1975) Wirkung von Nitroglycerin beim akuten Myokardinfarkt. I. Nitroglycerin sublingual zur Behandlung der Linksinsuffizienz und des Lungenödems. Dtsch Med Wochenschr 100: 749–755
Hockings BEF, Cope GD, Clarke GM, Taylor RR (1981) Randomized controlled trial of vasodilator therapy after myocardial infarction. Am J Cardiol 48: 345–352

D. Therapie des akuten Lungenödems

I. Genese des Lungenödems

Eine der Hauptursachen für das Lungenödem ist die akute Linksherzinsuffizienz. Andere Formen sind ebenfalls häufig. So kann es bei schwerer Pneumonie zum Lungenödem kommen. Klinisch kann dies dem kardialen Lungenödem voll entsprechen. Die „fluid lung" bei Patienten mit Niereninsuffizienz ist durch Flüssigkeitseinlagerung ins Interstitium gekennzeichnet. Klinisch kann sich im Spätstadium das Vollbild eines Lungenödems entwickeln. Seltenere Ursachen sind Lungenödeme nach Einwirkung von toxischen Substanzen, Nitrosegasen und bei Schlafmittelintoxikationen. Bei diffuser Lungenblutung im Rahmen des Goodpasture-Syndroms kann es klinisch zu dem Befund des Lungenödems kommen.

Für bestimmte therapeutische Konsequenzen ist die Beachtung der Genese des Lungenödems von Bedeutung. Nur beim kardialen Lungenödem sind therapeutische Maßnahmen sinnvoll, die den Füllungsdruck senken und die Stauung beseitigen. Bei den anderen Formen ist die Basalmembran zwischen Lungenalveole und Lungenkapillare toxisch geschädigt. Es finden sich schleusenartige Öffnungen durch die Flüssigkeit und Eiweiß in die Alveolen austreten können, ohne daß der Pulmonalkapillardruck erhöht sein muß.

Beim kardialen Lungenödem kommt es durch Erhöhung des Druckes in den Lungenkapillaren zum Austritt von Flüssigkeit in die Alveole. Zwischen Lungenkapillare und Alveolen besteht ein Druckgradient von etwa 15–20 mm Hg (Filtrationsdruck). In der Alveole herrscht bei Atemmittellage ein Druck von ± 0 mm Hg. In den Lungenkapillaren beträgt der Druck normalerweise bis 10 mm Hg. Wird ein Filtrationsdruck von 15–20 mm Hg überschritten, also bei Anstieg des Pulmonalkapillardrucks auf 20 mm Hg, tritt Wasser in die Alveolen aus. Unterhalb dieser Werte kann keine Flüssigkeit übertreten, da das Wasser über den kolloidosmotischen Druck der Eiweißkörper gehalten wird. Auch stellt die Basalmembran eine Barriere dar.

Ziel aller therapeutischen Maßnahmen wie Aderlaß, Nitroglyzerin oder Diuretika ist die rasche Senkung des Pulmonalkapillardrucks. Nach Reduktion dieses Druckes kann das Wasser aus der Alveole passiv zurückdiffundieren (Riecker 1975).

In seltenen Fällen, insbesondere bei jugendlichen Patienten mit ausgedehntem Infarkt, ist eine Lungenstauung klinisch und radiologisch nachweisbar, ohne daß sich erhöhte Drücke im kleinen Kreislauf nachweisen lassen. Die Ursache dieses nicht hydrostatisch bedingten Lungenödems ist unbekannt. Tierexperimentell läßt sich ein ähnliches Phänomen nachweisen (Richeson et al. 1982).

II. Hämodynamik beim Lungenödem

Systematische Messungen der Hämodynamik vor einsetzender therapeutischer Behandlung des Lungenödems sind schwer zu gewinnen und trotz moderner Techniken und Verwendung des Swan-Ganz-Einschwemmkatheters nur selten beschrieben worden. Bei den 7 von Bussmann et al. (1975) und Bussmann u. Schupp (1977) beschriebenen Fällen handelt es sich vornehmlich um Patienten, bei denen bereits ein Rechtsherzkatheter lag und ein Lungenödem sich im Verlauf entwickelte. So gelang es im Laufe der Jahre einige vor Beginn der Therapie durchgeführten Druckmessungen zu registrieren.

Bei diesen 7 Patienten lag der systolische Pulmonalarteriendruck zwischen 45 bis 85 mm Hg, im Mittel bei 63 mm Hg. Der diastolische Pulmonalarteriendruck, der dem linksventrikulären Füllungsdruck gleichgesetzt wurde, lag zwischen 22 und 50 mm Hg und im Mittel bei 33 mm Hg. Das Herzminutenvolumen war reduziert, mit Werten zwischen 2,1 und 4,2 l/min und einem Mittelwert von 3,3 l/min. Bezogen auf 1 m^2 Körperfläche entspricht dies einem Cardiac index von 2,0 l/min · m^2.

Die arteriellen Blutdruckwerte waren unterschiedlich, aber deutlich erhöht (153/95 mm Hg im Mittel). Systolische arterielle Druckwerte bis 200 mm Hg waren keine Seltenheit. Andererseits gab es auch Patienten mit normalen Ausgangswerten für den Blutdruck. Die Herzfrequenz lag im Mittel bei 117/min, wobei die Werte zwischen 105 und 150/min schwankten.

Magrini u. Niarcos (1980) fanden ähnliche hämodynamische Meßwerte bei Patienten, die bei bestehender chronischer Herzinsuffizienz in eine akute Linksinsuffizienz mit Dyspnoe, Rasselgeräuschen und Orthopnoe kamen. Der Pulmonalkapillardruck lag bei 28 mm Hg, das Herzminutenvolumen bei 3,3 l/min und die Herzfrequenz war auf 102/min erhöht. Bei diesen Patienten lag zusätzlich eine Rechtsinsuffizienz vor mit Erhöhung des Druckes im rechten Vorhof auf 28 mm Hg.

III. Klinische Stadieneinteilung des Lungenödems

Das kardiale Lungenödem läßt sich nach klinischen Gesichtspunkten in 4 Schweregrade einteilen (Bussmann u. Schupp 1978):

Grad I: Prälungenödem
           Darunter wird ein Lungenödem leichten Grades verstanden mit Dyspnoe, leichter Spastik und gerade eben auskultierbaren feuchten Rasselgeräuschen.
Grad II: Lungenödem
           Unter diesem Begriff ist ein mittlerer Grad zu verstehen mit mäßig laut hörbaren Distanzrasseln (nur am Mund des Patienten) und leichter Orthopnoe.
Grad III: schweres Lungenödem
           Der Begriff beschreibt ein Lungenödem schweren Grades mit Orthopnoe und deutlichem Distanzrasseln.

Grad IV: Lungenödem schwersten Grades, auch klassisches Lungenödem genannt. Der Patient leidet unter schwerster Orthopnoe, ist schweißüberströmt. Lautes Distanzrasseln.

Bei Infarktpatienten kommt es zur Linksinsuffizienz in etwa der Hälfte der Fälle. Diese kann im Schweregrad stark variieren und sich bis hin zum Lungenödem entwickeln. Bei latent linksinsuffizienten Patienten mit koronarer Herzkrankheit kann ein zusätzlicher kleiner Infarkt zum Lungenödem führen. Relativ häufig ist das Lungenödem bei Patienten mit schwerer Mitralinsuffizienz auf dem Boden eines Papillarmuskelsyndrom oder bei rheumatischer Genese. Typisch dafür sind rezidivierende nächtliche Dyspnoeanfälle. Die nächtlichen Atemnotanfälle sind geradezu typisch für das Vorliegen einer relevanten Mitralinsuffizienz.

Patienten mit Mitralstenose neigen eher zur Rechtsdekompensation. Patienten mit Aorteninsuffizienz werden ebenfalls linksinsuffizient und können Lungenödeme aufweisen.

IV. Therapie des Lungenödems

Die Therapie des Lungenödems hat sich in den letzten Jahren erheblich gewandelt. Die klassische Behandlung war eine Kombinationstherapie aus Aderlaß, Digitalis, Diuretikum und Sedierung.

1. Die Wirkung von Nitroglycerin

Inzwischen hat eine Substanz Eingang in die Therapie gefunden, die bisher beim Lungenödem nicht eingesetzt wurde: Nitroglycerin (Bussmann et al. 1974, 1975, 1976; Bussmann u. Schupp 1977, 1978).

a) Hämodynamik

Wir konnten nachweisen, daß 3–5 min nach Gabe von Nitroglycerin sublingual eine Reduktion des linksventrikulären Füllungsdruckes um 30 bis 50% erreichbar ist.

Der pathophysiologische Ansatzpunkt und das Ziel der Therapie beim Lungenödem muß sein, den stark erhöhten Füllungsdruck der linken Kammer zu senken. Nitroglycerin stellt akut das venöse System weit (venous pooling) und ist so in der Lage, innerhalb kürzester Zeit die Stauung vor dem linken und rechten Herzen zu beseitigen.

Nach Gabe von 1,6 mg Nitroglycerin sublingual kam es bei den 7 untersuchten Patienten innerhalb von 3 min zu einer hochsignifikanten Abnahme der Pulmonalisdrucke von 33 auf 23 mm Hg, insbesondere des Pulmonalkapillardruckes. Das erniedrigte Herzminutenvolumen nahm von 3,3 auf 3,7 l/min zu (Abb. 23).

Ein besonders eindrucksvolles Ergebnis wurde bei einem 68jährigen Patienten mit frischem Hinterwandinfarkt und Lungenödem erzielt (Abb. 24). Bei ihm fiel der systolische Pulmonalarteriendruck von 80 auf 48 mm Hg, der linksventrikuläre Fül-

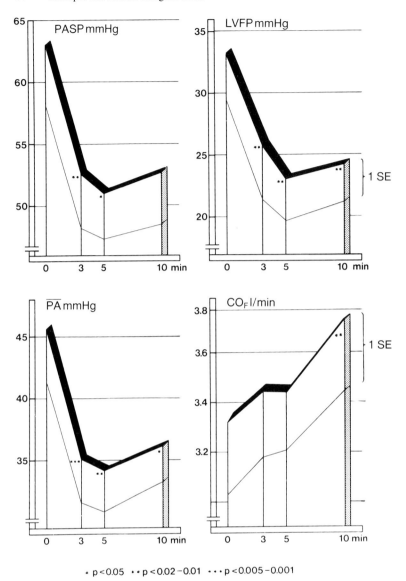

• p<0.05 •• p<0.02 –0.01 ••• p<0.005 –0.001

Abb. 23. Wirkung von sublingualem Nitroglycerin (1,6 mg) bei 7 Patienten mit klassischem Lungenödem. Abnahme des systolischen *(PASP)* und mittleren *(PA)* Pulmonalisdrucks und des linksventrikulären Füllungsdruckes *(LVFP)* innerhalb von 3–5 min. Zunahme des Herzminutenvolumens *(CO)*. (Aus Bussmann u. Schupp 1977, 1978)

lungsdruck von 50(!) auf 27 mm Hg und der mittlere Pulmonalarteriendruck von 65 auf 38 mm Hg. Entsprechend verhielt sich der Pulmonalkapillardruck. Klinisch besserte sich die anfänglich schwerste Orthopnoe sofort. Die auf Distanz hörbaren Rasselgeräusche nahmen innerhalb von 5 min ab und verschwanden nach 10 min weitgehend.

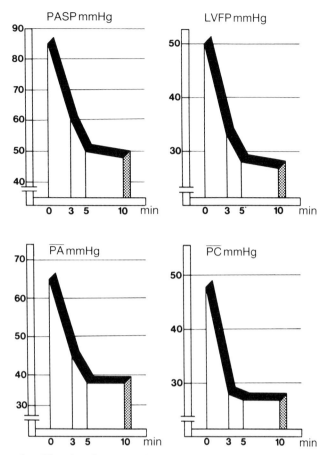

Abb. 24. Wirkung von sublingualem Nitroglycerin (0,8 mg) bei einem Patienten mit frischem Hinterwandinfarkt und Lungenödem. Der linksventrikuläre Füllungsdruck *(LVFP)* nimmt von 50 auf 28 mm Hg ab. Abkürzungen wie Abb. 23. (Aus Bussmann et al. 1975)

Die im Lungenödem meist stark erhöhten arteriellen Blutdruckwerte nehmen unter Nitroglycerintherapie deutlich ab. Nach 5 min war der systolische und nach 10 min der diastolische Blutdruck signifikant reduziert. Die Druckwerte normalisierten sich im weiteren Verlauf auf 120/80 mm Hg. Auch die Herzfrequenz nahm ab (Abb. 25).

Magrini u. Niarcos (1980) fanden bezüglich des Pulmonalkapillardruckes und des Herzminutenvolumens ganz ähnliche Veränderungen. Der Pulmonalkapillardruck nahm unter Nitroglycerin innerhalb von 10 min von 28 auf 17 mm Hg ab, und das Herzminutenvolumen stieg von 3,3 auf 4,1 l/min (Abb. 26). Der Blutdruck nahm nur geringfügig ab. Der Druck im rechten Vorhof fiel von 28 auf 16 mm Hg. Der hohe Vorhofdruck deutet darauf hin, daß es sich um Patienten mit chronischer Rechts- und Linksherzinsuffizienz handelte.

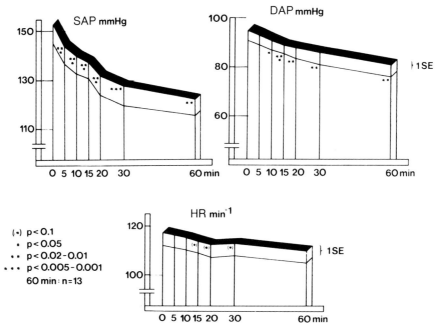

Abb. 25. Wirkung wiederholter sublingualer Gaben von Nitroglycerin auf den systolischen *(SAP)* und diastolischen *(DAP)* arteriellen Blutdruck und die Herzfrequenz *(HR)* bei 15 Patienten mit schwerem Lungenödem. Der systolische Druck nimmt bereits nach 5 min hochsignifikant ab. Ebenfalls nehmen der diastolische Druck und die Herzfrequenz im Laufe der Behandlung deutlich ab. (Nach Bussmann u. Schupp 1977, 1978)

b) Klinik

Es ist davon auszugehen, daß die einsetzende Füllungsdrucksenkung unabhängig vom Schweregrad des Lungenödems ist. Beim schweren Lungenödem dauert es länger bis das Wasser aus den Alveolen zurückdiffundiert ist. So kann es sein, daß sich bei diesen Patienten die klinische Symptomatik erst nach 10–15 min eindeutig bessert. Im allgemeinen wird aber eine erste klinische Besserung innerhalb von 5–10 min erreicht (Abb. 27).

c) Erfahrungen aus Klinik und Praxis

Einen Hinweis auf die durchgreifende und rasche klinische Besserung des Lungenödems unter Nitroglycerin ergibt sich aus dem Bericht von Hagenmiller (1976): „Der Patient hatte eine Endokarditis durchgemacht und eine hochgradige Aorteninsuffizienz davongetragen. Er war mit täglich 2 Tabletten Lanicor eingestellt. Bei der Parkplatzsuche kam er auf dem Wege in die Sprechstunde erstmals, und ohne daß vorher eine Belastungsdyspnoe bestanden hätte, in ein akutes Lungenödem. Er erreichte gerade noch meine Praxis. In Kenntnis der Arbeit von Bussmann verab-

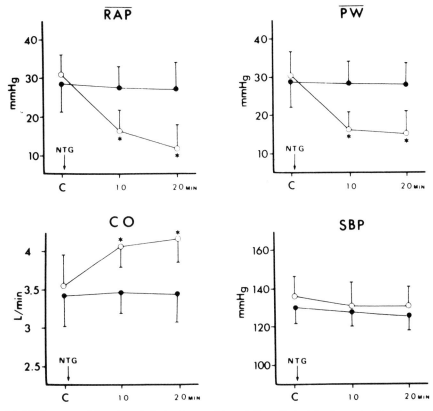

Abb. 26. Wirkung von Nitroglycerin beim Lungenödem *(offene Kreise)*. Senkung des Druckes im rechten Vorhof *(RAP)*, im Pulmonalkapillarbereich *(PW)* und Steigerung des Herzminutenvolumens *(CO)* ohne wesentliche Beeinflussung des systolischen Blutdrucks *(SBP)*. Bei Patienten mit zusätzlichen, schweren peripheren Ödemen *(schwarze Kreise)* sind die entsprechenden Wirkungen nicht nachweisbar. (Nach Magrini u. Niarcos 1980)

folgte ich dem Patienten, der ohnehin voll digitalisiert war, sofort 2 Kapseln Nitrolingual (1,6 mg) und nach 10 min erneut 2 Kapseln. Unter dieser Behandlung kam es zu einer dramatischen Besserung mit Verschwinden des klassischen Lungenödems innerhalb von ca. 20 min. I. v. Lasix wurde unterstützend gegeben. Ich führe jedoch das prompte Ansprechen des schwer lebensbedrohlichen Zustandes in erster Linie auf die hochdosierte Verabfolgung von Nitroglycerin zurück. Diese Soforttherapie des Lungenödems ist sicher auch in der Praxis anwendbar, bzw. unter häuslichen Verhältnissen".

Im klinischen Bereich hat sich die Therapie mit Nitroglycerin rasch bewährt, wie die systematischen Analysen von Freund et al. (1981) gezeigt haben.

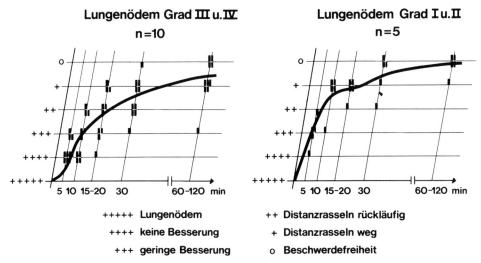

Abb. 27. Verlauf der klinischen Besserung durch sublinguales Nitroglycerin bei schwerem *(links)* und leichtem *(rechts)* Lungenödem. (Nach Bussmann u. Schupp 1977, 1978)

d) Einfache Applikation

Es ist ein besonderer Vorteil, daß die Therapie mit einer zerbeißbaren Kapsel einge-leitet werden kann. Die Punktion einer Vene und das zeitraubende Legen eines Ve-nenkatheters entfällt. Auch der technisch oft schwierig durchführbare Aderlaß kann vermieden werden, da Nitroglycerin gewissermaßen einen „inneren Aderlaß" bewirkt (Bussmann u. Schupp 1977; Bussmann 1980, 1981).

e) Dosis von Nitroglycerin

Beim Schweregrad I und II des Lungenödems sind in der Regel 0,8–1,6 mg Nitro-glycerin ausreichend. Beim schweren und schwersten Lungenödem (Grad III und IV) werden alle 5–10 min 0,8–1,6 mg Nitroglycerin verabfolgt, bis eine genügende klinische Besserung eingetreten ist.

Der therapeutische Fortschritt wird anhand der klinischen Symptomatik beur-teilt. Das allmähliche Verschwinden des Distanzrasselns ist ein sicheres Zeichen der Befundbesserung. Es ist in seiner Qualität gut beurteilbar, wenn der Untersucher sein Ohr an den Mund des Patienten hält. Die wiederholte Auskultation ist eben-falls für die Therapieüberwachung geeignet. Die subjektive Symptomatik und die Angaben des Patienten über Besserung der Luftnot werden herangezogen.

Mit dem Rückgang der klinischen Symptomatik nimmt in der Regel auch die Herzfrequenz ab, und überhöhte Blutdruckwerte normalisieren sich. Die Blut-druckmessung sollte alle 5–10 min erfolgen, um eine eventuell auftretende Hypoto-nie frühzeitig zu erfassen. Ein stärkerer Blutdruckabfall ist beim kardialen Lungen-ödem eine Rarität, bei Lungenödemen anderer Genese jedoch nicht selten.

So bei einer 64jährigen Patientin, die klinisch das Vollbild eines Lungenödems mit Distanzrasseln und typischen schmetterlingsförmigen Lungenverschattungen zeigte. Der arterielle Blutdruck sank nach 2maliger Nitroglyceringabe von je 0,8 mg von 160/80 auf 80/60 mm Hg. Der Blutdruckabfall kam dadurch zustande, daß bei der Patientin kein kardiales Lungenödem, sondern, wie sich später herausstellte, ein Goodpasture-Syndrom mit multiplen Lungenblutungen vorlag. Die klinische Unterscheidung von einem echten Lungenödem war in der initialen Therapiephase schwierig. Eine Steigerung des Blutdrucks ist sofort durch Hochlagerung der Beine zu erreichen.

f) Therapieversager bei kardiogenem Schock

Therapieversager sind relativ selten, kommen aber vor. Es sind Patienten, bei denen primär ein schweres Linksherzversagen vorliegt, und infolge dessen der Blutdruck niedrig ist.

So bei einem 48jährigen Patienten mit ausgedehntem alten Herzinfarkt. Er wies die klassischen Zeichen eines Lungenödems mit Orthopnoe, starkem Husten und Schweißausbruch auf. Versuche, das Lungenödem konservativ zu beherrschen, waren bereits gescheitert. Ein Aderlaß und 40 mg Furosemid brachten keinerlei Erfolg, woraufhin Nitroglycerin sublingual gegeben wurde. Es zeigte sich, daß die Pulmonalarteriendrucke nur geringfügig gesenkt werden konnten. So fiel der extrem erhöhte linksventrikuläre Füllungsdruck von 40 mm Hg nur auf 35 mm Hg ab. Der arterielle Blutdruck von initial 140/100 mm Hg ändert sich nicht. Das Herzminutenvolumen war mit 2,1 l/min extrem erniedrigt und stieg nur geringfügig an.

Wie aus den hämodynamischen Meßwerten hervorgeht, handelte es sich bei diesem Patienten primär um einen kardiogenen Schock mit extrem hohem linksventrikulären Füllungsdruck und stark erniedrigtem Herzminutenvolumen. Durch überschießende sympathische Aktivierung und periphere Vasokonstriktion wurde ein normaler systolischer Blutdruck aufrechterhalten. Auch bei den weiteren Bemühungen mit erneutem Aderlaß, Morphin und Digitalis konnte kein Erfolg erzielt werden, so daß der Patient schließlich dem therapieresistenten Schock erlag. – Die Situation wird immer dann besonders schwierig sein, wenn kardiogener Schock und Lungenödem gemeinsam vorliegen oder ein kardiogener Schock durch ein Lungenödem kompliziert ist.

g) Einfluß von peripheren Ödemen

Schwierigkeiten können sich offenbar dann ergeben, wenn bei einem Patienten mit Linksherzinsuffizienz zusätzlich massive periphere Ödeme vorliegen. Nach Untersuchungen von Margrini u. Niarcos (1980) fehlte bei diesen Patienten die auf Nitroglycerin üblicherweise erfolgende Senkung des Pulmonalkapillardruckes und des rechten Vorhofdruckes (Abb. 26). Auch die Herzminutenvolumensteigerung blieb aus. Bei Patienten ohne Ödeme kam es zu der üblichen Reaktion mit Abnahme des links- und rechtsventrikulären Füllungsdruckes und Zunahme des Herzminutenvolumens. Von den Autoren wird als Ursache für die fehlende Wirksamkeit von Nitroglycerin bei diesen Patienten angegeben, daß die peripheren Venen und Venolen sich deshalb nicht erweitern können, weil sie durch die subkutanen Ödemmassen mechanisch komprimiert werden.

Dem ist entgegenzuhalten, daß das akute Lungenödem üblicherweise nicht mit einer gleichzeitigen Rechtsdekompensation und extrem hohen rechtsventrikulären Füllungsdrücken von über 25 mm Hg einhergeht. Es ist nicht typisch, daß bei akuter Linksinsuffizienz gleichzeitig eine Rechtsinsuffizienz vorliegt. Bei den Patienten von Margrini und Niarcos muß es sich vielmehr um chronisch herzinsuffiziente Patienten handeln, bei denen eine Rechts- *und* eine Linksinsuffizienz vorlag. Bei derartigen Patienten empfiehlt sich zusätzlich eine diuretische Therapie mit Ausschwemmung der Ödeme, wodurch gleichzeitig der Flüssigkeitsgehalt in der Lunge vermindert wird.

Warum die Wirksamkeit von sublingualem Nitroglycerin bei zusätzlichen Ödemen möglicherweise eingeschränkt ist, kann nur schwer erklärt werden. Eine venöse Weitstellung sollte bei peripheren Ödemen im Bereich der Abdominalvenen weiterhin möglich sein. Neben dem mechanischen Faktor ist zu diskutieren, wie weit bei diesen Patienten ein kardiogener, therapieresistenter Schock vorlag.

h) Intravenöse Gabe von Nitroglycerin beim Lungenödem

In der Notfalltherapie, besonders bei schwerem Lungenödem, ist der einfachen, sublingualen Darreichungsform der Vorzug zu geben. Wenn eine Notfalltherapie nicht erforderlich ist, läßt sich die Therapie auch mit intravenöser Gabe von Nitroglycerin durchführen (Bussmann 1979).

Besonders bei Patienten mit frischem Herzinfarkt und Linksinsuffizienz ist die intravenöse Nitroglycerintherapie wegen des schonenden Beginns sinnvoll. In einer Dosierung von 3–6 mg/h (50 bis 100 μg/min) ließ sich der linksventrikuläre Füllungsdruck von 30 auf 18 mm Hg senken bei gleichzeitiger Zunahme des Herzminutenvolumens, Verminderung der Herzfrequenz und Reduktion des arteriellen Blutdrucks und Verminderung des peripheren Widerstandes (Abb. 28) (Bussmann 1979). Bei den Patienten besserte sich nicht nur die Luftnot, sondern auch die Schmerzsymptomatik.

Von Vorteil ist, daß die intravenöse Therapie über längere Zeit fortgesetzt werden kann, und damit auch zur Rezidivprophylaxe geeignet ist. Dabei bleibt unbenommen, daß bei akuter Verschlechterung, z. B. bei Infarktrezidiv und Verstärkung der Linksinsuffizienz, zusätzlich zur laufenden Infusion sublinguales Nitroglycerin wirksam eingesetzt werden kann.

i) Reihenfolge der therapeutischen Maßnahmen beim Lungenödem

Für die therapeutischen Maßnahmen beim großen klassischen Lungenödem ergibt sich heute folgende Reihenfolge für die Klinik, aber auch für den Arzt außerhalb der Klinik in der Praxis oder in der Wohnung des Patienten (Bussmann 1979):
1. Lagerung des Patienten in sitzende Position. In der Klinik: Herzbettlagerung.

Auf diese Weise kommt es zur Verminderung der venösen Stauung unter Ausnutzung der körpereigenen venösen Kapazität. Der unblutige Aderlaß durch wech-

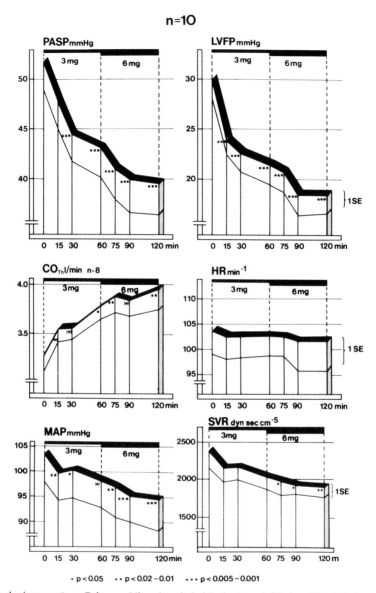

Abb. 28. Wirkung der intravenösen Gabe von Nitroglycerin bei Patienten mit frischem Herzinfarkt und Lungenödem. Unter der Dosis von 3 bzw. 6 mg Nitroglycerin/h deutliche Senkung des systolischen und diastolischen Pulmonalisdrucks *(PASP, LVFP)*, Steigerung des Herzminutenvolumen *(CO)*, leichte Senkung der Herzfrequenz (HR) und deutliche Reduktion des mittleren arteriellen Druckes *(MAP)* und des peripheren Widerstandes *(SVR); 1 SE* mittlerer Fehler des Mittelwertes

selnde venöse Tourniquet an den Extremitäten hat keinen durchschlagenden Effekt. Er wird heute nicht mehr angewandt.

2. Gabe von Sauerstoff: Dadurch wird eine Normalisierung des arteriellen Sauerstoffpartialdrucks erreicht. Diese Maßnahme ist in der Regel nur in der Klinik möglich.

3. Nitroglycerin in sublingualer Form. Dosis: 0,8 bis 1,6 mg in 5- bis 10minütigen Abständen; 1–4mal wiederholen. Isosorbiddinitrat sublingual in entsprechender Dosierung sollte ebenfalls wirksam sein, ist jedoch beim Lungenödem noch nicht systematisch untersucht worden.

Mit diesen Maßnahmen allein ist i. allg. ein Lungenödem beherrschbar. Nach einmaliger Unterbrechung des Circulus vitiosus ist ein sofortiges Rezidiv gewöhnlich nicht zu befürchten. Alle oben geschilderten therapeutischen Erfolge beim Lungenödem sind allein mit Nitroglycerin ohne andere therapeutische Maßnahmen, ohne Digitalis und ohne Diuretika erreicht worden.

Es muß deshalb davon ausgegangen werden, daß die Therapie des Lungenödems mit Nitroglycerin als Monosubstanz erfolgreich ist. Bei leichten Formen des Lungenödems ist eine sehr rasche Besserung innerhalb von 5 min, bei schwereren Formen eine durchschlagende Besserung nach 10–15 min zu erwarten. In der Regel sind weitere Maßnahmen, wie die Injektion von Furosemid, Morphin oder Digitalis nicht erforderlich.

2. Stellenwert der Diuretika in der Therapie des Lungenödems

Die Verminderung des Blutvolumens nach Furosemid kommt hauptsächlich durch forcierte Diurese zustande. Die primär venodilatierende Wirkung von Furosemid ist allenfalls gering oder nur mit hohen Dosen erreichbar (s. Teil II, Kap. D.IV). Die Dosis ist in jedem Fall niedrig zu halten, da es sonst 1–2 h nach Gabe von Furosemid zum Blutdruckabfall kommen kann, wenn die Diurese überschießend war. Hier kann es erforderlich werden, erneut Volumen zuzuführen.

Auch Slany (1981) ist der Auffassung, daß die Gabe von potenten Diuretika initial nicht schematisch erfolgen sollte, sondern nur, wenn eine Hypervolämie oder eine übermäßige Flüssigkeitszufuhr in den vorangegangen Tagen wahrscheinlich ist. Henning u. Weil (1978) konnten zeigen, daß es durch den akuten Flüssigkeitsverlust zu einem erheblichen intravaskulären Volumendefizit kommen kann, das in Extremfällen bis zu 50% des Plasmavolumens erreicht und eine Flüssigkeitszufuhr erforderlich macht.

Eine Nitroglycerintherapie ist der Gabe von Furosemid auch deshalb vorzuziehen, weil das Herzminutenvolumen im Gegensatz zu Furosemid nicht abfällt, sondern zunimmt (Hockings et al. 1981).

3. Digitalis beim Lungenödem?

Zum Digitalis wurde bereits oben Stellung bezogen (s. Kap. C.I). Eine akute rasche Digitalisierung ist nicht angezeigt. Eine sofortige Vollwirkung von Digitalis ist kaum zu erreichen oder führt zu toxischen Nebenwirkungen. In der akuten Situation des Lungenödems ist Nitroglycerin vielfach wirksamer als Digitalis. Da die meisten Patienten bereits voll digitalisiert sind, kann eine zusätzliche Digitalismedikation zu Nebenwirkungen führen. Für die Therapie des Lungenödems ergibt sich demnach für Digitalis heute keine Indikation mehr. Nur bei Patienten mit Vorhofflimmern und schneller Überleitung ist eine Digitalisierung angezeigt. Nach erfolgreicher Behandlung des Lungenödems kann jedoch die Digitalistherapie in entsprechender Dosierung zur Verhinderung eines Rezidivs fortgesetzt werden.

4. Morphin

Eine klinisch bekannte Form der Therapie ist die Gabe von Morphin. Ist der Patient unruhig und durch die akute Atemnot in Agonie, kann eine Ampulle Morphin (10–20 mg) zur Sedierung sinnvoll erscheinen. Durch die Dämpfung des Sympathikus und die mäßig ausgeprägte dilatierende Wirkung von Morphin (Robin et al. 1973a, b; Vismara et al. 1976; Leaman et al. 1978) läßt sich das Lungenödem mit dieser Substanz behandeln. Systematische klinische Untersuchungen liegen nicht vor.

5. Therapeutikum der Wahl

Unter Notfallbedingungen ist man geneigt, mehrere therapeutisch wirksame Prinzipien gleichzeitig anzuwenden. Dieses polypragmatische Vorgehen ist für die Therapie des Lungenödems nicht geeignet. Ein rascher Erfolg ist mit Nitroglycerin allein zu erzielen. Alternativ ist die alleinige diuretische Therapie mit Furosemid zu sehen. Der Wirkungseintritt ist allerdings verzögert und die Diurese im Verlauf überschießend. Alle Dinge gleichzeitig zu tun, ist nicht sinnvoll und kann zu unerwünschten Nebenwirkungen führen.

Zur Änderung im Therapiekonzept des Lungenödems ist es eigentlich nur deshalb gekommen, weil mit Nitroglycerin eine Substanz zur Verfügung steht, die akut innerhalb von Minuten durch Verminderung des Füllungsdruckes eine Besserung herbeiführt. Sie ersetzt den blutigen Aderlaß, wir sprechen vom „Inneren Aderlaß". Andererseits gilt nach wie vor, daß die Behandlung des Lungenödems durch einen echten Aderlaß ebenso zur Beschwerdefreiheit führen kann.

Vorsicht ist nur dann geboten, wenn der systolische Blutdruck niedrig ist oder unter 100 mm Hg absinkt oder eine Kombination mit dem kardiogenen Schock vorliegt. Außerdem dann, wenn ein Lungenödem anderer, nicht kardialer Genese vorliegt. Bei diesen toxisch-allergisch oder infektiösen Erkrankungen ist der Füllungsdruck nicht erhöht, so daß Nitroglycerin zur Hypovolämie mit Blutdruckabfall führen kann.

Insgesamt hat sich die Therapie des Lungenödems mit Nitroglycerin rasch weltweit durchgesetzt, wenn auch bisher nur wenige kontrollierte Studien vorliegen.

6. Andere Vasodilatatoren zur Behandlung des Lungenödems

a) Natriumnitroprussid

Natriumnitroprussid sollte ebenso wie Nitroglycerin zur Behandlung des Lungenödems geeignet sein. Eine sublinguale Applikationsform gibt es jedoch nicht. Die Substanz kann nur intravenös verabreicht werden; sie hat sich deshalb in der Notfalltherapie nicht durchgesetzt. Deutliche Effekte sind bei akuter Herzinsuffizienz aufgrund einer Mitral- oder Aorteninsuffizienz zu erzielen (Chatterjee et al. 1973; Bohlen u. Aldermann 1976). Auch bei Linksinsuffizienz nach frischem Infarkt ist Natriumnitroprussid eingesetzt worden (Chatterjee u. Swan 1974). Natriumnitroprussid hat eine wesentlich stärkere arterielle Wirksamkeit als Nitroglycerin. Ebenso wie für den intravenös zu gebenden postsynaptischen α-Rezeptorenblocker Phentolamin setzt die Anwendung eine direkte arterielle Druckmessung voraus, da die therapeutische Breite und Streubarkeit nur gering ist. Außerdem ist bei Anwendung von Natriumnitroprussid auf Lichtschutz der Infusionsflasche und der Zuleitungen zu achten.

b) Phentolamin

Das schon erwähnte Phentolamin ist bei der akuten Herzinsuffizienz eingesetzt worden, heute jedoch nicht mehr in Gebrauch (Gould u. Reddy 1979; Kötter et al. 1974).

c) Nifedipin

Nach Untersuchungen von Polese et al. (1979) kann das akute Lungenödem auch mit dem Calcium Antagonisten Nifedipin erfolgreich behandelt werden. Der Haupteffekt kommt durch die Verminderung des arteriellen Blutdruckes, die Steigerung des Herzminutenvolumens und Abnahme des peripheren Widerstandes zustande. Sekundär kommt es so zur Verminderung des linksventrikulären Füllungsdruckes.

Nach eigenen Untersuchungen mit Nifedipin bei linksinsuffizienten Patienten fehlte jedoch die Füllungsdrucksenkung trotz Verminderung des Blutdrucks und Zunahme des Herzminutenvolumens (Bussmann et al. 1977). Offenbar reicht die alleinige Blutdrucksenkung, um den Circulus vitiosus beim Lungenödem zu durchbrechen.

Es sei aber darauf hingewiesen, daß unter dem pathophysiologischen Blickwinkel primär ein Medikament herangezogen werden sollte, das eine deutliche Vergrößerung der venösen Kapazität bewirkt. Das Lungenödem ließe sich auch mit anderen Vasodilatatoren, wie Prazosin, Hydralazin oder Captopril behandeln.

7. Überdruckbeatmung

Bei extremen Formen des Lungenödems mit arterieller Hypoxie und erhöhtem PCO_2 kann die sofortige Intubation lebensrettend sein. Es kommt zur Normalisierung der Blutgase, eine wichtige Voraussetzung für die Unterbrechung der agoniebedingten, übermäßigen Stimulation des Sympathikus. Durch die Beatmung wird das Wasser aus der Alveole in die Blutbahn zurückgedrängt. Die Atemarbeit wird reduziert und durch den erhöhten intrathorakalen Druck der venöse Rückfluß zum Herzen gedrosselt. In besonders schweren Fällen wirkt sich eine Gegendruckbeatmung mit erhöhtem endexspiratorischen Druck günstig aus.

Literatur

Bohlen JL, Aldermann EL (1976) Hemodynamic consequences of afterload reduction in patients with chronic aortic regurgitation. Circulation 53: 879–883

Bussmann WD (1979) Therapie mit Vasodilatatoren. Therapiewoche 29: 5136–5149

Bussmann WD (1980) Nitroglycerin bei Herzinfarkt. Von der Kontraindikation zur Indikation. Dtsch Med Wochenschr 105: 1551–1554

Bussmann WD (1981) Kardiales Lungenödem: Digitalis oder Nitrate? Notfallmedizin 7: 1430–1433

Bussmann WD, Schupp D (1977) Wirkung von Nitroglycerin sublingual in der Notfalltherapie des klassischen Lungenödems. Dtsch Med Wochenschr 102: 335–342

Bussmann WD, Schupp D (1978) Effect of sublingual nitroglycerin in emergency treatment of severe pulmonary edema. Am J Cardiol 41: 931–936

Bussmann WD, Löhner J, Kaltenbach M (1974) Orale Nitroglycerinpräparate in der Behandlung der Linksinsuffizienz beim frischen Herzinfarkt. Z Kardiol [Suppl II] 63: 52

Bussmann WD, Vachalowa J, Kaltenbach M (1975) Wirkung von Nitroglycerin beim akuten Myokardinfarkt. I. Nitroglycerin sublingual zur Behandlung der Linksinsuffizienz und des Lungenödems. Dtsch Med Wochenschr 100: 749–755

Bussmann WD, Schöfer H, Kaltenbach M (1976) Wirkung von Nitroglycerin beim akuten Myokardinfarkt. II. Intravenöse Dauerinfusion von Nitroglycerin bei Patienten mit und ohne Linksinsuffizienz und ihre Auswirkung auf die Infarktgröße. Dtsch Med Wochenschr 101: 642–648

Bussmann WD, Schöfer H, Kaltenbach M (1977) VI. Die hämodynamische Wirkung von Nifedipin beim akuten Herzinfarkt. Herz Kreislauf 9: 140–147

Chatterjee K, Swan HJC (1974) Vasodilator therapy in acute myocardial infarction. Mod Concepts Cardiovasc Dis 43: 119

Chatterjee K, Parmley WW, Swan HJC, Berman G, Forrester J, Marcus HS (1973) Beneficial effects of vasodilator agents in severe mitral regurgitation due to dysfunction of subvalvular apparatus. Circulation 48: 684–690

Freund M, Heller A, Grosser KD (1981) Die Behandlung des Lungenödems mit Nitroglycerin. Intensivmed Prax 18: 215–218

Gould L, Reddy CVR (1979) Phentolamine in acute heart failure. In: Gould L, Reddy CVR (eds) Vasodilator therapy for cardiac disorders. Futura, Mount Kisco New York, pp 63–75

Hagenmiller (1976) Akutes Lungenödem – Behandlung mit Nitroglycerin Ärztl Praxis 28: 2594

Henning RJ, Weil MH (1978) Effect of afterload reduction on plasma volume during acute heart failure. Am J Cardiol 42: 823–827

Hockings BEF, Cope GD, Clarke GM, Taylor RR (1981) Randomized controlled trial of vasodilator therapy after myocardial infarction. Am J Cardiol 48: 345–352

Kötter V, Leitner ER v, Wunderlich J, Schröder R (1974) Comparison of hemodynamic effects of phentolamine, sodium nitroprusside and glyceryl trinitrate in acute myocardial infarction. Br Heart J 39: 1196–1204

Leaman DM, Nellis SH, Zelis R, Field JM (1978) Effects of morphine sulfate on human coronary blood flow. Am J Cardiol 41: 324–326

Magrini F, Niarcos AP (1980) Ineffectiveness of sublingual nitroglycerin in acute left ventricular failure in the presence of massive peripheral edema. Am J Cardiol 45: 841–847

Polese AC, Florentini AC, Olivari MT, Guazzi MD (1979) Clinical use of a calcium antagonistic agent (Nifedipine) in acute pulmonary edema. Am J Med 66: 825–830

Richeson JF, Paulshock C, Yu PN (1982) Non-hydrostatic pulmonary edema after coronary artery ligation in dogs. Circ Res 50: 301–309

Riecker G (1975) Asthma cardiale und Lungenödem. In: Riecker G (Hrsg) Klinische Kardiologie. Springer, Berlin Heidelberg New York, S 315–324

Robin ED, Cross CE, Zelis R (1973a) Pulmonary edema, part 1. N Engl J Med 288: 239–246

Robin ED, Cross CE, Zelis R (1973b) Pulmonary edema, part 2. N Engl J Med 288: 292–304

Slany J (1981) Die akute Herzinsuffizienz. Therapiewoche 31: 204–216

Vismara LA, Leaman DM, Zelis R (1976) The effects of morphine on venous tone in patients with acute pulmonary edema. Circulation 54: 335–337

E. Linksinsuffizienz bei frischem Herzinfarkt

I. Klinisches Bild

Bei etwa der Hälfte der Patienten mit frischem Herzinfarkt kommt es in der akuten Phase zur Linksinsuffizienz. Das Ausmaß der Linksinsuffizienz variiert von leichten bis zu schweren Formen. Die Linksinsuffizienz kann im Extremfall zum Lungenödem oder kardiogenen Schock führen.

1. Physikalischer Befund

Die Erfassung leichter Formen der Linksherzinsuffizienz ist häufig schwierig. In der Initialphase des Infarktes ist der präkordiale Schmerz häufig mit Luftnot verbunden. Ein physikalischer Befund an der Lunge ist aber nicht immer zu erheben, so daß eine Linksherzinsuffizienz leichten Grades verkannt werden kann. Erst das Thoraxröntgenbild bringt dann mit eindeutigen Stauungszeichen die Klärung.

Andererseits macht beim klassischen Befund mit feuchten Rasselgeräuschen die Diagnose der Linksherzinsuffizienz keine Probleme. Gleichzeitig findet sich meist eine Ruhedyspnoe (Abb. 29).

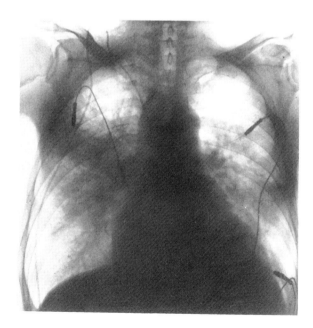

Abb. 29. Röntgenthoraxbild eines Patienten mit Lungenödem. Typische schmetterlingsförmige Lungenverschattung

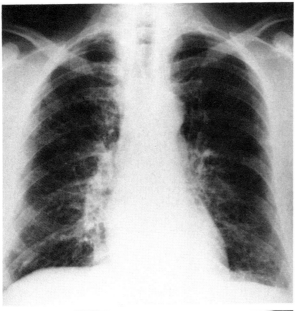

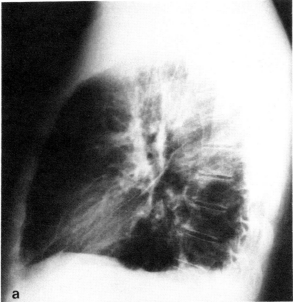

a   Abb. 30 a

2. Radiologische Zeichen

Die Schwierigkeit der Diagnose bei leichter Linksherzinsuffizienz ergibt sich aus
dem folgenden Beispiel (Abb. 30 a, b): Ein 64jähriger Patient mit schwerer koronarer Dreigefäßerkrankung gab bei geringer Belastungsstufe keine Beschwerden an,
die Ischämiereaktion im EKG war jedoch ausgeprägt. Im weiteren Verlauf kam es

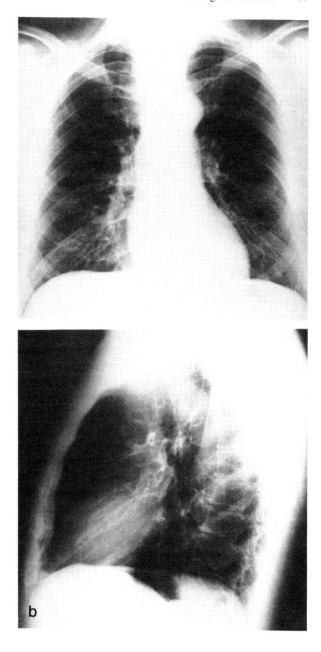

Abb. 30 a, b. Röntgenthoraxbilder in 2 Ebenen vor und nach Behandlung der Linksinsuffizienz bei einem Patienten mit schwerer Dreigefäßerkrankung. **a** Deutliche hiliäre Stauung mit Umverteilung in die Oberfelder und Randwinkelergüssen. Klinisch weder Rasselgeräusche noch Dämpfung nachweisbar. **b** Nach Therapie Normalisierung des Befundes

zu einer mit klinischen Mitteln allein nicht erkennbaren Linksherzinsuffizienz. Der Patient gab keine Beschwerden an. Bei der Auskultation waren entsprechende Rasselgeräusche nicht zu hören. Die Röntgenaufnahme zeigte aber eine deutliche hiliäre Stauung mit Umverteilung in die Oberfelder und Randwinkelergüssen. – Die Beobachtung weist darauf hin, daß leichte Formen der Linksherzinsuffizienz klinisch und physikalisch häufig nicht in Erscheinung treten.

Zwischen dem Beginn der Linksinsuffizienz und den daraus folgenden Beschwerden kann eine erhebliche Zeitspanne vergehen. Die Zeit, die bis zum Auftreten von radiologisch nachweisbaren Stauungszeichen verstreicht, beträgt bis zu 6 h (Grosser et al. 1974). Auch nach Beseitigung der Linksinsuffizienz verschwinden die Stauungszeichen im Thoraxröntgenbild erst nach einer Latenz von 6–8 h. Zwischen dem Ausmaß der röntgenologischen Stauungszeichen und der Höhe des linksventrikulären Füllungsdruckes besteht eine Korrelation (Abb. 31) (Grosser et al. 1974; Frick 1979).

3. Hämodynamik

Eine sichere Erfassung der Linksinsuffizienz ist durch eine Einschwemmkatheteruntersuchung möglich. Der Swan-Ganz-Thermodilutionskatheter kann bettseitig, ohne Röntgenkontrolle, plaziert werden. Die Drücke in der A. pulmonalis, im Pulmonalkapillarbereich und im rechten Vorhof werden bestimmt, ebenso das Herzminutenvolumen nach der Thermodilution oder dem Fick-Prinzip.

Die *Indikation* für diesen diagnostischen Eingriff ist dann gegeben, wenn es sich

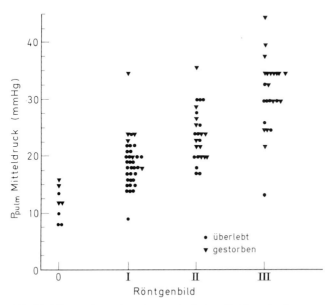

Abb. 31. Mit zunehmenden röntgenologischen Zeichen der Lungenstauung korreliert der in der A. pulmonalis gemessene Druck. (Nach Grosser et al. 1974)

um eine unklare Situation handelt. Es kann z.B. nicht entschieden werden, ob es sich um eine Linksinsuffzienz oder eine Hypovolämie handelt.

Die Indikation ist auch gegeben, wenn ein kardiogener Schock vermutet wird. Auch bei schwerer Linksinsuffizienz erleichtert die hämodynamische Überwachung das therapeutische Vorgehen. Im Normalfall, wenn keine Linksherzinsuffizienz vorliegt, ist die Druckmessung nicht erforderlich. Die blutige arterielle Druckmessung ist nur bei kardiogenem Schock indiziert, wenn auch hier nicht immer erforderlich.

II. Therapie mit Nitroglycerin und Nitraten

Nitroglycerin war lange Zeit beim frischen Herzinfarkt *kontraindiziert*. Wie in den alten Lehrbüchern ausgeführt ist, wurde ein durch Nitroglycerin ausgelöster kardiogener Schock befürchtet: Durch Blutdrucksenkung bestünde die Gefahr, daß jenseits von kritischen Koronarstenosen die Perfusion weiter abnimmt und damit erneute Ischämie und Ausdehnung der Infarzierung zustande kommt.

Eine Inkonsequenz war aber schon damals offensichtlich: Zur Differentialdiagnose, ob es sich um einen Angina-pectoris-Anfall oder um einen frischen Herzinfarkt handelt, war die Anwendung von Nitroglycerin in der sublingualen Form erlaubt. Nahm die Symptomatik nach Nitroglycerin nicht ab, handelte es sich um einen Infarkt, verschwanden die Schmerzen, um eine Angina pectoris. In unklaren Fällen also wurde schon damals Nitroglycerin angewandt, ohne daß größere Probleme auftraten (Bussmann 1980a, b).

1. Gründe für die bisherige Kontraindikation

Ein Grund dafür, daß in früheren Zeiten eine Schocksituation nach Nitroglycerin befürchtet wurde, mag darin liegen, daß noch wenig bettseitige, invasive Meßmethoden zur Verfügung standen. Heute ist klar, daß die durch Nitroglycerin ausgelöste Blutdrucksenkung kein kardiogener Schock ist, sondern eine ausgeprägte medikamentös induzierte Hypovolämie. Hämodynamisch lassen sich diese beiden Situationen klar trennen: Beim kardiogenen Schock ist der linksventrikuläre Füllungsdruck extrem hoch und das Herzminutenvolumen stark erniedrigt oder halbiert. Bei der nach Nitroglycerin gelegentlich beobachteten Blutdrucksenkung unter 100 mm Hg sind die Füllungsdrücke infolge der venösen Wirkung jedoch sehr niedrig, so niedrig, daß eine ausreichende Füllung der Kammern nicht gewährleistet ist.

Durch die zusätzliche arterielle Dilatation nach Nitroglycerin kann in Einzelfällen die ungewollte Blutdrucksenkung durchaus anhalten. Im allgemeinen ist sie jedoch durch Anheben der Beine, notfalls durch Zufuhr von 100–200 ml Dextran, rasch reversibel. Das Herzminutenvolumen ist in der nitroglyzerininduzierten Hypotension nur mäßig oder gar nicht reduziert.

Man muß davon ausgehen, daß die sublinguale Gabe von Nitroglycerin in einer Dosis von 0,8 mg wie eine intravenöse Bolusinjektion wirkt. Sublinguales Nitroglycerin kann dann zum Blutdruckabfall führen, wenn der Füllungsdruck primär niedrig ist und der Proband sich in einer stehenden Position befindet, wenn er kardial gesund ist und Nitroglycerin eigentlich gar nicht braucht. Das venöse Pooling ist in stehender Position ausgeprägter.

Nach unseren Erfahrungen kommt es aber bei bedürftigen Patienten zur unerwünschten Blutdrucksenkung nur äußerst selten. So wundert es nicht, daß Patienten, die im Angina-pectoris-Anfall Nitroglycerin nehmen, fast nie einen eklatanten Blutdruckabfall erleiden. Bei ihnen ist im Rahmen des Anfalles und der Myokardischämie der Füllungsdruck erhöht und wird durch Nitroglycerin normalisiert. Während die Hypovolämie meist mit Frequenzzunahme einhergeht, sei als sehr seltenes Ereignis die Hypotension mit Bradykardie im Sinne eines vagovasalen Mechanismus erwähnt. Come u. Pitt (1976) haben 5 Fälle, über Jahre gesammelt, beschrieben. Zur Therapie hat sich Atropin bewährt.

Bei Untersuchungen an mehr als 200 Patienten mit frischem Herzinfarkt haben wir nach intravenöser Gabe von Nitroglycerin nie einen kardiogenen Schock beobachtet. Auch waren Blutdrucksenkungen auf unter 100 mm Hg systolisch mit entsprechenden Zeichen der Hypovolämie selten.

2. Anfänge der Nitroglycerintherapie bei akutem Infarkt

Wenn eine Substanz für die Anwendung beim Herzinfarkt zunächst kontraindiziert ist und sich dieses Konzept im Laufe der Zeit dahingehend ändert, daß eine Indikation abzuleiten ist, müssen eindeutige Befunde vorliegen. In früheren Jahren gab es bereits einige zögernde Ansätze, Nitroglycerin anzuwenden. So haben Johnson et al. (1959) schon sublinguales Nitroglycerin bei chronischer Linksinsuffizienz eingesetzt und eine Füllungsdrucksenkung erreicht. Gold et al. gaben 1972 sublinguales Nitroglycerin bei verschiedenen Stadien der Herzinsuffizienz. Es folgte dann die systemische Anwendung von intravenösem Nitroglycerin beim akuten Herzinfarkt durch Bussmann und Mitarbeiter sowie anderen Gruppen (Bussmann et al. 1974a, b, 1975a, 1980a; Flaherty et al. 1975; Chiche et al. 1979).

3. Hämodynamische Effekte von Nitroglycerin

Bei Patienten mit frischem Herzinfarkt und zusätzlicher Linksinsuffizienz sind die Senkung des linksventrikulären Füllungsdruckes und die Steigerung des erniedrigten Herzminutenvolumens wichtige hämodynamische Ziele.

a) Nitroglycerin sublingual

Mit Nitroglycerin in sublingualer Form ist eine ausgeprägte Abnahme des linksventrikulären Füllungsdruckes zu erreichen. Bei einer Dosis von 0,8 mg ergibt sich eine Reduktion des Füllungsdruckes um 30–40% innerhalb von 2–5 min. So konnte bei 28 Einzelmessungen der diastolische Pulmonalarteriendruck von 24 auf 16 mm Hg gesenkt werden (Bussmann et al. 1975a). Ein Beispiel ist in Abb. 32 wiedergegeben.

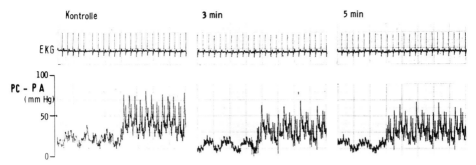

Abb. 32. Senkung des Pulmonalkapillardrucks *(PC)* und des systolischen und diastolischen Pulmonalarteriendrucks *(PA)* nach 0,8 mg Nitroglycerin sublingual bei einem Patienten mit frischem Herzinfarkt. Im vorderen Teil der jeweiligen Originalregistrierung ist der Pulmonalkapillardruck, nach Entlastung des Ballons der Pulmonalarteriendruck wiedergegeben. (Nach Bussmann et al. 1975 a)

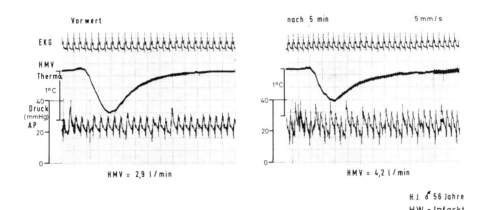

Abb. 33. Wirkung von 0,8 mg Nitroglycerin sublingual auf das Herzminutenvolumen (HMV) bei einem 56jährigen Patienten mit frischem Hinterwandinfarkt. Dargestellt sind das EKG, die Thermodilutionskurve und die Pulmonalisdruckkurve *(PA)*. Zunahme des Herzminutenvolumens erkennbar an der Verkleinerung der Kurvenfläche. (Nach Bussmann et al. 1975 b)

Die Zunahme des Herzminutenvolumens ist unterschiedlich und abhängig von der Höhe des Füllungsdruckes. Das Registrierbeispiel zeigt Thermodilutionskurven vor und nach 0,8 mg Nitroglycerin. Das Herzminutenvolumen nahm deutlich zu (Abb. 33).

Bei der klinischen Behandlung der Linksinsuffizienz nach akutem Infarkt ist die Sofortwirkung von Nitroglycerin nicht so wesentlich wie die Dauerwirkung. Andererseits ist man in der Notfalltherapie außerhalb des Krankenhauses auf eine einfache Applikationsart und einen raschen Wirkungseintritt angewiesen. Das Wirkungsmaximum einer sublingualen Nitroglycerindosis ist bereits nach 3–5 min erreicht. Die Wirkdauer mit Wiedererreichen der Ausgangswerte beträgt 20–30 min. Der drucksenkende Effekt von Nitroglycerin ist beim frischen Herzinfarkt ausgeprägter als bei Zustand nach Infarkt (Abb. 34).

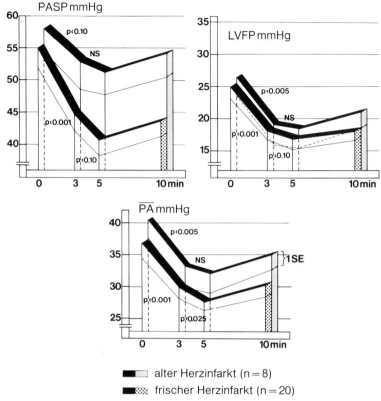

Abb. 34. Vergleich der sublingualen Nitroglycerinwirkung bei Patienten mit frischem Herzinfarkt und bei Zustand nach Herzinfarkt. Die Senkung des systolischen *(PASP)* und diastolischen Pulmonalisdrucks *(LVFP)* und des mittleren Pulmonalarteriendrucks *(PA)* ist ausgeprägter bei Patienten mit frischem Herzinfarkt. (Nach Bussmann et al. 1975 a)

b) Intravenöse Dauerinfusion von Nitroglycerin

Nitroglycerin in Form der intravenösen Dauerinfusion ist beim frischen Herzinfarkt am ehesten geeignet, eine anhaltende Reduktion des links- und rechtsventrikulären Füllungsdruckes zu erreichen (Bussmann u. Kaltenbach 1975; Bussmann et al. 1979 a) (Tabelle 1).

α Senkung des Füllungsdruckes
In einem Dosisbereich von 0,75 bis 6 mg/h kommt es zu einer dosisabhängigen Reduktion des Füllungsdruckes (Abb. 35). Auch der Vorhofdruck wird reduziert. Bei linksinsuffizienten Patienten ist die absolute Drucksenkung am ausgeprägtesten. Der Füllungsdruck nimmt aber auch bei normalem Ausgangswert deutlich ab (Abb. 36).

β Blutdruckwirkung
Die Senkung des arteriellen Blutdruckes liegt in der Größenordnung von etwa 10% und ist bei links- und nicht-linksinsuffizienten Patienten gleichermaßen ausgeprägt.

Tabelle 1. a Nitroglycerin intravenös (3 und 6 mg/h) bei 13 Patienten mit einem linksventrikulären Füllungsdruck unter 20 mm Hg (Gruppe 1) (nach Bussmann et al. 1979a)

	HR	LVFP	CO$_F$	MAP	$\overline{RA}$	SVR
Vorwert (VW)	88 ± 19	15 ± 4	4,4 ± 1,0	101 ± 15	8 ± 3	1812
n	13	13	13	13	9	± 484
Nitroglycerin 3 mg/h						
60 min	88 ± 21	10 ± 3	4,2 ± 0,9	96 ± 14	6 ± 4	1876
n	13	13	13	13	9	± 618
P vs VW	n.s.	< 0,0001	n.s.	< 0,01	n.s.	n.s.
Nitroglycerin 6 mg/h						
120 min	90 ± 22	9 ± 3	3,9 ± 0,8	92 ± 13	6 ± 3	1864
n	13	13	13	13	9	± 451
P vs VW	n.s.	< 0,0001	< 0,005	< 0,005	< 0,05	n.s.

Tabelle 1. b Nitroglycerin intravenös (3 und 6 mg/h) bei 11 Patienten mit einem linksventrikulären Füllungsdruck über 20 mm Hg (Gruppe II) (nach Bussmann et al. 1979a)

	HR	LVFP	CO$_F$	MAP	$\overline{RA}$	SVR
Vorwert (VW)	105 ± 14	28 ± 7	3,5 ± 1	107 ± 14	13 ± 3	2316
n	11	11	11	11	10	± 618
Nitroglycerin 3 mg/h						
60 min	102 ± 13	19 ± 6	3,8 ± 0,9	102 ± 15	9 ± 4	2054
n	11	11	11	11	10	± 422
P vs VW	n.s.	< 0,0001	< 0,005	n.s.	< 0,001	p < 0,025
Nitroglycerin 6 mg/h						
120 min	103 ± 17	16 ± 6	4,0 ± 0,9	98 ± 16	9 ± 3	1858
n	11	11	11	11	10	± 450
P vs VW	n.s.	< 0,0001	< 0,0001	< 0,005	< 0,005	p < 0,0025

HR, Herzfrequenz (min^{-1}); *LVFP*, linksventrikulärer Füllungsdruck = enddiastolischer Pulmonalisdruck (mm Hg); *CO$_F$*, Herzminutenvolumen (l/min, nach Fick); *MAP*, mittlerer arterieller Blutdruck (mm Hg); *RA*, rechter Vorhofdruck (mm Hg); n, Anzahl der Patienten; *P* vs VW, paariger t-Test versus Vorwert (VW); *n.s.*, nicht signifikant

Bei kleinen und kleinsten Nitroglycerindosen fehlt die arterielle Drucksenkung nahezu vollständig (Cyran et al. 1978).

Die von Franciosa et al. (1972) mitgeteilte Abnahme des linksventrikulären Füllungsdruckes unter Natriumnitroprussid entspricht der Abnahme unter Nitroglycerin, doch mußte bei Natriumnitroprussid ein wesentlich größerer Blutdruckabfall in Kauf genommen werden. Bleifeld u. Hanrath (1975) fanden bei einem geringeren Abfall des enddiastolischen Pulmonalarteriendruckes von 22 auf 15 mm Hg unter Nitroprussid gegenüber 28 auf 16 mm Hg unter Nitroglycerin 6 mg/h einen deut-

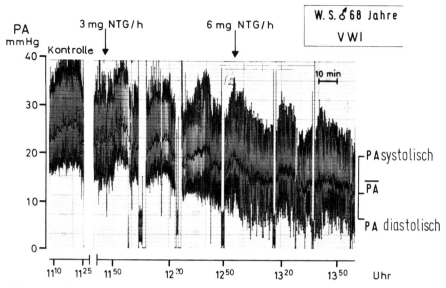

Abb. 35. Registrierung des Druckverlaufs in der Pulmonalarterie *(PA)* vor und nach 3 bzw. 6 mg Nitroglycerin (NTG) i. v. pro Stunde bei langsamen Papiervorschub. (Nach Bussmann et al. 1979a)

lich stärkeren Abfall des mittleren arteriellen Druckes (100 auf 81 mm Hg gegenüber 107 auf 98 mm Hg, Abb. 36).

Die Senkung des linksventrikulären Füllungsdruckes läßt sich auch durch Diuretika (Furosemid) erreichen. Der Diurese kommt dabei die Hauptrolle zu; der primär venodilatierende Effekt spielt nur bei hohen Dosen eine Rolle. Es kommt nach Gabe von Furosemid jedoch zu einer signifikanten Herabsetzung des Herzminutenvolumens (Kiely et al. 1973), so daß eine zurückhaltende Medikation von Diuretika angezeigt ist (s. Teil II Kap. D, III).

γ Beeinflussung des Herzminutenvolumens
Etwas unterschiedlich sind die Angaben zur Wirkung von Nitroglycerin auf das Herzminutenvolumen beim Infarkt. Einige Gruppen wiesen nach, daß das Herzminutenvolumen ansteigt (Bussmann et al. 1976a, 1977a, 1979a; Gold et al. 1972), während andere keinen Anstieg oder eine Abnahme nachwiesen (Williams u. Mason 1975). Wir konnten zeigen, daß nur bei linksinsuffizienten Infarktpatienten eine Herzminutenvolumensteigerung vorhanden ist, während bei nicht-linksinsuffizienten Patienten eine mäßige Abnahme erfolgt (Abb. 37). Ist der Füllungsdruck niedrig und wird er durch Nitroglycerin weiter gesenkt, so ist eine Herzminutenvolumenabnahme leicht über den Starling-Mechanismus erklärbar.

Schwieriger zu interpretieren ist die Herzminutenvolumenzunahme. Hier scheinen eine ganze Reihe von Mechanismen eine Rolle zu spielen. Nicht herangezogen werden kann nach neueren Erkenntnissen der Starling-Mechanismus in dem Sinne, daß das linksinsuffiziente Herz sich auf einem absteigenden Kurvenschenkel bewegt und durch Senkung des Füllungsdruckes in den Normalbereich zurückkehrt. Wichtig erscheint, daß die deutliche Abnahme des enddiastolischen Druckes die

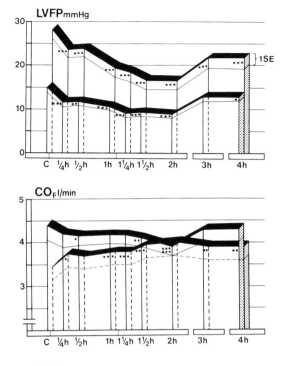

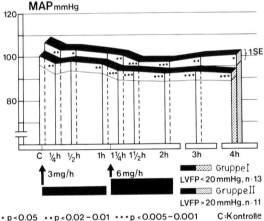

Abb. 36. Wirkung von i.v.-Nitroglycerin in einer Dosierung von 3 und 6 mg/h beim frischen Herzinfarkt. Die Patienten sind in zwei Gruppen unterteilt. Gruppe I: linksventrikulärer Füllungsdruck (LVFP) < 20 mm Hg. Gruppe II: linksventrikulärer Füllungsdruck > 20 mm Hg. Reduktion des LVFP in beiden Gruppen. Zunahme des Herzminutenvolumens *(CO)* in Gruppe II, mäßige Abnahme in Gruppe I. Mäßige Senkung des arteriellen Druckes *(MAP)* in beiden Gruppen. Nach Ende der Infusion wieder Ansteigen des linksventrikulären Füllungsdrucks. (Nach Bussmann et al. 1979a)

Durchblutung der endokardnahen Schichten, besonders in den Bereichen mit verminderter Durchblutung steigert, so die regionale Wandbewegung verbessert und zu einer Schlagvolumensteigerung führt (Raff et al. 1972a, b). Schließlich spielt die verminderte Nachlast eine Rolle. Außerdem kann eine direkte Verbesserung der Durchblutung ischämischer Areale durch Weitstellung stenosierter Koronargefäßabschnitte die regionale Kontraktion verbessern und dadurch zur Herzminutenvolumensteigerung beitragen.

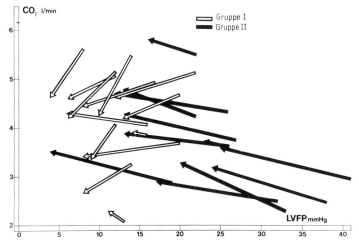

Abb. 37. Nach Gabe von Nitroglycerin in einer Dosierung von 6 mg/h i. v. wird der linksventrikuläre Füllungsdruck *(LVFP)* erheblich reduziert, besonders dann, wenn die Ausgangswerte hoch sind. Zu einer Steigerung des Herzminutenvolumens *(CO)* kommt es nur bei den Patienten mit Füllungsdrücken über 20 mm Hg. (Nach Bussmann et al. 1979 a)

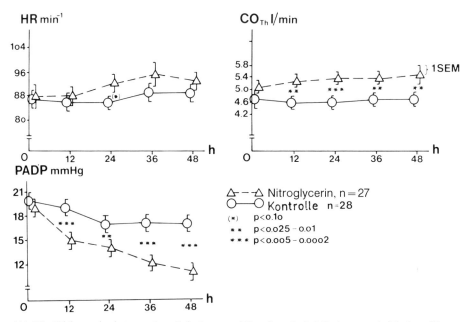

Abb. 38. Wirkung der intravenösen Infusion von Nitroglycerin bei Patienten mit frischem Herzinfarkt im Vergleich zu einer Kontrollgruppe. Die Herzfrequenz *(HR)* steigt geringfügig an. Das Herzminutenvolumen *(CO)* ist deutlich gesteigert und die Senkung des diastolischen Pulmonalarteriendrucks *(PADP)* hochsignifikant. (Nach Bussmann et al. 1981)

δ Dauerhafte Wirkung

Es stellt sich die Frage, ob die akuten hämodynamischen Veränderungen auch über einen längeren Zeitraum erhalten bleiben. Da es in den ersten 2–3 Tagen nach Infarkteintritt zu einer spontanen Besserung der Hämodynamik kommt, sollten nitroglycerinbehandelte Patienten mit einer unbehandelten Kontrollgruppe verglichen werden.

In Abb. 38 und 39 sind an einem größeren Kollektiv die hämodynamischen Veränderungen über einen Zeitraum von 48 h aufgetragen (Bussmann et al. 1981 b). Die Herzfrequenz lag in der Nitroglyceringruppe geringfügig über der der Kontrollgruppe. Das Herzminutenvolumen nahm im Verlauf zu und lag immer über den Werten in der Kontrollgruppe. Ausgeprägt waren die Unterschiede im linksventrikulären Füllungsdruck mit deutlich niedrigeren Werten in der mit Nitroglycerin behandelten Gruppe. Über den Zeitraum von 48 h war eine Wirkungsabschwächung nicht erkennbar. Der Effekt auf den arteriellen Blutdruck war gering. Der koronare Perfusionsdruck, errechnet aus der Differenz des diastolischen Blutdruckes minus linksventrikulärem Füllungsdruck, ist trotz Blutdrucksenkung nicht erniedrigt.

Von Bedeutung ist die Abnahme des peripheren Widerstandes, so daß sich zwischen der behandelten und unbehandelten Gruppe signifikante Unterschiede über den ganzen Zeitraum ergeben. Nitroglycerin kommt neben der venodilatierenden Wirkung ein deutlicher Effekt auf den arteriellen Gefäßschenkel zu.

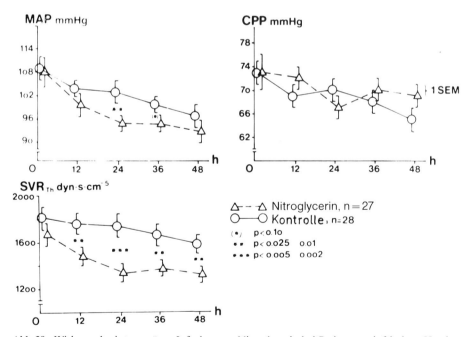

Abb. 39. Wirkung der intravenösen Infusion von Nitroglycerin bei Patienten mit frischem Herzinfarkt im Vergleich zu einer Kontrollgruppe. Gegenüber der unbehandelten Kontrollgruppe nimmt der mittlere arterielle Druck *(MAP)* ab, der koronare Perfusionsdruck *(CPP)* ändert sich nicht und der systemische Widerstand *(SVR)* wird deutlich vermindert. (Nach Bussmann et al. 1981)

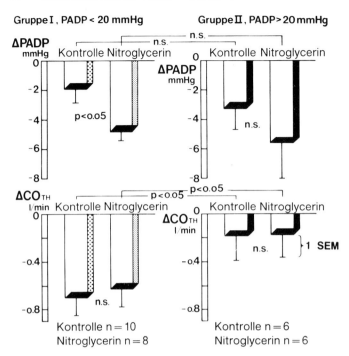

Abb. 40. Beim Übergang vom Liegen zum Sitzen fällt der diastolische Pulmonalarteriendruck *(Δ PADP)* in beiden Gruppen (I und II) unter Nitroglycerin stärker ab als in der Kontrollgruppe. Das Herzminutenvolumen *(Δ CO)* vermindert sich jedoch nicht stärker. Auch die Blutdruckreduktion ist gering. (Nach Bussmann et al. 1978)

ε Abhängigkeit von der Körperlage

Der Patient mit frischem Herzinfarkt ist in den ersten Tagen in liegender, teilweise aber auch in sitzender Position. Bei laufender Nitroglycerininfusion könnte der Übergang in eine sitzende Position zu stärkeren hämodynamischen Auswirkungen führen.

In der Tat kommt es bei Übergang von liegender zu sitzender Position zu einem stärkeren Abfall des Füllungsdruckes unter Nitroglycerin. Das Herzminutenvolumen fällt aber nur um den gleichen Betrag wie es der normalen Veränderung beim Aufsetzen entspricht (Abb. 40). Dabei kommt es nur zu einer ganz geringfügigen Blutdruckreduktion, so daß die Orthostasetoleranz entgegen früheren Annahmen unter Nitroglycerin nicht verschlechtert ist (Bussmann et al. 1978).

Umgekehrt sind die Verhältnisse bei Hochlagerung der Beine. Der Kammerfüllungsdruck steigt bei den nitroglycerinbehandelten Patienten weniger an, das Herzminutenvolumen wird jedoch stärker gesteigert als bei Patienten ohne Nitroglycerintherapie (Abb. 41).

4. Orale und intravenöse Gabe von Isosorbiddinitrat

Ganz ähnliche Wirkungen wie Nitroglycerin hat Isosorbiddinitrat. 10 mg der Substanz, oral appliziert, führen innerhalb von 15–30 min zu einer Reduktion des links-

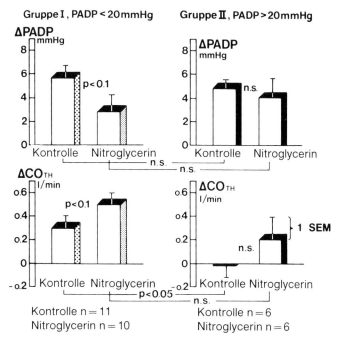

Abb. 41. Nach Hochlagerung der Beine ist die Zunahme des diastolischen Pulmonalarteriendrucks *(Δ PADP)* unter Nitroglycerin etwas geringer als in der Kontrollgruppe. Dennoch ist die Herzminutenvolumenzunahme *(Δ CO)* ausgeprägter. (Nach Bussmann et al. 1978)

ventrikulären Füllungsdruckes. Bei einer Gesamtdosis von 30 mg oral hält die Füllungsdrucksenkung bis zu 5 h (Bussmann et al. 1974b, 1975b) (Abb. 42). Die Zunahme des Herzminutenvolumens ist in der Gruppe mit hohem Füllungsdruck ebenfalls nachweisbar (Abb. 43). Es findet sich eine mäßige Reduktion des Herzminutenvolumens, wenn der Füllungsdruck initial niedrig ist (Abb. 44).

Die Abnahme des mittleren arteriellen Druckes ist ausgesprochen mild im Gegensatz zur intravenösen Gabe von Nitroglycerin, bei der eine 10%ige Abnahme des Blutdruckes registriert wurde. Wird Isosorbiddinitrat jedoch intravenös in einer Dosierung von 3–12 mg/h appliziert, sind die arteriellen Blutdruckwirkungen stärker ausgeprägt (Froer et al. 1980; Luther u. Röken 1976).

5. Klinische Wirkung von Nitraten

Bei Anwendung der Dauerinfusion von Nitroglycerin im Rahmen der Herzinfarkttherapie bessert sich auch das klinische Bild.

a) Schmerzbeeinflussung

Im allgemeinen läßt sich eine deutliche Schmerzbeeinflussung nachweisen. Bei linksinsuffizienten Patienten nimmt die Dyspnoe ab (Luther u. Röken 1976; Buss-

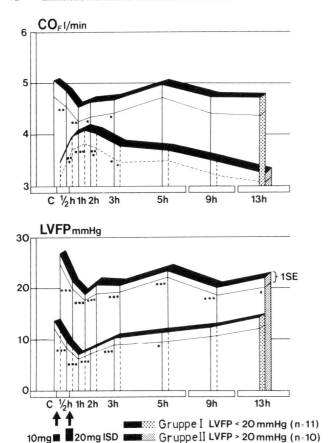

Abb. 42. Wirkung von Isosorbiddinitrat *(ISD)* bei Patienten mit frischem Herzinfarkt in einer oralen Dosierung von 10 und 20 mg. Deutliche Abnahme des linksventrikulären Füllungsdrucks *(LVFP)* mit Zunahme des Herzminutenvolumens *(CO)* bei Patienten mit Linksinsuffizienz. Abnahme des Herzminutenvolumens bei den Patienten, die einen niedrigen Füllungsdruck aufweisen. (Nach Bussmann et al. 1974b, 1975b)

mann 1980a). Der Morphinverbrauch war bei den mit Nitroglycerin behandelten Patienten nahezu halbiert (Bussmann et al. 1980a, 1981b).

Der Infarktschmerz ist durch Nitroglycerin keineswegs zu beseitigen. Es ist deshalb auch nicht sinnvoll, Patienten, die im Rahmen der Infarzierung Schmerzen angeben, unablässig mit Nitroglycerin in sublingualer Form zu behandeln. Bei hoher Dosis führt dies nur zur übermäßigen Senkung des Füllungsdrucks, ohne daß sich der Infarktschmerz ausreichend vermindern läßt. Zur Schmerzkoupierung ist das klassische Mittel aus der Gruppe der Opiate, Morphin, indiziert.

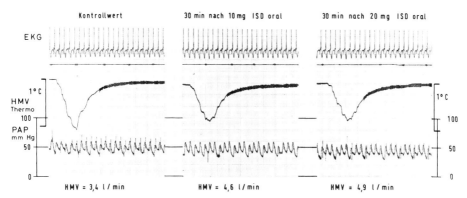

Abb. 43. Kälteverdünnungskurven vor und nach 10 und 20 mg Isosorbiddinitrat *(ISD)* oral bei einem 61jährigen Herzinfarktpatienten mit Linksinsuffizienz. Deutliche Zunahme des Herzminutenvolumens *(HMV)* unter gleichzeitiger Drucksenkung in der Pulmonalarterie *(PAP)*

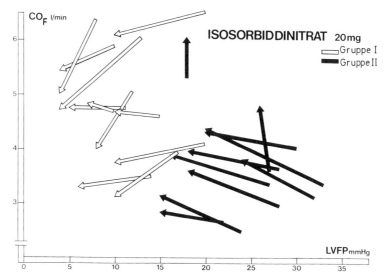

Abb. 44. Zunahme des Herzminutenvolumens nach 20 mg Isosorbiddinitrat bei den Patienten der Gruppe II mit hohen Füllungsdrücken. Bei den Patienten mit Füllungsdrücken <20 mm Hg (Gruppe I) führt dieselbe Dosierung in der Regel zu einer mäßigen Abnahme des Herzminutenvolumens *(CO)*. (Nach Bussmann et al. 1974 b, 1975 b)

b) Abnahme der Dyspnoe

Bei linksinsuffizienten Patienten nimmt die Dyspnoe nach Nitroglycerin ab. Ein indirekter Hinweis auf die Besserung der Dyspnoe ergibt sich daraus, daß der Verbrauch an Furosemid in der Nitroglycerinbehandlungsgruppe geringer war als in der Kontrollgruppe (Bussmann et al. 1980 a, 1981 b).

6. Beeinflussung der Myokardischämie

Nach übereinstimmenden Berichten wird die myokardiale Ischämie durch Nitroglycerin günstig beeinflußt (Bussmann et al. 1976a, 1979b; Flaherty et al. 1975). In
einer gemeinsam mit William Ganz (1981) durchgeführten tierexperimentellen Arbeit mit Hunden konnte gezeigt werden, daß kleine Nitroglycerindosen, die den arteriellen Blutdruck nur geringfügig und die Herzfrequenz nur mäßig steigern, die
Myokardischämie reduzieren. Eine 5fach höhere Dosis führt jedoch zu einer Ausdehnung der Myokardischämie, zu Blutdruckabfall und Frequenzsteigerung und
damit zu einer Ausdehnung der Myokardischämie (Abb. 45).

Ähnliche Befunde, wenn auch weniger stark ausgeprägt, sind beim Menschen
anzutreffen (Bussmann et al. 1979b). Mit 3 mg Nitroglycerin/h kam es zu einer Abnahme der ST-Hebung und ST-Senkung. Die Erhöhung auf 6 mg/h führte jedoch

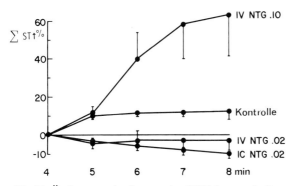

Abb. 45. Änderungen der Summe der ST-Hebungen in Prozent des Ausgangswertes beim Hund.
Kleine intravenöse Dosen von Nitroglycerin (0,02 mg/min) verbessern die Myokardischämie signifikant. Die 5fache Dosis (0,10 mg/min) verstärkt die Myokardischämie erheblich. (Nach Bussmann
et al. 1979b)

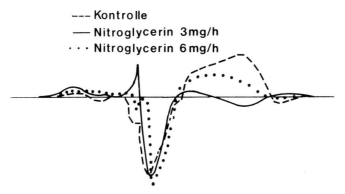

Abb. 46. Veränderungen der ST-Strecke und des QRS-Komplexes bei einem 68jährigen Patienten
mit Vorderwandinfarkt. Eine repräsentative Ableitung ist gezeigt *(gestrichelt: Kontrolle)*. Die ST-
Hebung normalisiert sich unter 3 mg Nitroglycerin/h *(durchgezogene Linie)*. Dabei wird auch eine
kleine R-Zacke sichtbar. Bei 6 mg Nitroglycerin/h Wiederanstieg der ST-Hebung und Reduktion
der R-Zacke *(gepunktete Linie)*. (Nach Bussmann et al. 1979b)

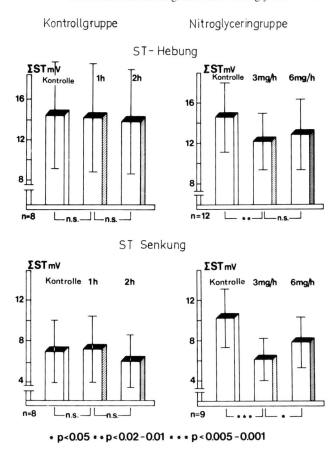

Abb. 47. Die Summe der ST-Hebungen und -Senkungen *(ΣST)* nimmt bei 3 mg Nitroglycerin/h ab, bei 6 mg/h jedoch wieder zu. (Nach Bussmann et al. 1979b)

zu einer Wiederzunahme der Myokardischämie, die jedoch noch deutlich unter dem Ausgangsniveau vor Nitroglycerin lag (Abb. 46).

Bei den nicht-linksinsuffizienten Patienten führte die hohe Dosis zu einer Zunahme der Herzfrequenz und einer stärkeren Reduktion des systolischen und diastolischen Blutdruckes mit der Folge einer mäßigen Zunahme der ST-Hebung gegenüber der niedrigeren Dosis (Abb. 47, 48).

Für die Praxis gilt, daß allzu hohe Dosen von Nitroglycerin, besonders bei nicht-linksinsuffizienten Patienten den günstigen Effekt auf die Myokardischämie teilweise wiederaufheben können, so daß besonders in dieser Patientengruppe vorsichtig dosiert werden muß (Bonen et al. 1979).

7. Reduktion der Infarktgröße

Im Rahmen der umfangreichen tierexperimentellen Forschung zur Beeinflussung der Infarktgröße lag es nahe, auch beim Menschen methodische und therapeutische Ansatzpunkte zu finden. Eine Abschätzung der Infarktgröße beim Menschen

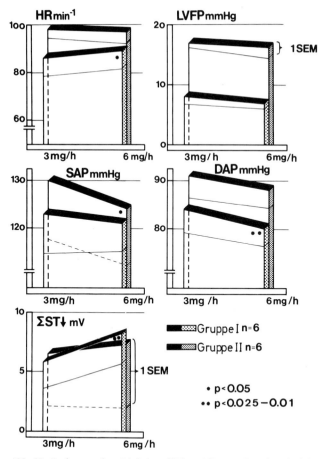

Abb. 48. Patienten ohne Linksinsuffizienz (Gruppe I) weisen bei der hohen Dosis von 6 mg Nitro-glycerin/h eine Zunahme der ST-Senkungen auf *(ΣST)*. Ursache dafür ist eine signifikante Zunahme der Herzfrequenz *(HR)* und stärkere Senkung des systolischen und diastolischen Blutdruckes *(SAP, DAP)*. (Nach Bussmann et al. 1979b)

scheint möglich, wenn mehrere indirekte Methoden zur Erfassung der Infarktgröße möglichst gleichzeitig angewandt werden. Im EKG läßt sich die R-Zackenreduktion und Q-Zackenentwicklung als semiquantitativer Parameter heranziehen. Die serielle Bestimmung der Kreatinkinase (CK) ergibt ein biochemisches Maß. Nuklearmedizinische Methoden erlauben die Erfassung des regionalen Funktionsverlusts. Alle 3 Methoden sind, wenn auch mit Einschränkungen, verwertbar.

a) CK- und CKMB-Infarktgröße

Die von Bussmann et al. (1980a) vorgelegte Untersuchung umfaßt 60 Patienten, die in eine Kontroll- und Nitroglyceringruppe prospektiv randomisiert waren. Die Vergleichbarkeit der beiden Gruppen war gegeben (Tabelle 2). Es handelte sich vor-

Tabelle 2. Vergleichbarkeit der Kontroll- und Nitroglyceringruppe in der randomisierten Studie (Bussmann et al, 1980a)

	Kontrolle		Nitroglycerin
n	29		31
Alter	63 ±2		59 ±2
Vorderwandinfarkt	15		17
Hinterwandinfarkt	14		14
Herzfrequenz	87 ±3	n.s.	87 ±4
Diastolischer Pulmonalarteriendruck (mm Hg)	20 ±1	n.s.	19 ±1
Herzminutenvolumen (Thermodilution l/min)	4,7±0,2	n.s.	5,1±0,2
Herzminutenvolumen (Fick l/min)	4,4±0,3	n.s.	4,6±0,2
Mittlerer arterieller Druck (mm Hg)	109 ±3	n.s.	107 ±4
Verbrauch an zusätzlichen Medikamente während der zweitägigen Therapie:			
Lidocain	8		4
Digitalis	11		8
Furosemid	11		3[a]
Andere Diuretika	5		4
Atropin	11		5[a]
Antihypertensiva	5		2
Morphin	19		12[a]

[a] Signifikant auf dem $p < 0,05$-Niveau beim zweiseitigen χ^2-Test

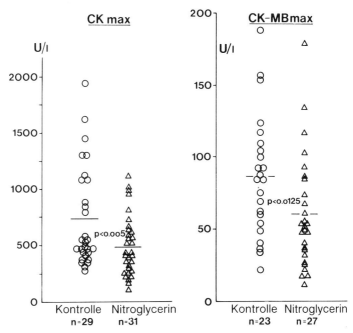

Abb. 49. Reduzierte CK- und CK-MB-Maxima in der nitroglycerinbehandelten Patientengruppe, höhere Werte in der unbehandelten Kontrollgruppe. (Nach Bussmann, 1982)

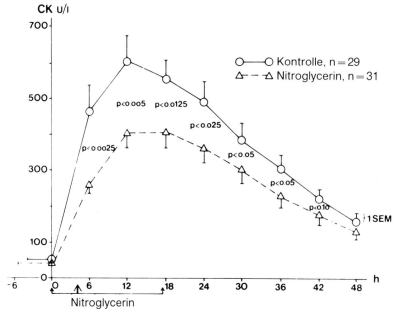

Abb. 50. Die kleinere Fläche unter der CK-Aktivitätskurve bei den mit Nitroglycerin behandelten Patienten spricht für eine Reduktion der Infarktgröße. (Nach Bussmann 1981, 1982)

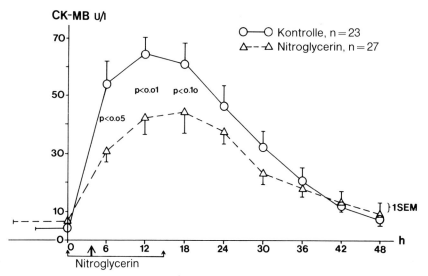

Abb. 51. Nitroglycerinbehandelte Patienten weisen im Verlauf eine geringere CK-MB-Aktivität auf als die Kontrollgruppe

nehmlich um linksinsuffiziente Patienten mit Füllungsdrücken über 15 mm Hg. Der Mittelwert lag bei 20 mm Hg. Die Untersucher kamen zu dem Ergebnis, daß die CK- und CKMB Enzymfreisetzung in der mit Nitroglycerin behandelten Gruppe signifikant reduziert war. Das wird zum einen aus den Verläufen der Aktivitätskurven deutlich. Die Maxima der CK- und CKMB-Aktivität waren in der Nitroglyceringruppe reduziert (Bussmann et al. 1980a, 1981b; Bussmann 1982) (Abb. 49).

Auch aus dem gemittelten Verlauf der Enzymkurven ließen sich die Unterschiede nachweisen. Die behandelten Patienten hatten durchweg eine geringere Anstiegsteilheit, ein signifikant niedrigeres Plateau sowie niedrigere Werte im absteigenden Teil der Enzymkurve. Damit war die Fläche unter der Kurve deutlich kleiner als in der Kontrollgruppe (Abb. 50, 51).

Mit Hilfe einer Formel, die in erster Linie die Fläche unter der Kurve berücksichtigt, läßt sich die Infarktgröße in Myokardgrammäquivalenten berechnen (Shell et al. 1971). Die ermittelten Werte stimmen recht gut mit den pathologisch-anatomisch ermittelten Infarktgewichten überein (Bleifeld et al. 1977; Norris et al. 1978; Schuster et al. 1980). Nach Umrechnung der Enzymwerte ergab sich in der Nitroglyceringruppe ein signifikant kleineres Infarktgewicht. Gemessen an der CKMB-Aktivität waren die Unterschiede noch deutlicher (Abb. 52).

Wurde die Therapie mit Nitroglycerin innerhalb der ersten 8 h nach Beginn der Infarktsymptomatik eingeleitet, ergaben sich zwischen Kontroll- und Nitroglyceringruppe Unterschiede im Anfangsteil der CK-Aktivitätszeitkurve (Abb. 53). Bei später Intervention wurden niedrigere Enzymwerte im absteigenden Teil der Kurve gefunden (Abb. 54).

Tierexperimentelle Untersuchungen weisen allerdings eindeutig darauf hin, daß es auf eine frühe Intervention, möglichst innerhalb der ersten 3–6 h nach Infarkteintritt, ankommt (Rasmussen et al. 1977). Die Verhältnisse beim Menschen sind aber offenbar anders zu beurteilen. Bei den Patienten, die relativ spät zur Aufnahme kommen, läuft das Infarktgeschehen langsamer und protrahierter ab, so daß zu diesem Zeitpunkt noch eine therapeutische Beeinflußbarkeit möglich ist. Der günstige Effekt der Spätintervention weist darauf hin. Zu diesem Zeitpunkt ist das verschlossene Gefäß relativ häufig bereits wieder spontan rekanalisiert. Nitroglycerin könnte das verengte Gefäßsegment weit stellen und so die Durchblutung des betroffen

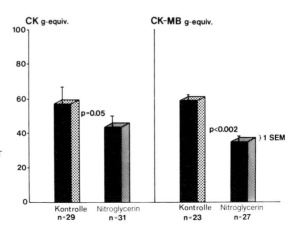

Abb. 52. Die Infarktgröße, berechnet nach der Methode von Shell et al. (1971), zeigt eine Abnahme für die mit Nitroglycerin behandelten Patienten. Der Unterschied ist bei der CK-MB noch ausgeprägter als bei der CK. (Nach Bussmann et al. 1980a, 1981)

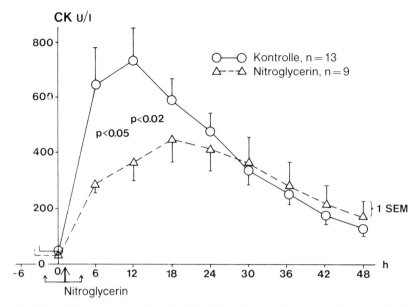

Abb. 53. Mittlerer CK-Aktivitätsverlauf bei früher Intervention (innerhalb von 2–8 h). Während in der Kontrollgruppe nach einem starken Anstieg rasch das Maximum erreicht wird, ist der CK-Verlauf der Nitroglyceringruppe wesentlich flacher und erreicht ein signifikant niedrigeres Maximum. (Nach Bussmann et al. 1980a, 1981)

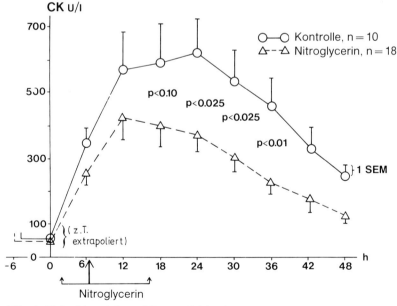

Abb. 54. Verlauf der mittleren CK-MB-Aktivität in der Kontroll- und Nitroglyceringruppe bei später medikamentöser Intervention (> 8 h). Deutlich niedrigeres Maximum in der Nitroglyceringruppe und geringere Enzymwerte im absteigenden Teil der Kurve. (Nach Bussmann 1982)

Areals verbessern. Die Kollateraldurchblutung wird nachhaltig gesteigert, auch in den neu entstehenden Kollateralgefäßen (Judgutt et al. 1981). Hinzu kommt die hämodynamische Entlastung des Herzens.

b) Elektrokardiographische Nekrosezeichen

Zur Abschätzung der sich entwickelnden Myokardnekrose ist die quantitative Vermessung der Amplituden des QRS-Komplexes geeignet. Patienten, die mit Nitroglycerin behandelt wurden, wiesen im EKG einen geringeren R-Verlust und weniger Q-Zacken auf (Dowinsky et al. 1982; Bussmann 1981, Abb. 55).

Kim u. Williams (1982) verglichen repetitive sublinguale Gaben von Nitroglycerin mit wiederholter Morphinapplikation. Bei ähnlicher Wirkung auf die Schmerzsymptomatik war die Q-Zackenentwicklung und R-Zackenreduktion in der Nitroglyceringruppe um 60% geringer als in der Morphingruppe (Tabelle 3).

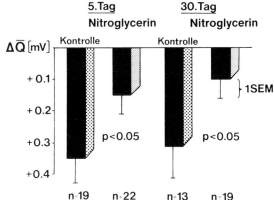

Abb. 55. Die Q-Zackenentwicklung war in der Nitroglyceringruppe nur halb so stark ausgeprägt wie in der Kontrollgruppe. (Nach Dowinsky et al. 1982, Bussmann 1981a)

Tabelle 3. Elektrokardiographische Daten vor und nach Morphin- und Nitroglyceringabe (Mittelwert ± Standardabweichung). (Nach Kim u. Williams 1982)

Gruppe	Vorher				Nach 24 h			Nach 48 h		
	nST[a]	ΣST[b]	nQ[c]	QRS[d] nST	nQ	%ΔR[e] nST	QRS nST	nQ	%ΔR nST	QRS nST
Morphin	5,7 ±2,4	12,0 ±6,6	0,5 ±0,9	0,13 ±0,3	4,1 ±1,4	−61 ±25	2,16 ±0,92	4,4 ±1,3	−70 ±22	2,34 ±0,58
Nitroglycerin	5,9 ±2,2	12,6 ±6,4	0,4 ±0,5	0,18 ±0,3	1,6[+] ±1,7	−35[+] ±22	0,90[+] ±0,86	1,6[f] ±1,6	−36[f] ±25	0,98[f] ±0,84

[+] p < 0,01
[a] Anzahl der Ableitungen mit ST-Streckenhebung
[b] Summe der ST-Streckenhebungen
[c] Anzahl von Q-Zacken
[d] QRS-Score
[e] Veränderung der R-Zackenamplitude in den Ableitungen mit initialer ST-Streckenhebung (in %)
[f] p < 0,001

8. Hinweise auf eine Beeinflussung der Prognose

Untersuchungen zur Letalität sind von besonderem Interesse, wenn davon ausgegangen werden kann, daß eine Substanz die myokardiale Ischämie und Infarktgröße reduziert. Dazu sind besonders umfangreiche und langwierige Untersuchungen erforderlich. Die Befunde der Pilotuntersuchung von Bussmann und Haller (1983) sind nur als vorläufig zu betrachten. Von den 60 Patienten starb keiner der 31 Nitroglycerinpatienten, außer einem, der sich am 6. Tag notfallmäßig einer Bypassoperation unterziehen mußte. In der Kontrollgruppe starben jedoch 5 Patienten aus kardialer Ursache, häufig infolge eines Reinfarkts oder einer Myokardruptur (Abb. 56). Die reduzierte Frühletalität ging nicht zu Lasten einer erhöhten Spätletalität (Abb. 57). Einschränkend ist jedoch zu sagen, daß das Ergebnis bei der kleinen Patientenzahl durchaus zufällig sein kann und zurückhaltend beurteilt werden muß.

Auch andere Autoren haben zu der Frage der Infarktgrößenreduktion und Besserung der Prognose nach Nitroglycerintherapie Befunde vorgelegt (Tabelle 4).

Derrida et al. (1978) fanden elektrokardiographische Zeichen für eine Infarktgrößenreduktion (Chiche et al. 1979). Die Prognose der Patienten war deutlich gebessert. Jaffe et al. (1981, 1983) konnten nur bei den Patienten mit Hinterwandinfarkt eine Abnahme der CK-Infarktgröße nachweisen, wobei jedoch zu berücksichtigen ist, daß die Dosis immer so eingestellt wurde, daß sich eine 20%ige und damit zu hohe Blutdruckreduktion ergab. Flaherty et al. (1980) wiesen nuklearmedizinisch mit Hilfe der Thalliumszintigraphie eine Infarktgrößenreduktion nach und fanden eine geringere Inzidenz von Episoden mit Linksinsuffizienz wie auch eine geringe, nicht signifikante Reduktion der Mortalität. Bennet (1982, persönl. Mitteilung) berichtet über eine randomisierte Doppelblindstudie an insgesamt 140 Patienten mit reduzierter CK-Infarktgröße, gebesserter Arrhythmieneigung und geringer Letalität in der Nitroglyceringruppe (7,8% gegenüber 13%). Mit echokardiographischer Funktionsbeurteilung des linken Ventrikels wurde von Judgutt et al. (1982) ebenfalls eine Untersuchung vorgelegt, die zeigt, daß der regionale Funktionsverlust unter Nitroglycerintherapie signifikant geringer ausfällt.

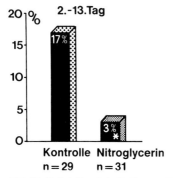 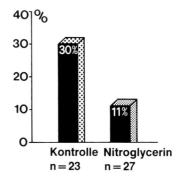

Abb. 56 *(links)*. Kardiale Frühmortalität. In der Nitroglyceringruppe starb ein Patient, in der Kontrollgruppe dagegen 5. *1 Patient am 6. Tag während Bypassoperation. (Nach Bussmann u. Haller 1983)

Abb. 57 *(rechts)*. Deutlich reduzierte Spätletalität (nach 1,5 Jahren) bei initial mit Nitroglycerin behandelten Patienten. (Nach Bussmann u. Haller 1983)

Tabelle 4. Randomisierte klinische Studien zur Wirkung von Nitroglycerin auf Infarktgröße und Prognose

	QRS	CK	Nuklearmed.	Prognose	Ergebnis
Bussmann et al. 1979	$\oplus$	$\oplus$		$\oplus$	Positiv
Chiche et al. 1979	$\oplus$			$\oplus$	Positiv
Roberts et al. 1979		$\oplus\ominus$			(Positiv)
Flaherty et al. 1980		$\ominus$	$\oplus$	$\oplus$	Positiv
Bennet et al. 1982		$\oplus$		$\oplus$	Positiv

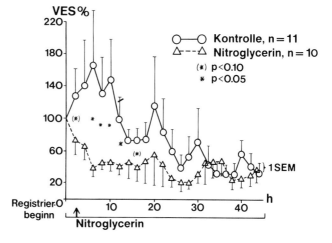

Abb. 58. Reduktion der ventrikulären Extrasystolie unter Nitroglycerin im Vergleich zur nichtbehandelten Kontrollgruppe. (Nach Bussmann et al. 1980b)

Größere randomisierte Untersuchungen sind notwendig, um den Einfluß der Nitratmedikation auf die Prognose der Patienten mit frischem Infarkt endgültig abzusichern.

9. Einfluß von Nitraten auf die ventrikuläre Ektopieneigung

Ventrikuläre Rhythmusstörungen in Form von Extrasystolen, Salven, Tachykardien und Kammerflimmern sind Ausdruck des akuten Infarzierungsprozesses. Wird die Myokardischämie medikamentös günstig beeinflußt, müßte theoretisch die Ektopieneigung abnehmen.

Tierexperimentell ergaben sich bereits Hinweise darauf, daß Nitroglycerin antifibrillatorische Wirkungen hat (Borer et al. 1974, Kent et al. 1974). Neuerdings sind auch spezifische elektrophysiologische Wirkungen beim Menschen nachgewiesen worden (Levites et al. 1975; Stockman et al. 1979; Hoelzer et al. 1981).

Bei direkter Auszählung von ventrikulären Extrasystolen innerhalb der ersten 48 h nach frischem Infarkt ergab sich, daß in der nitroglycerinbehandelten Gruppe eine raschere Reduktion der Rhythmusstörungen zu beobachten war (Abb. 58) (Bussmann et al. 1980b).

Ähnlich war das Ergebnis der prospektiven Studie an einem größeren Patientengut. Gehäufte ventrikuläre Extrasystolen traten nur bei 20% der Patienten, die

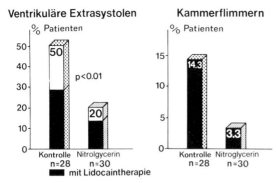

Abb. 59. In der randomisierten Untersuchung war die Inzidenz gehäuft einfallender ventrikulärer Extrasystolen in der Nitroglyceringruppe deutlich geringer als bei der Kontrollgruppe. Auch der Bedarf an Lidocain war reduziert. Unterschiede ergaben sich auch bezüglich des Auftretens von Kammerflimmern. (Nach Bussmann 1981)

Nitroglycerin erhielten auf, jedoch bei 50% der Kontrollpatienten (Bussmann 1981). Durch die Anwendung von Nitroglycerin ließ sich der Lidocainverbrauch nahezu halbieren (Abb. 59). Selbst die Häufigkeit von Kammerflimmern schien reduziert zu sein, ein Befund, der auch von Derrida et al. (1978) erhoben wurde.

Nitroglycerin verfügt demnach über einen indirekten antiarrhythmischen Effekt, der durch die positive Beeinflussung der Myokardischämie und Myokardnekrose zustande kommt. Das sollte nicht zu der Fehleinschätzung führen, Nitroglycerin als Antiarrhythmikum zu betrachten.

10. Abnahme bradykarder Rhythmusstörungen

Dazu liegen bisher keine systematischen Untersuchungen vor. Der Verbrauch an Atropin in der mit Nitroglycerin behandelten Gruppe war nur halb so hoch wie in der Kontrollgruppe (Bussmann et al. 1980a, 1981b). Daraus läßt sich auf eine günstige Beeinflussung ischämiebedingter bradykarder Rhythmusstörungen schließen.

11. Aufweitung funktionell enggestellter Koronarstenosen

Es gibt Berichte, wonach ein Spasmus der Koronargefäße für die Infarktgenese gelegentlich eine Rolle spielen kann. Die neueren Befunde mit intrakoronarer Applikation von Nitroglycerin lassen ebenfalls solche Rückschlüsse zu. Zumindest haben Oliva u. Breckenridge (1977) über einige Fälle berichtet, bei denen es nach intrakoronarer Nitroglyceringabe zur Wiedereröffnung des Infarktgefäßes kam. Nach Befunden von Rentrop et al. (1981), Ganz (1981) und Mathey et al. (1981) ist jedoch der Nachweis eines Koronarspasmus, der auf intrakoronare Gabe von Nitroglycerin auflösbar ist, weit seltener als ursprünglich vermutet.

Wesentlicher ist, daß die Gefahr des Wiederverschlusses eines rekanalisierten Gefäßes durch die „antispastische" Wirkung von Nitroglycerin vermindert wird. Die deutliche Weitstellung der epikardialen Kranzarterie ist seit langem bekannt.

Weniger geläufig ist der Befund, daß auch im koronarsklerotisch verengten Bereich noch erhebliche Weitstellungen des Gefäßes möglich sind (Brown et al. 1981; Raffenbeul und Lichtlen 1982). Dies ist insbesondere der Fall bei exzentrischen Stenosierungen, wo noch ein Teil der normalen Intima und Muscularis erhalten ist (Freudenberg u. Lichtlen 1981).

12. Langzeitverlauf: Mehr Angina pectoris

Auffällig ist der Befund, daß die Patienten, die anfangs Nitroglycerin erhalten hatten, in der Folgezeit ausgeprägter pektanginöse Beschwerden aufwiesen als die nichtbehandelten Fälle (Bussmann et al. 1980c; Bussmann u. Haller 1983, Abb. 60). Dieses zunächst paradox erscheinende Ergebnis weist darauf hin, daß infolge der initialen Nitroglycerintherapie offenbar mehr lebendes Myokard zurückbleibt. Dieses bedingt in der Folgezeit mehr Angina pectoris. Dabei ist davon auszugehen, daß das Ausmaß der Koronarsklerose in den beiden verglichenen Gruppen gleich sein sollte.

Es ergaben sich aus dem Verlauf über 1,5 Jahre auch Unterschiede in der Spätmortalität. Nur 10% der Patienten starben, die initial Nitroglycerin erhalten hatten, gegenüber 30% in der Kontrollgruppe (Bussmann et al. 1980c; Bussmann u. Haller 1983, Abb.57, 61). Möglicherweise ist die initial kleinere Infarktgröße verantwortlich für die bessere Prognose der mit Nitroglycerin behandelten Patienten. Es scheint jedoch eine Beziehung zwischen der hohen Nitratdosis infolge vermehrter Angina pectoris und der Spätmortalität zu bestehen.

Zumindest liegt dieses Ergebnis auf der gleichen Linie mit einer kürzlich durchgeführten retrospektiven Untersuchung an 168 Patienten (Bussmann u. Giebeler 1983) (Abb. 62). Patienten, die mit einer hohen Dosis von Isosorbiddinitrat eingestellt waren, hatten eine bessere Siebenjahresüberlebensrate als die Patienten, die nur eine niedrige Dosis brauchten. Unter der hohen Dosis wurde eine Verbesserung der Prognose um 30–40% erreicht. Der koronarographische Befund und die Ventrikelfunktion zu Beginn war in beiden Gruppen identisch.

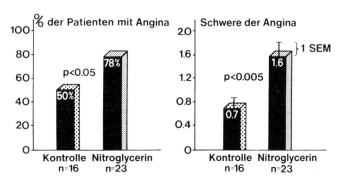

Abb. 60. Die in der akuten Infarktphase mit Nitroglycerin behandelten Patienten klagten bei der Untersuchung ca. 1,5 Jahre nach dem Infarkt häufiger über das Auftreten von Angina pectoris als die nichtbehandelte Kontrollgruppe. Auch die Schwere der Angina pectoris unterschied sich deutlich. (Nach Bussmann 1981, Bussmann u. Haller 1983)

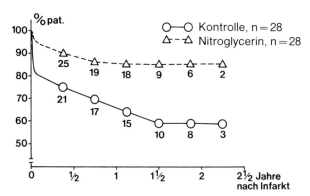

Abb. 61. Verlauf der kardialen Früh- und Spätmortalität nach 2- bis 3tägiger Behandlung mit intravenösem Nitroglycerin in der akuten Infarktphase. (Nach Bussmann u. Haller 1983)

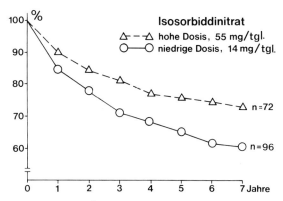

Abb. 62. 7-Jahres-Überlebensrate bei 168 Patienten mit KHK. Patienten, die die höhere Nitratdosis erhielten, wiesen zu jedem Zeitpunkt (vom 1. Jahr an) eine um 30–40% geringere Mortalität auf als die Gruppe mit niedrigerer Dosis. Die Wahrscheinlichkeit zu überleben war in der Gruppe mit hoher Nitratdosis deutlich länger ($2P < 0,06$, Gehan-Test). (Nach Bussmann u. Giebeler 1983)

13. Nebenwirkungen

Die häufigste unerwünschte Wirkung bei Applikation von Nitraten ist der Kopfschmerz. Bei Infarktpatienten traten Kopfschmerzen unter Nitroglycerininfusion relativ selten auf. Gelegentlich muß die Dosis reduziert, in seltenen Fällen abgesetzt werden (4%).

Die Blutdrucksenkung hängt mit der hämodynamischen Ausgangslage zusammen. Ist der Füllungsdruck niedrig, kommt es aufgrund der venösen und arteriellen Wirkkomponente zum Blutdruckabfall. Das Hochlagern der Beine hat einen sofortigen Effekt. Gelegentlich müssen 100–200 ml Flüssigkeit (NaCl oder Humanalbumin) ersetzt werden. Extrem selten kommt es zum Blutdruckabfall mit Bradykardie als vagovasale Reaktion. Atropin ist hier das Mittel der Wahl.

Nach sublingualer Gabe von Nitroglycerin soll es zu einer 10%igen Reduktion des arteriellen PO_2 kommen (Mookherjee et al. 1978). Die Ursache ist nicht ganz klar. Möglicherweise kommt es unter Nitroglycerin zu einer Redistribution des pulmonalen Blutflusses mit einer Störung der Ventilation-Perfusion oder zur Eröffnung von Shunts. Diese Veränderungen dürfen nicht überinterpretiert werden. Klinische Bedeutung hat dieses Phänomen nicht erlangt. Auch könnte die Abnahme der Vorlast zu einer Reduktion der Durchblutung der oberen Lungenabschnitte führen.

14. Zusammenfassung

Insgesamt ergibt sich, daß die Gabe von Nitroglycerin beim frischen Herzinfarkt nicht kontraindiziert, sondern durchaus indiziert sein kann. Die Befunde zur Besserung und Beseitigung der Linksinsuffizienz und des Lungenödems sind gesichert. Die klinische Symptomatik bei Herzinfarkt wie Schmerz und Dyspnoe nimmt ab. Die Myokardischämie wird günstig beeinflußt und es ergeben sich Hinweise darauf, daß auch die Infarktgröße abnimmt. Die infarktbedingte ventrikuläre Extrasystolie und die bradykarden Rhythmusstörungen werden unter Nitroglycerin reduziert. Ob die Frühmortalität bei Herzinfarkt durch Nitrate günstig beeinflußt wird, müssen erst größere Studien erweisen. Vorläufige Ergebnisse deuten in diese Richtung. Nitroglycerin und Nitrate haben ihre besondere Indikation bei den *linksinsuffizienten Infarktpatienten*. Es ist damit auch gezeigt, daß eine gefäßerweiternde Substanz neben dem eigentlichen hämodynamischen Effekt und der Besserung der Herzinsuffizienz auch eine Wirkung auf das Infarktgeschehen selbst entfaltet. Das therapeutische Spektrum wird insofern erweitert und der Gewinn wird für den Patienten größer.

Wegen des positiven Effektes auf die Myokardischämie und Infarktgröße könnten auch nicht-linksinsuffiziente Patienten von dieser Therapie profitieren. Die Dosis von Nitroglycerin sollte dazu so niedrig gewählt werden, daß es nicht zu einem unerwünschten Blutdruckabfall kommt. Genügend gesicherte Untersuchungsergebnisse für Infarktpatienten ohne Linksinsuffizienz liegen aber noch nicht vor.

III. Therapeutische Maßnahmen beim frischen Herzinfarkt mit Linksinsuffizienz außerhalb der Klinik

Welche Maßnahmen werden nun draußen in der Praxis unternommen, wenn es um die akute Behandlung eines Infarktpatienten geht?

Standardrezepte, die bei Infarkteintritt ohne Berücksichtigung der individuellen Situation ablaufen, gibt es nicht. Die Regeln, die durch den Arzt am Krankenbett draußen oder in der Praxis eingehalten werden können und sinnvolle Therapiemaßnahmen darstellen, ergeben sich aus der folgenden Aufstellung:

1. Bei gerade eingetretenem Infarkt ist die wichtigste Therapiemaßnahme die Schmerzbekämpfung. Diese läßt sich am besten mit intravenöser Gabe von Morphin, 10–20 mg, bei nicht zu starkem Schmerz auch subkutan, gut kupieren. Nebenwirkung: gelegentlich Übelkeit und Erbrechen; Antidot: Atropin.
2. Die weitere Therapie hängt von der Untersuchung des Patienten ab. Sind über der Lunge feuchte Rasselgeräusche oder obstruktive Zeichen vorhanden, kann

Nitroglycerin gegeben werden. Bei ausgeprägter Linksinsuffizienz 0,8 mg Nitroglycerin sublingual und 10–20 mg Isosorbiddinitrat oral. Auf diese Weise sind die Füllungsdrücke für eine längere Zeit reduziert und die Gefahr des Lungenödems eingedämmt.

3. Stellt man bei Auskultation des Herzens bzw. beim Fühlen des Pulses vermehrt Extrasystolen fest, so ist die langsame intravenöse Gabe von 100 mg Xylocain die Therapie der Wahl. Möglicherweise kann auf diese Weise ein Kammerflimmern verhindert werden.

4. Bei ausgeprägter Bradykardie mit Frequenzen zwischen 30 und 45/min empfiehlt sich die intravenöse oder subkutane Gabe von 0,5 mg Atropin. In der Regel wird dadurch ein Frequenzanstieg auf Werte um 60/min erreicht.

5. Der Arzt sollte nach Möglichkeit den Patienten in die Klinik begleiten. Auf diese Weise ist es am ehesten gewährleistet, daß bei weiteren Komplikationen entsprechende Maßnahmen eingeleitet werden können. Der Arzt kann während des Transports beruhigend auf den Patienten einwirken. Martinshorn und hohes Tempo des Krankenwagens sollten vermieden werden, da nachweisbar ist, daß durch Angst und psychische Anspannung Rhythmusstörungen und sogar Kammerflimmern ausgelöst werden können.

IV. Wirkungsweise von Natriumnitroprussid

1. Historisches

Nitroprussid ist seit 1850 bekannt und wurde lange Zeit wegen der Freisetzung von Zyanid als Gift angesehen. Johnson wies jedoch (1929) den klinisch verwertbaren Effekt als blutdrucksenkendes Mittel nach.

Lange Jahre unbeachtet wurde es seit 1950 zur Behandlung der hypertensiven Krise in Form der intravenösen Infusion eingesetzt. Franciosa et al. sowie Chatterjee et al. (1972/73) haben die günstigen hämodynamischen Effekte in der Therapie des akuten Herzinfarktes beschrieben. Diese wurden im europäischen Bereich von Kupper et al. (1977) und Schröder (1977) bestätigt.

2. Pharmakologie und Hämodynamik

Nitroprussid wirkt direkt relaxierend auf die glatte Gefäßmuskulatur. Ein Effekt auf das autonome oder zentrale Nervensystem ist nicht bekannt. Die Relaxation erfolgt im arteriellen und im venösen Kreislaufschenkel. Effekte auf die renale Hämodynamik sind als sekundär anzusehen. Bei stärkerer Blutdrucksenkung kommt es zum Anstieg der Reninaktivität. Bei Herzinsuffizienz und gebesserter Hämodynamik steigert Nitroprussid die Nierendurchblutung und die Ausscheidung von Natrium und Kalium (Chatterjee et al. 1979).

Natriumnitroprussid wirkt auf den venösen und arteriellen Schenkel gleichermaßen dilatierend. Das hat zur Folge, daß neben einer Abnahme der rechts- und linksventrikulären Füllungsdrücke eine Verminderung des arteriellen Blutdrucks resultiert. Bei vorsichtiger Titration und gleich ausgeprägtem Effekt auf der venösen Seite ist die arterielle Blutdrucksenkung etwa doppelt stark wie nach Nitroglycerin. Bei Patienten mit frischem Infarkt kommt es nach Nitroglycerin in einer Dosis von 6 mg/h zu einer Verminderung des arteriellen Mitteldruckes um etwa 10 mm Hg (Bussmann et al. 1976 a, b). Nach Untersuchungen von Kupper et al. (1977), und Bleifeld (1979) kommt es unter Nitroprussid bei einer ähnlichen Füllungsdrucksenkung zu einer Blutdruckreduktion um 20 mm Hg. Aufgrund der stärkeren peripheren Vasodilatation nimmt das Herzminutenvolumen deutlicher zu als unter Nitroglycerin. Dies kommt besonders Patienten zugute, die primär ein niedriges Herzminutenvolumen haben.

Während in den Vereinigten Staaten die Anwendung von Natriumnitroprussid weit verbreitet ist, wird in den europäischen Ländern Nitroglycerin wegen seiner schwächeren Wirkung auf der arteriellen Seite vorgezogen.

3. Freisetzung von Zyanid

Die kardiovaskuläre Wirksamkeit von Natriumnitroprussid kommt primär dem freien Radikal Nitroprussid zu und weit weniger den Abbauprodukten (Natrium-Nitrit). Insofern besteht keine enge Beziehung zum Wirkungsmechanismus der Nitrate.

Nitroprussid reagiert mit den Sulfhydrilgruppen der roten Blutkörperchen und des Gewebes, dadurch wird Zyanid freigesetzt. In der Leber wird das Zyanid in Thiozyanid umgewandelt. Thiozyanid wird mit einer Halbwertszeit von ungefähr 1 Woche über die Niere ausgeschieden (Deichman u. Gerarde 1969). Zu toxischen Blutspiegeln von Thiozyanid kann es insbesondere dann kommen, wenn eine Niereninsuffizienz vorliegt.

4. Wirkung beim frischen Herzinfarkt

Chatterjee u. Parmley (1977) gehen bei der Anwendung von Natriumnitroprussid von Patientengruppen mit unterschiedlicher kardialer Dysfunktion aus.

a) Wirkungsprofil in bestimmten Untergruppen

In der Gruppe I ohne Herzinsuffizienz liegt der linksventrikuläre Füllungsdruck unter 15 mm Hg (Abb. 63). Nitroprussid führt zu einer Abnahme des Füllungsdruckes von 11 auf 6 mm Hg bei gleichzeitiger Reduktion des arteriellen Mitteldruckes um 5 mm Hg. Das Herzminutenvolumen steigt nicht an. Der Schlagarbeitsindex nimmt geringfügig ab. Hervorzuheben ist, daß es zu einer deutlichen Steigerung der Herzfrequenz kommt, ein sicher unerwünschter Effekt. Die Befunde weisen darauf hin, daß eine Therapie mit Natriumnitroprussid bei Patienten ohne Herzinsuffizienz nicht angezeigt ist.

In der Gruppe II liegt der Füllungsdruck über 15 mm Hg und der Schlagarbeitsindex über $20 \text{ g} \cdot \text{m/m}^2$. Bei diesen Patienten nimmt unter Nitroprussid der linksventrikuläre Füllungsdruck von 24 auf 15 mm Hg ab und der arterielle Blutdruck sinkt um 13 mm Hg. Der periphere Widerstand fällt bei gleichzeitiger Steigerung des Herzminutenvolumens deutlich ab. Bei diesen Patienten mit Linksinsuffizienz ergeben sich damit günstige Effekte auf die Hämodynamik (Abb. 63 u. 64).

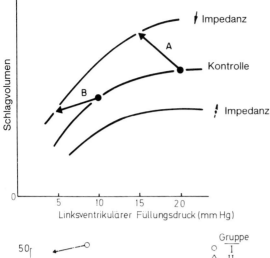

Abb. 63. Linksventrikuläre Funktionskurven. *A* Bei einem Füllungsdruck von 20 mm Hg nimmt das Schlagvolumen mit Verminderung der aortalen Impedanz zu. *B* Bei einem Füllungsdruck von 10 mmHg führt der Vasodilatator (Nitroprussid) zu einer Abnahme des Schlagvolumens. (Nach Chatterjee u. Parmley 1977)

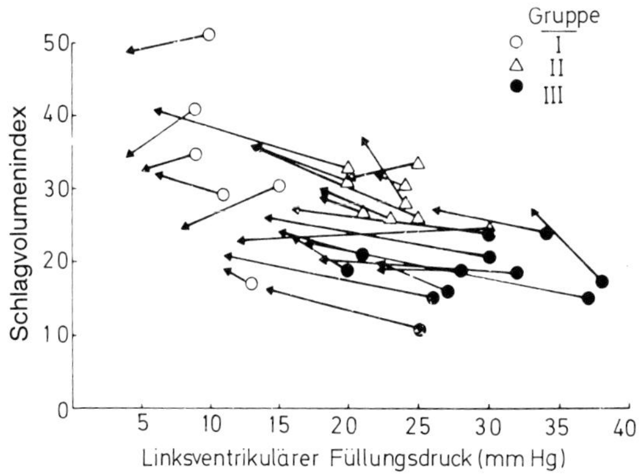

Abb. 64. Wirkung von Natriumnitroprussid bei 3 Gruppen von Infarktpatienten mit unterschiedlichen Ausgangswerten für den Füllungsdruck. In Gruppe 1 mit normalem Füllungsdruck Abnahme des Schlagvolumenindex. Bei Gruppe 2 und 3 mit hohen Füllungsdrücken kommt es zu einer Zunahme des Schlagvolumens. (Nach Chatterjee u. Parmley 1977)

Die Gruppe III beinhaltet schwerkranke Patienten, bei denen eine erhebliche Linksinsuffizienz mit Lungenödem und zum größten Teil auch Zeichen des kardiogenen Schocks vorliegen. Der linksventrikuläre Füllungsdruck liegt bei etwa 30 mm Hg und kann unter Nitroprussid auf 19 mm Hg reduziert werden. Das Herzminutenvolumen ist erniedrigt mit einem Cardiac-Index von 1,8 l/min/m². Unter Reduktion des arteriellen Mitteldruckes kommt es zu einer mäßigen Steigerung des Herzminutenvolumens mit deutlicher Verminderung des peripheren Widerstandes. Die Herzfrequenz wird nicht beeinflußt. Die günstigen Effekte von Natriumnitroprussid kommen besonders dann zustande, wenn der initiale linksventrikuläre Füllungsdruck und der periphere Widerstand stark erhöht sind.

b) Vorkehrungen bei der Anwendung

Wird Nitroprussid bei der Linksherzinsuffizienz und Zustand nach Infarkt angewandt, sollten folgende von Chatterjee u. Parmley aufgestellten Richtlinien beachtet werden (1977):

1. Ausgangswerte der Hämodynamik mit Messung des linksventrikulären Füllungs-druckes, des Herzminutenvolumens, des peripheren Widerstandes und des arte-riellen Druckes (blutig).
2. Nur Patienten mit einem Füllungsdruck über 15 mm Hg und einem Herzminu-tenvolumen unter $2,5\,l/min/m^2$ sind Kandidaten für eine Nitroprussidtherapie.
3. Patienten mit niedrigem Blutdruck, insbesondere mit einem diastolischen Druck unter 60 mm Hg und ausgesprochen stark erniedrigtem Herzminutenvolumen sind primär nicht mit Natriumnitroprussid zu behandeln, da es sich in der Regel um Patienten mit kardiogenem Schock handelt. Hier ist eine Therapie mit vaso-pressorischen Substanzen oder der intraaortalen Ballonpulsation angezeigt. Ni-troprussid kann kombiniert werden.
4. Die initiale Nitroprussiddosis muß sehr niedrig sein: $10–20\,\mu g/min$.
5. Unter ständiger hämodynamischer Überwachung wird die Dosis von Nitroprus-sid alle 10–15 min um $10–20\,\mu g/min$ erhöht. Maximale Dosen liegen im Bereich von $400\,\mu g/min$.
6. Beibehaltung der selben Infusionsrate, wenn es zum Anstieg des Herzminutenvo-lumens mit Abnahme des peripheren Widerstandes und des linksventrikulären Füllungsdruckes gekommen ist. Besondere Beachtung des arteriellen Blutdrucks.
7. Der linksventrikuläre Füllungsdruck sollte im Bereich zwischen 14 und 18 mm Hg gehalten werden.
8. Wenn der arterielle Blutdruck abfällt, ohne daß das Herzminutenvolumen zu-nimmt oder der linksventrikuläre Füllungsdruck abnimmt, wird die Nitroprus-sidzufuhr unterbrochen.

c) Mögliche Nebenwirkungen

Das Hauptproblem ist die zu starke Reduktion des arteriellen Blutdrucks. Die Überwachung ist nur mit blutiger arterieller Druckmessung möglich. Ein stärkerer Abfall des diastolischen Aortendruckes führt zum Abfall des koronaren Perfusions-druckes und kann so die Myokardischämie verstärken. Außerdem kann es mit einer Verbesserung des Koronarflusses in nichtischämischen Arealen zu einer Minder-durchblutung in den ischämischen Myokardbezirken kommen (Steal-Phänomen) (Chiariello et al. 1976). Es gibt Hinweise dafür, daß es unter Nitroprussid zu einer Abnahme der Kollateraldurchblutung und Zunahme der Myokardischämie kom-men kann (Mann et al. 1978):

α Ungünstige Beeinflussung der Myokardischämie
Hinsichtlich der Beeinflussung der Myokardischämie überwiegen die ungünstigen Berichte. Chiariello et al. (1976) und Gold et al. (1976) fanden eine Verschlimme-rung der Myokardischämie mit Zunahmen der ST-Hebungen im EKG. Magnusson et al. (1976) berichten über eine Zunahme der Infarktgröße im Vergleich zu nichtbe-handelten Patienten.

β Einfluß auf die Prognose
In einer prospektiven randomisierten Studie fanden Durrer et al. jedoch positive Ergebnisse mit einer Abnahme der CK- und CKMB-Infarktgröße und Besserung

der Prognose (1982). Cohn et al. (1982) kamen in der Veterans Administration Co-operative Study an einer sehr großen Patientenzahl jedoch zu einem negativen Ergebnis.

Nicht kontrollierte Studien bezüglich der unmittelbaren Prognose von Patienten, die mit Nitroprussid behandelt wurden, liegen von Chatterjee et al. (1976) vor. Während bei konventioneller Therapie eine 80%ige Mortalität registriert wurde, konnte unter Nitroprussid eine Mortalität von etwa 45% erreicht werden. Allerdings zeigte sich, daß die Spätprognose der Überlebenden außerordentlich schlecht war. 2 Jahre nach der initialen Therapie lebten nur noch 28% der Patienten.

5. Stellenwert der Natriumnitroprussidtherapie heute

a) Nebenwirkungen

Aufgrund einer großen Reihe von Nebenwirkungen und Problemen spielt die Natriumnitroprussidtherapie nur noch eine geringe Rolle (Tabelle 5).

Unter Natriumnitroprussid kommt es rasch zu einer Tachyphylaxie, besonders wenn höhere Dosierungen zur Erzeugung einer kontrollierten Hypotension angewandt werden. Durch die meist erforderlich werdende Dosissteigerung kann es zu einer Zyanidintoxikation kommen. Todesfälle wurden berichtet. 1 mg Natriumnitroprussid setzt 0,44 mg Zyanid frei (CN). Bei einer Dosis mit weniger als 1 mg/kg in 2,5 Stunden oder Dosen unter 0,5 mg/kg/h ist mit einer Zyanidintoxikation nicht zu rechnen. Als Antidot sind Hydroxocobalamin, aber auch Disulfat möglich. Disulfat darf jedoch bei eingeschränkter Nierenfunktion nicht angewandt werden (Cottrell 1983). Weiterhin ist eine Thrombozytendepression und die Induktion einer Schilddrüsenunterfunktion möglich. Nach Absetzen von Natriumnitroprussid kann es zu einem Reboundphänomen mit übermäßigem Anstieg des Blutdrucks und des Füllungsdruckes kommen.

Tabelle 5. Natriumnitroprussid im Vergleich zur Wirkung von Nitroglycerin

	Nitroglycerin	Natriumnitroprussid
Skelettmuskulatur	Homogene Perfusion	Inhomogene Perfusion
Myokard	Homogene Perfusion	Inhomogene Perfusion
Myokardischämie	Gebessert	Verstärkt
Große Kranzgefäße	Erweiterung	Mäßiger Effekt
Kleine Kranzgefäße	Kein Effekt	Erweiterung
Arteriovenöse Differenz	Gleichbleibend	Abnahme
Myokardiale Laktatproduktion	Keine	Verstärkt
Verbesserung der Kollateraldurchblutung	Ja	Nein
CK-Infarktgröße	Vermindert	Unklar
Eröffnung von arteriovenösen Shunts	Nein	Ja
Toxische Metaboliten	Nein	Ja
Tachyphylaxie	Nein	Ja
Reboundphänomen	Kaum	Deutlich
Intracerebraler Druck	Zunahme +	Zunahme + +
Kontrollierte Hypotension	Bei 75% möglich	Bei 90% möglich

b) Mikrozirkulation: inhomogene Perfusion

Heute liegen genaue Untersuchungen zur Wirkung von Natriumnitroprussid auf die Mikrozirkulation vor (Franke im Druck) (Tabelle 4). Unter Natriumnitroprussid kommt es im Myokard und im Skelettmuskel zu einer inhomogenen Gewebsperfusion. Natriumnitroprussid führt zu einer Senkung des arteriellen Druckes ohne Senkung des Druckes in den Venolen. Damit nimmt der Druckgradient (arteriell minus venös) ab. Das ist nicht der Fall unter Nitroglycerin: Diese Substanz führt ebenfalls zu einer Abnahme des arteriellen Druckes, gleichzeitig aber zu einer stärkeren Erweiterung der Venolen. Damit bleibt nach Nitroglycerin der arteriovenöse Druckgradient erhalten. Wenn unter Natriumnitroprussid der Druckgradient niedrig ist, werden auf kapillarer Ebene einfache und kurze Wegstrecken für die Durchblutung benutzt. Das führt zur Eröffnung arteriovenöser Shunts. Bis zu 55% der Durchblutung kann über solche Shunts gehen.

Die umgangenen Gewebsgebiete unterliegen einer Hypoxie. Entsprechend sind die gemessenen Sauerstoffpartialdruckprofile auf kapillarer Ebene erheblich zur Hypoxieseite verschoben. Der pH-Wert fällt und es kommt zur Laktatproduktion. Durch die Eröffnung der Shunts kommt es bei Messungen der pO_2-Werte im Koronarsinus zu einer Zunahme im Sinne einer Luxusdurchblutung, während unter Nitroglycerin die arteriovenöse Differenz gleich bleibt. Tierexperimentelle Untersuchungen haben außerdem gezeigt, daß es unter Natriumnitroprussid zu einer Störung der Struktur der Mitochondrien kommt im Gegensatz zu unversehrten Mitochondrien unter Nitroglycerin (Franke im Druck 1983). Hillis et al. (1981) konnten zeigen, daß Nitroprussid den myokardialen PCO_2 nicht zu senken vermag. Immer wieder ist beobachtet worden, daß es unter Natriumnitroprussid im Koronarsinus zu einer Laktatproduktion kommt.

Herzmuskel und das subkutane Gewebe verhalten sich anders als zerebrale Strukturen. Bezüglich der zentralen Mikrozirkulation ergeben sich keine Unterschiede zwischen Nitroglycerin und Natriumnitroprussid. Beide Substanzen führen auch zu einem Anstieg des intrazerebralen Druckes, besonders dann, wenn dieser durch Tumoren oder Traumen schon primär erhöht ist. Die Steigerung des intrazerebralen Druckes ist unter Natrium-Nitroprussid stärker ausgeprägt als unter Nitroglycerin.

Bei der Abgrenzung zwischen beiden Substanzen ist dem Nitroglycerin deshalb heute zur Behandlung des frischen Herzinfarkts der Vorzug zu geben (Tabelle 5).

V. Isosorbiddinitrat bei Patienten mit frischem Herzinfarkt und Linksinsuffizienz

1. Vergleich mit Nitroglycerin

Da zwischen dem Trinitrat Glycerin und dem Dinitrat des Isosorbids kaum Unterschiede nachzuweisen sind, kann davon ausgegangen werden, daß alle unter Nitroglycerin beschriebenen Wirkungen auch bei Gabe von Isosorbiddinitrat nachweisbar sind (s. Kap. E.II.). Rezakovic et al. (in Vorbereitung) weisen jedoch darauf hin, daß dem Isosorbiddinitrat bei intravenöser Gabe äquipotenter Dosen eine stärkere arterielle Wirksamkeit als dem Nitroglycerin zukommt. Die hämodynamischen Effekte der oralen Isosorbiddinitrattherapie sind im Kapitel E.II.4. wiedergegeben.

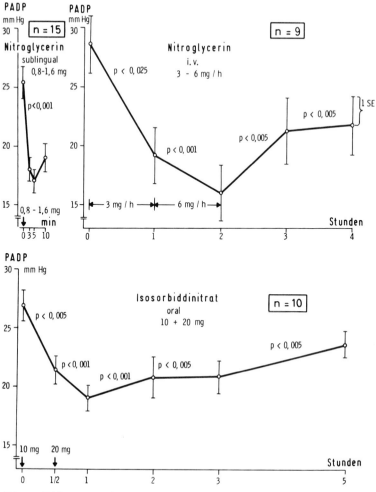

Abb. 65. Wirkung von Nitroglycerin in sublingualer, Nitroglycerin in intravenöser und Isosorbiddinitrat in oraler Form auf den diastolischen Pulmonalarteriendruck (PADP). Stärkste Senkung des Füllungsdrucks bei 6 mg Nitroglycerin/h

Bei einer oralen Dosis von 30 mg sind die gleichen hämodynamischen Veränderungen zu erzielen wie bei einer Dauerinfusion von 3 mg Nitroglycerin/h (Bussmann et al. 1975b, 1977a). Das geht aus Abb. 65 hervor. Rabinowitz et al. (1982) wiesen, ähnlich wie unsere Arbeitsgruppe, hämodynamische Funktionsverbesserungen bei Infarktpatienten mit Linksinsuffizienz nach (Bussmann et al. 1977a).

2. Dauerhafte Wirkung bei oraler Gabe

Nach Befunden von Blasini et al. (1982) soll jedoch bei repetitiver Gabe nach 4–5 Tagen die Wirksamkeit auf den Füllungsdruck verschwinden. Erst nach einer

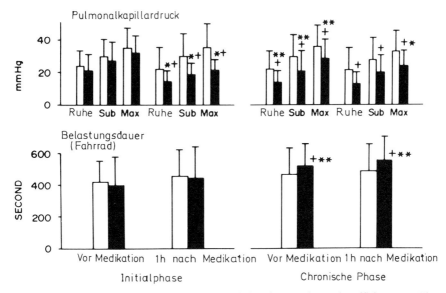

Abb. 66. Pulmonalkapillardruck und Belastungsdauer bei Patienten mit Herzinsuffizienz unter Placebo *(weiße Säulen)* und nach Gabe von 40 mg Isosorbiddinitrat *(schwarze Säulen)*. Die akute Wirkung in der initialen Phase bleibt in der chronischen Phase erhalten. Vor der Testdosis (etwa 6 h nach der letzten Einnahme) ist der Pulmonalkapillardruck signifikant gegenüber Placebo *(Kreuze)* und gegenüber der initialen Phase vermindert. Erneute deutliche Drucksenkung 1 h nach Gabe der Testdosis. Deutliche Zunahme der Belastungstoleranz. *Sub,* submaximale Belastung; *Max,* Höchstbelastung. (Nach Leier et al. 1983)

24stündiger Nitratpause sei ein Effekt wieder erzielbar. Dem stehen aber die Befunde von Franciosa u. Cohn (1980), Lemke et al. (1979) und von Leier et al. (1983) entgegen, die eine Wirksamkeit auch nach mehrwöchiger Therapie nachwiesen (Abb. 66).

3. Prognostische Aspekte

Juchems et al. (1980) und Grosser et al. (in Vorbereitung) berichten über Erfolge mit intravenösem Isosorbiddinitrat an größeren Patientenkollektiven. Juchems findet eine geringere Mortalität im Vergleich zu früheren Patientengruppen, die nicht mit Isosorbiddinitrat behandelt wurden. Zu ähnlichen Ergebnissen kommt auch Grosser. Randomisierte Studien liegen allerdings noch nicht vor.

Insgesamt kann davon ausgegangen werden, daß die bei Nitroglyceringabe beschriebene positive Wirkung auf Hämodynamik, Myokardischämie, Infarktgröße und Prognose auch für die intravenöse und orale Gabe von Isosorbiddinitrat zutrifft.

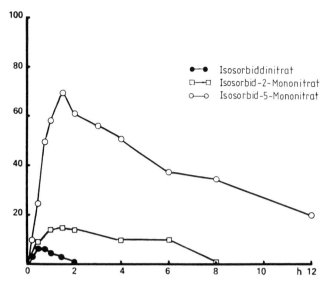

Abb. 67. Nach 10 mg Isosorbiddinitrat oral sind in diesem Einzelfall Spiegel der Muttersubstanz über 2 h, von Isosorbid-2-Mononitrat über 8 h und von Isosorbid-5-Mononitrat über 12 h nachweisbar. Die beiden Metaboliten weisen wesentlich höhere Plasmakonzentrationen auf. (Nach Taylor 1981)

VI. 5-Isosorbidmononitrat – Wirksamkeit im Vergleich zu Isosorbiddinitrat

1. Pharmakokinetik

Bei der ersten Leberpassage wird Isosorbiddinitrat rasch metabolisiert. 80% der Substanz wird in die beiden Metaboliten 2- und 5-Isosorbidmononitrat umgewandelt. Entsprechend sind die Blutspiegel der Mononitrate deutlich höher als die der Muttersubstanz. Das gilt besonders für das 5-Mononitrat, das 10mal höhere Spiegel erreicht als die Muttersubstanz. Das 2-Mononitrat erreicht 5mal höhere Serumkonzentrationen. Nach einer oralen Einzeldosis ist die Muttersubstanz 2 h, die beiden Mononitrate zwischen 6 und 12 h im Blut nachweisbar (Abb. 67) (Chasseaud u. Taylor 1981; Taylor 1981). Die Plasmahalbwertszeiten des 5-Mononitrats sind länger als die des 2-Mononitrats und die des Dinitrats, natürlicherweise aber nicht länger als die Halbwertszeiten von 5-Mononitrat, das bei Applikation der Muttersubstanz durch Metabolisierung frei wird.

2. Hämodynamische Wirkung

Es ergeben sich nach Applikation von 5-Mononitraten die typischen Nitratwirkungen mit Verminderung des links- und rechtsventrikulären Füllungsdruckes und geringer Senkung des arteriellen Blutdrucks.

Die Senkung des Pulmonalkapillardruckes ist eng mit dem Anstieg des Plasmaspiegels korreliert (Abb. 68). Nach 80 mg 5-Mononitrat oral hält die Abnahme des

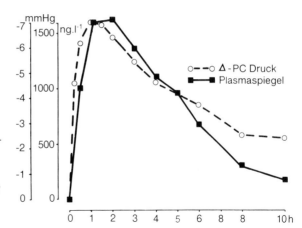

Abb. 68. 80 mg Isosorbid-5-Mono-
nitrat senkten bei Patienten mit
Herzinfarkt den Füllungsdruck
um 7 mm Hg bei gleichzeitiger
Erhöhung des Plasmaspiegels auf
über 1500 ng/l. (Nach Bussmann
et al. 1981)

Pulmonalkapillardrucks und des rechten Vorhofdrucks bis zu 6 h an (Abb. 69). Veränderungen des Herzminutenvolumens und der Herzfrequenz sind nicht nachzuweisen. Initial kommt es kurzfristig zu einer Senkung des arteriellen Blutdrucks
(Bussmann et al. 1981).

3. Fehlende sublinguale Wirksamkeit

Dem Isosorbid-5-Mononitrat fehlt die Sofortwirkung der Muttersubstanz, so daß
die Kupierung des Angina-pectoris-Anfalls und die Lungenödemtherapie mit anderen Substanzen vorgenommen werden muß. Das liegt daran, daß 5-Mononitrat
wegen der geringen Lipoidlöslichkeit nur oral, nicht aber sublingual resorbiert werden kann (Reifart 1981). Nach oraler Gabe von 5-Mononitrat resultieren zwar etwas höhere Serumspiegel als bei Gabe von Isosorbiddinitrat. Nach Dinitrat werden
jedoch 5-Mononitratspiegel bis zu 1100 ng/ml erreicht (Bussmann et al. 1981;
Schneider et al. 1982). Bezüglich der Nebenwirkungen ergeben sich auch hinsichtlich der Kopfschmerzen keine Unterschiede zur Muttersubstanz. Die klinische
Wirkdauer ist bei Applikation von 5-Mononitrat oder der nichtretardierten Muttersubstanz gleich lang.

VII. Molsidomin bei Linksherzinsuffizienz

Molsidomin ist bisher die einzige Substanz, die eine den Nitraten völlig vergleichbare Wirkung besitzt. Sie führt ähnlich wie Nitroglycerin oder Isosorbiddinitrat zu
einer venösen Gefäßerweiterung mit Reduktion der rechts- und linksventrikulären
Füllungsdrücke. In höheren Dosierungen kommt eine arterielle Wirkungskomponente hinzu. Es wurde eine deutliche Hemmung der Thrombozytenaggregation
festgestellt (Slany et al. 1982). Die Inzidenz von Kopfschmerzen scheint geringer,
zweifelsfreie Vergleichsunterschiede liegen jedoch nicht vor. Molsidomin ist sublingual nicht wirksam. Bei oraler Medikation ist der Wirkungseintritt verzögert.

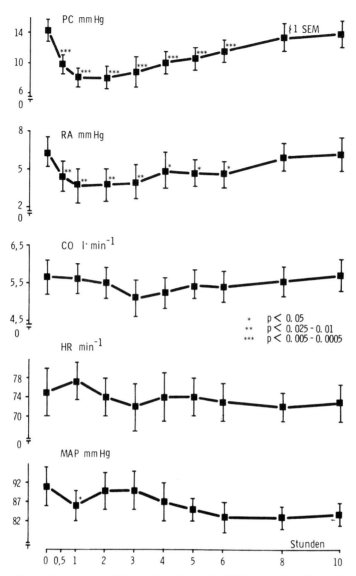

Abb. 69. Senkung des Pulmonalkapillardrucks *(PC)*, des rechten Vorhofdrucks *(RA)* und des mittleren arteriellen Blutdrucks *(MAP)* nach 80 mg Isosorbid-5-Mononitrat bei 9 Patienten mit frischem Herzinfarkt. Das Herzminutenvolumen *(CO)* und die Herzfrequenz (HR) ändern sich nicht wesentlich

1. Pharmakologie und Wirkungsmechanismus

Molsidomin wird in der Leber enzymatisch zu 3-Morpholino-sydnonimin (SIN 1) metabolisiert. Durch Öffnung des Oxidazolringes entsteht daraus N-Morpholino-N-nitroso-amino-acetonitril (SIN-1A). SIN-1A ist als der aktive Metabolit des Molsidomins anzusehen. Als aktive Stelle im Molekül ist die -N-NO Gruppe (Ni-

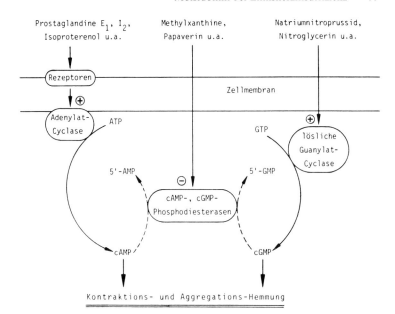

Abb. 70. Biochemischer Wirkungsmechanismus. Prostaglandine und Isoproterenol wirken auf das Adenylzyklasesystem, Natriumnitroprussid, Nitroglycerin und Molsidomin auf das Guanylcyklasesystem. (Nach Konkovetz et al. 1982)

trosamin) vasodilatierend wirksam, ähnlich der -O-NO Gruppe bei den Nitraten. Vereinfacht ausgedrückt wird die aktive Form von Molsidomin (SIN-1 A) über eine Nitrogruppe wirksam. Daraus erklärt sich die mit den Nitraten identischen Hauptwirkungen. Die organischen Nitrate bedürfen zu ihrer Aktivierung offenbar der Verbindung mit Thiolen unter Ausbildung von -S-NO Gruppen (Nitrosothiole), ein Punkt, der zu Spekulationen bezüglich der Toleranzentwicklung immer genannt wird (Böhme et al. 1982; Kukovetz et al. 1982).

Neben der ähnlich konfigurierten Wirkgruppe (Nitrosamin bzw. Nitrosothiol) ist auch der biochemische Wirkungsmechanismus weitgehend identisch: Die A-Formen der Sydnonimine stimulieren die Guanylatzyklase (cGMP) ähnlich wie die organischen Nitrate. Durch Zunahme des intrazellulären cGMP-Gehaltes kommt es zur Relaxation der glatten Gefäßmuskulatur und Aggregationshemmung in den Thrombozyten (Abb. 70). Das Prostaglandin-System wird durch Gabe von Molsidomin, Nitroglycerin und Nitraten nicht beeinflußt, da dieses nur mit der Adenylat-Cyclase reagiert (Abb. 70).

2. Hämodynamik

Molsidomin ist bezogen auf die absolute Dosis oral und intravenös gleichermaßen wirksam (Abb. 71, Bussmann et al. 1982b). Bei oralen Dosen bis zu 8 mg sind Veränderungen der Frequenz und des arteriellen Blutdrucks nicht festzustellen. Bei den linksinsuffizienten Patienten ist die Wirkung auf den Füllungsdruck besonders ausgeprägt.

Bei intravenöser Infusion von 12 mg innerhalb von 2 h ist die Senkung des diastolischen Pulmonalisdruckes und des Druckes im rechten Vorhof ausgeprägt und anhaltend. Auch der arterielle Mitteldruck wird gesenkt (Abb. 72). Die Wirkdauer der Substanz bei oraler oder intravenöser Gabe beträgt ähnlich wie bei Isosorbiddinitrat 4–5 h.

Im Vergleich zu Nitroglycerin ergeben sich keine Unterschiede in den hämodynamischen Wirkungen (Abb. 73).

Für die Veränderungen des Herzminutenvolumens gelten ähnliche Gesichtspunkte wie unter Nitroglycerin. Bei den nicht-linksinsuffizienten Patienten kommt

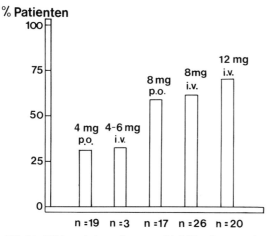

Abb. 71. Wirksamkeitsprüfung von Molsidomin unter dem Kriterium einer Abnahme des diastolischen Pulmonalarteriendrucks *(PADP)* um mindestens 20%. Bei niedriger oraler Dosis erreichen 32% der Patienten dieses Kriterium, bei 8 mg 60% und bei 12 mg 70% der Patienten. (Nach Bussmann et al. 1982b)

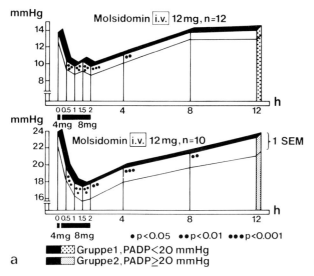

Abb. 72 a

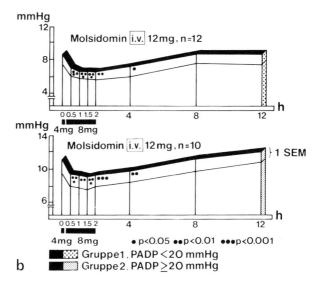

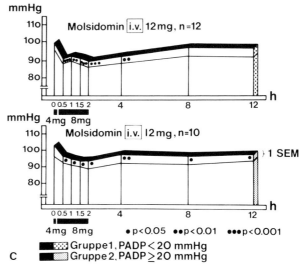

Abb. 72 a–c. Wirkung von intravenösem Molsidomin (12 mg in 2h) auf den diastolischen Pulmonalarteriendruck (**a**), den rechten Vorhofdruck (**b**) und den mittleren arteriellen Druck (**c**) bei Patienten mit frischem Herzinfarkt. Sowohl in Gruppe 1 mit einem diastolischen Pulmonalarteriendruck < 20 mm Hg als auch in Gruppe 2 mit einem diastolischen Pulmonalarteriendruck *(PADP)* > 20 mm Hg kommt es zu einer Senkung der links- und rechtsventrikulären Füllungsdrücke und mäßigen Abnahme des Blutdrucks. (Nach Bussmann et al. 1982b)

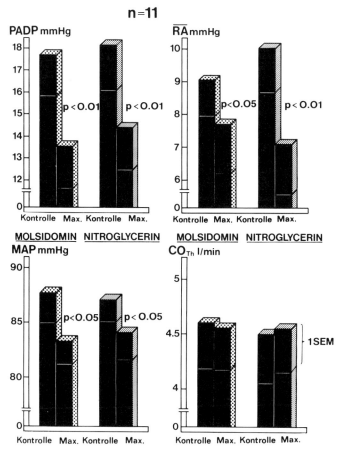

Abb. 73. Wirkung von Molsidomin (8–12 mg i. v.) und Nitroglycerin (1,6 mg sublingual) beim gleichen Patienten. Ähnliche Wirkung auf den links- und rechtsventrikulären Füllungsdruck *(PADP, RA)* sowie auf Blutdruck *(MAP)* und Herzminutenvolumen *(CO)*. *Max.* maximale Wirkung. (Bussmann et al. 1972 b)

es zur mäßigen Abnahme des Herzminutenvolumens, während bei linksinsuffizienten Patienten das Herzminutenvolumen unverändert bleibt, bzw. bei erniedrigten Ausgangswerten zunimmt.

3. Myokardischämie und Nekrose

Die Untersuchung von Bussmann et al. (1982 b) wurde nicht in der Akutphase des Infarktes, sondern erst am 3. Tag durchgeführt. So ist zu erklären, daß die Zunahme des Herzminutenvolumens bei den linksinsuffizienten Patienten gering ausfiel. Auch die Beeinflussung der Myokardischämie war deutlich geringer ausgeprägt als unter Nitroglycerin. Tendenzmäßig ergaben sich bezüglich der ST-Hebungen und

ST-Senkungen im EKG gleichgerichtete Veränderungen wie unter Nitroglycerin (Bussmann et al. 1979b).

Untersuchungen zur Beeinflussung der Infarktgröße beim Menschen liegen bisher nicht vor. Günstige Effekte sind jedoch zu erwarten, zumal tierexperimentelle Befunde darauf hinweisen (Nitz et al. 1982).

Molsidomin ist durch sein nahezu nitratgleiches Profil geeignet, in der Behandlung des akuten Infarktes, insbesondere bei Linksinsuffizienz, eingesetzt zu werden. Auch ist die Substanz dann als Alternative zu sehen, wenn unter Nitroglycerin oder Isosorbiddinitrat starke Kopfschmerzen auftreten. Molsidomin führt ähnlich wie Nitroglycerin (Schafer et al. 1980) zu einer günstigen Beeinflussung der Plättchenfunktion, so daß sich Effekte auf die Reinfarktrate ergeben könnten. Die Substanz ist auch bei chronischer Herzinsuffizienz geeignet, da eine Wirkungsabschwächung nicht vorzuliegen scheint (Milstrey et al. 1982; Blasini et al. 1983).

VIII. Xanthinderivate

Xanthinderivate (Theophyllin) verfügen über einen zentralen Angriffspunkt, eine direkte Herzwirkung und periphere Kreislaufeffekte. Durch Verminderung des peripheren Widerstandes wird der arterielle Blutdruck gesenkt. Häufig findet sich eine Zunahme des Herzminutenvolumens, wobei gleichzeitig die Herzfrequenz gesteigert wird. Es kommt zu einer Dilatation der epikardialen Kranzgefäße. Hinzu kommt eine gleichzeitige Broncholyse und Förderung der Diurese (Ritchie 1970). Parker et al. (1966) untersuchten Patienten mit Cor pulmonale und fanden eine Abnahme der Pulmonalarteriendrücke und der Füllungsdrücke beider Ventrikel sowie einen Anstieg des Herzminutenvolumens und der Herzfrequenz nach intravenöser Gabe von 1 g Aminophyllin in 30 min.

Systematische Untersuchungen zur Behandlung der Linksinsuffizienz liegen nicht vor. Die orale Wirksamkeit der Substanz ist gesichert. Dabei müssen Dosen angewendet werden, die in der Größenordnung von 300 bis 600 mg/Tag liegen.

Myocardon enthält in 1 Tablette 100 mg Aminophyllin. Weitere Substanzen sind: 0,5 mg Nitroglycerin, 29,7 mg Papaverinhydrochlorid und 0,3 mg Atropinmethylnitrat. Wir untersuchten diese Substanz ohne die Phenobarbitalbeimischung (Bussmann et al. 1976b). Beim frischen Herzinfarkt ergeben sich ähnliche Ergebnisse wie nach Isosorbiddinitrat. Es findet sich bei den linksinsuffizienten und nichtlinksinsuffizienten Patienten eine signifikante Reduktion des links- und rechtsventrikulären Füllungsdruckes. Eine Steigerung des Herzminutenvolumens ist bei den Patienten mit linksventrikulären Füllungsdrücken über 20 mm Hg zu erwarten (Abb. 74). Der arterielle Blutdruck und die Herzfrequenz bleiben unverändert. Da es sich um ein Kombinationspräparat handelt, ist nicht beurteilbar, ob neben dem Aminophillin auch die anderen Komponenten, insbesondere Nitroglycerin, wirksam werden. Bei der angewandten Dosis von 3 und 6 Tabletten, entsprechend 300 und 600 mg Aminophillin, ist die orale Dosis von Nitroglycerin mit 1,5 und 3 mg gerade noch nicht als wirksam anzusehen. Die Kopfschmerzrate ist gering, so daß die Substanz als Alternative zu den Nitraten gelegentlich zum Einsatz kommt.

Die Theophyllinpräparate sind bisher zu wenig systematisch untersucht. Sie sind wahrscheinlich zur Behandlung der Linksinsuffizienz bei Herzinfarkt geeignet.

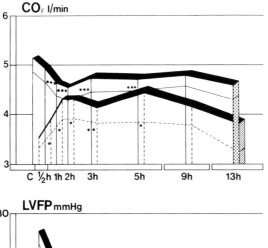

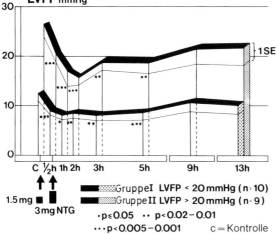

Abb. 74. Nach Gabe von 3 *(Pfeil 1)* und erneuter Applikation von 6 Tabletten Myocardon *(Pfeil 2)*, entsprechend 300 und 600 mg Aminophyllin bzw. 1,5 und 3,0 mg Nitroglycerin, bleiben der linksventrikuläre Füllungsdruck *(LVFP)* 5 h lang signifikant gesenkt und das Herzminutenvolumen etwa 3–5 h verändert, mit Zunahme in Gruppe II und Abnahme in Gruppe I. (Nach Bussmann et al. 1976b)

IX. Kalziumantagonisten zur Behandlung von Patienten mit Herzinfarkt und Linksinsuffizienz

1. Nifedipin

Nifedipin ist ein Dihydropyridinderivat (4 -(2′-Nitrophenyl)-2,6-Dimethyl-1,4 Dihydropyridin-3,5-Dicarbonsäuredimethylester. Es hat kalziumantagonistische Wirkungen. Die antianginöse Wirksamkeit der Substanz ist erwiesen.

Nifedipin wirkt ähnlich wie Nitroglycerin erweiternd auf die epikardialen Kranzarterien und ist deshalb wie Nitrate auch zur Behandlung von Patienten mit koronarspastischer Komponente geeignet.

a) Hämodynamische Effekte

Fleckenstein et al. (1972) und Fleckenstein (1975) wiesen nach, daß Nifedipin einer der stärksten Inhibitoren der elektromechanischen Koppelung ist. Die Verminderung der Kalziumpermeabilität der Membranen führt dosisabhängig zur Verminderung der Kontraktion der glatten Muskulatur. Der Gefäßmuskeltonus wird erniedrigt mit der Folge einer deutlichen Abnahme des Blutdrucks und Verminderung des peripheren Widerstandes. Am isolierten Herzen kommt es nach Raff et al. (1972) zu einer negativ inotropen Wirkung, die jedoch im intakten Kreislauf durch den Barorezeptorenreflex stark abgeschwächt wird. Die Folge ist, daß die myokardiale Kontraktilität kaum verändert wird. Häufig steigt die Herzfrequenz vorübergehend an. Bei akuter Gabe von Nifedipin kommt es zu einer kurzfristigen Steigerung der Koronardurchblutung im Sinne einer primären Dilatation (Kaltenbach et al. 1979). Gelegentlich kann es darunter zu einem Coronary steal-Phänomen kommen.

Untersuchungen beim frischen Herzinfarkt liegen vor (Bussmann et al. 1977b, 1980d). In einer Dosierung von 20 mg oral verändert sich der Pulmonalarteriendruck nicht. Es kommt zu einer deutlichen Blutdrucksenkung mit Rückgang des mittleren Blutdrucks um 8–10 mm Hg. Das Herzminutenvolumen steigt in den Gruppen mit und ohne Linksinsuffizienz an (Abb. 75).

Auch bei Dosissteigerung auf 60 mg oral ist eine Wirkung auf den Füllungsdruck nicht nachweisbar. Der Blutdruck nimmt aber weiter ab und das Herzminutenvolumen zu. Entsprechend reduziert sich der periphere Widerstand. Die Herzfrequenz bleibt in beiden Gruppen unverändert.

Die hämodynamischen Wirkungen von Nifedipin entsprechen denen eines arteriell wirksamen Vasodilatators. Durch Blutdrucksenkung und Verminderung des peripheren Widerstandes kommt es zur erheblichen Steigerung des Herzminutenvolumens.

b) Wirkung beim Lungenödem

Die Arbeitsgruppe um Polese et al. (1979) weist auf Erfolge bei der Behandlung des akuten Lungenödems mit Nifedipin hin. Beim Lungenödem kommt es offenbar zur arteriellen Drucksenkung und sekundär durch kardiale Entlastung zu einer Abnahme der Lungenstauung mit Abfall des linksventrikulären Füllungsdruckes. Die Autoren fanden einen Abfall des mittleren Pulmonalkapillardruckes von 28 auf 18 mm Hg bei Patienten mit „dekompensierter Hypertonie" und von 31 auf 23 mm Hg bei Patienten mit Mitralinsuffizienz (Abb. 76).

Hanrath u. Kremer (1983) berichten über die sublinguale Wirkung von 30 mg Nifedipin bei Patienten mit chronischer Linksinsuffizienz (NYHA II–III). Das Herzminutenvolumen nimmt zu und der Blutdruck ab mit deutlicher Reduktion des peripheren Widerstandes. Unverändert bleibt der linksventrikuläre Füllungsdruck, der jedoch unter körperlicher Belastung signifikant abnimmt. Die Herzfrequenzen sind in Ruhe und unter Belastung höher als ohne Nifedipin!

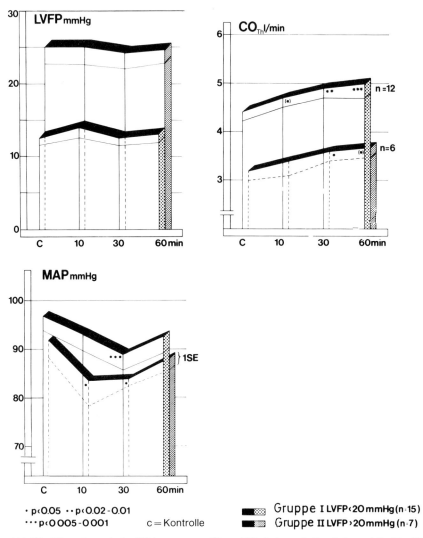

Abb. 75. Hämodynamische Wirkungen von 20 mg Nifedipin oral. Der linksventrikuläre Füllungsdruck *(LVFP)* ändert sich nicht. Das Herzminutenvolumen *(CO)* steigt in beiden Gruppen an. Der mittlere arterielle Druck *(MAP)* nimmt deutlich um 8 mm Hg im Mittel ab. (Nach Bussmann et al. 1977b, 1980d)

c) Myokardischämie

Tierexperimentell ist es gelungen, mit Nifedipin die Infarktgröße günstig zu beeinflussen (Clark et al. 1979; Nayler 1980). Auch ist der myokardprotektive Effekt wiederholt nachgewiesen worden (Elert 1983). In den Vereinigten Staaten wurde deshalb eine multizentrische Studie begonnen, um den Einfluß von Nifedipin auf die Infarktgröße zu untersuchen.

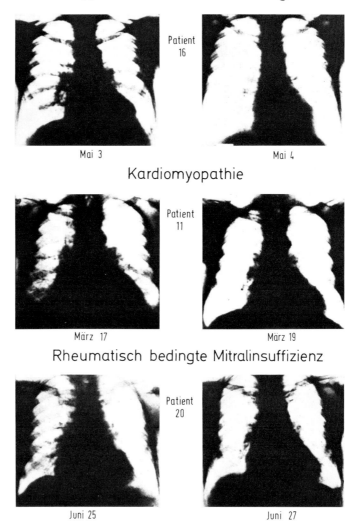

Abb. 76. Röntgen-Thoraxaufnahmen vor *(links)* und 24–48 h nach *(rechts)* kontinuierlicher Gabe von Nifedipin. Deutliche Abnahme der Lungenstauung und Verkleinerung der Herzgröße. (Nach Polese et al. 1979)

d) Nebenwirkungen

Unangenehmes Wärmegefühl im Kopf, Kopfschmerzen und Blutdruckabfall sind die typischen unerwünschten Wirkungen. In sehr seltenen Fällen kann ein Angina-pectoris-Anfall ausgelöst werden, offenbar über den Mechanismus des Coronary steal-Effektes (Bussmann et al. 1977b; Ebner 1975).

e) Standort

Für die Behandlung der Linksherzinsuffizienz hat sich die Gabe von Nifedipin bisher nicht richtig durchsetzen können. Möglicherweise hängt das mit dem primär geringen Effekt auf den venösen Kreislaufschenkel zusammen. Außerdem wird immer wieder auf die negative Inotropie hingewiesen, die aber klinisch keine wesentliche Rolle zu spielen scheint. Selbst bei intrakoronarer Nifedipinapplikation ist der negativ inotrope Effekt nur kurzfristig zu beobachten (Serruys u. van den Brand 1979; Reifart et al. 1982).

2. Verapamil in der Behandlung des frischen Herzinfarktes

a) Der negativ inotrope Effekt

Verapamil führt als Kalziumantagonist ebenso wie Nifedipin zu einer Abnahme des Blutdrucks, allerdings fehlt die Steigerung des Herzminutenvolumens. Wenn bei einer Substanz die Herzvolumensteigerung trotz geringer Druckbelastung des linken Ventrikels fehlt, muß man davon ausgehen, daß die Schlagvolumenzunahme deshalb nicht zustande kommt, weil gleichzeitig negative inotrope Einflüsse wirksam werden. Im Gegensatz zu Nifedipin ist Verapamil eindeutig negativ inotrop. Dieser Effekt wird nur bei akuter, intravenöser Gabe durch Erhöhung des Sympatikustonus gegenreguliert, nicht jedoch bei Dauerapplikation.

Bei bolusartiger, intravenöser Injektion von Verapamil werden die negativ inotropen Effekte durch gegenregulatorische Mechanismen wieder aufgehoben (Bussmann et al. 1982c). Bei der Infusion von Verapamil oder hochdosierter oraler Gabe der Substanz ist der negativ inotrope Effekt ebenfalls nachweisbar (Abb. 77). Verapamil reduziert die isovolumetrischen Kontraktilitätsparameter, so daß die maximale Druckanstiegsgeschwindigkeit (max dP/dt) und die größte gemessene Verkürzungsgeschwindigkeit (Vpm) abnehmen. Die negative Inotropie wirkt sich nicht so stark aus, daß auch die Austreibungsfraktion (EF) und die mittlere zirkumferentielle Verkürzungsgeschwindigkeit (Vcf) abnehmen würden. Intrakoronare Verapamilgaben vermindern die isovolumetrische Kontraktilität. Ähnliche Befunde erhoben Serruys u. van den Brand (1979) und Mangiardi et al. (1978).

Seit langem bekannt ist die leitungsverzögernde Wirkung von Verapamil im AV-Knoten, therapeutisch nutzbar gemacht bei der Behandlung von Patienten mit absoluter Arrhythmie und supraventrikulären Tachykardien. Andererseits kommt es als Nebenwirkung gelegentlich zum Auftreten von AV-Blockierungen im Sinne eines AV-Blockes I., II. und sehr selten zu einem AV-Block III. Grades.

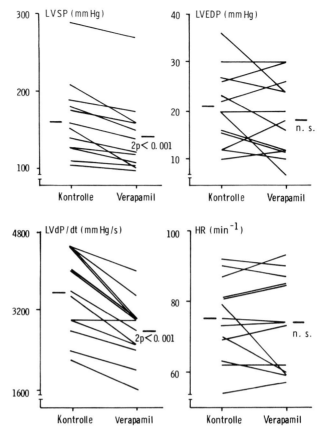

Abb. 77. Negativ inotroper Effekt von Kalziumantagonisten. 160 mg Verapamil oral führen zu einer Verminderung der linksventrikulären Druckanstiegsgeschwindigkeit *(LVdP/dt)* und einer Abnahme des systolischen Ventrikeldruckes *(LVSP)*. Der linksventrikuläre enddiastolische Druck *(LVEDP)* und die Herzfrequenz *(HR)* bleiben unverändert. (Nach Bussmann et al. 1982c)

b) Antiischämischer Wirkungsmechanismus

Der Mechanismus der antianginösen und antiischämischen Wirkung von Kalziumantagonisten ist nicht vollends aufgeklärt. Nach Nifedipin kommt es durch die periphere arterielle Vasodilatation zu einer hämodynamischen Entlastung des linken Ventrikels. Intrakoronare Gaben von Nifedipin in Dosen, die so klein sind, daß keine peripheren Effekte nachweisbar sind, führen zu einer Verminderung der Myokardischämie unter Belastung (Abb. 78) (Kaltenbach et al. 1979).

Zwei Mechanismen können für die direkte antiischämische Wirkung intrakoronar gegebener kalziumantagonistischer Substanzen verantwortlich sein: Nifedipin, wie auch Verapamil führen zur Erweiterung der großen epikardialen Kranzgefäße. Bei Koronarkranken kommt es zur Weitstellung in stenosierten Gefäßbezirken. Bei geringer Aufweitung einer hochgradigen Stenose, z. B. von 95 auf 90%, kommt es zu einer erheblichen antegraden Flußverbesserung. Über diesen Mecha-

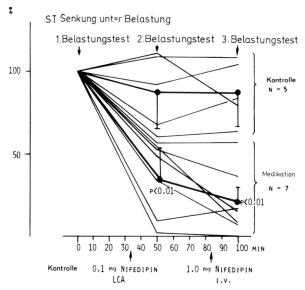

Abb. 78. ST-Streckensenkung unter körperlicher Belastung nach intrakoronarer Injektion von 0,1 mg Nifedipin in die linke Kranzarterie *(LCA)* und nach intravenöser Injektion von 1,0 mg Nifedipin. Gegenüber dem Kontrollwert kommt es zu einer signifikanten Abnahme der Myokardischämie nach intrakoronarer und intravenöser Gabe von Nifedipin. Der Befund spricht für eine direkte kardiale Wirksamkeit des Kalziumantagonisten. In der Kontrollgruppe keine Veränderung durch die 3 Belastungstests. (Nach Kaltenbach et al. 1979)

nismus allein kann es zu einer erheblichen Verminderung der Myokardischämie in Ruhe und unter Belastung kommen. Zusätzlich ist nicht auszuschließen, daß der kalziumantagonistische Mechanismus an der Zelle per se myokardprotektiv und damit antiischämisch wirksam werden kann.

c) Hämodynamische Effekte von Verapamil bei Patienten mit Herzinfarkt

Der Einfluß von Verapamil bei Patienten mit frischem Herzinfarkt ist genau untersucht worden (Bussmann et al. 1982a, 1982d, 1983). Verapamil wurde in einer Dosierung von 5–10 mg/h nach Aufsättigung durch eine initiale Bolusinjektion von 5–10 mg intravenös gegeben. Die Therapiedauer betrug mindestens 48 h. Gegenüber der nichtbehandelten Kontrollgruppe ergaben sich bezüglich Herzfrequenz, Pulmonalarteriendruck und des linksventrikulären Füllungsdrucks keine Unterschiede (Abb. 79 u. 80). Verapamil führt zu einer mäßigen Abnahme des Schlagvolumens und des Herzminutenvolumens. Der Blutdruck nahm um 12 mm Hg ab. Hervorzuheben ist, daß die Autoren eine signifikante Abnahme des peripheren Widerstandes nicht nachweisen konnten.

Es wurden Patienten ohne Herzinsuffizienz mit einem linksventrikulären Füllungsdruck unter 15 mm Hg behandelt. Probleme im Sinne einer Verstärkung der Herzinsuffizienz traten nicht auf.

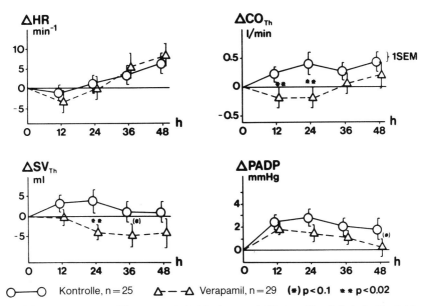

Abb. 79. Wirkung von Verapamil intravenös bei 54 Patienten mit frischem Herzinfarkt im Vergleich zu einer nichtbehandelten Kontrollgruppe. Die Herzfrequenz *(HR)* wird nicht beeinflußt. Mäßige Abnahme des Herzminutenvolumens *(CO)*, des Schlagvolumens *(SV)*, geringerer Anstieg des diastolischen Pulmonalarteriendrucks *(PADP)* in der Verapamilgruppe

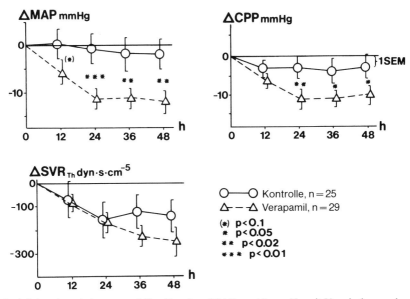

Abb. 80. Reduktion des mittleren arteriellen Druckes *(MAP)* um 12 mm Hg mit Verminderung des koronaren Perfusionsdrucks *(CPP)* durch i.v.-Infusion von Verapamil. Keine signifikante Änderung des systemischen Widerstandes *(SVR)*. (Nach Bussmann et al. 1982a, 1982d, 1983)

d) Reduktion der Infarktgröße

In Anbetracht der hämodynamischen koronaren und spezifisch kalziumantago-
nistischen Effekte lag es nahe, den Einfluß von Verapamil auf die Infarktgröße zu
untersuchen. Tierexperimentelle Befunde ergaben bei frühzeitiger Applikation eine
Verkleinerung des Infarktbereichs um 30–50% (Reimer et al. 1977; Wende et al.
1975). Die Abschätzung der Infarktgröße durch serielle Bestimmung der Aktivitä-
ten der Kreatinkinase (CK und CKMB) ergaben bei Verapamil behandelten Patienten geringere Enzymmaxima im Vergleich zur Kontrollgruppe und bei Umrechnung in Gewichtsäquivalente ein um 30% reduziertes Infarktgewicht (Abb. 81).
    Hinsichtlich der Früh- und Spätprognose behandelter Patienten ergaben sich
bisher keine Unterschiede, zumal es sich um Patienten mit unkompliziertem Myokardinfarkt und niedriger Spontanmortalität handelte.

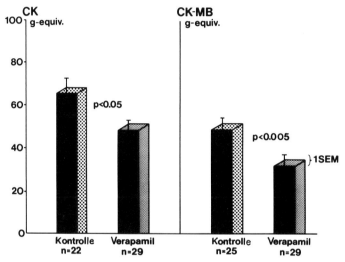

Abb. 81. Signifikante Reduktion der CK- und CK-MB-Infarktgröße durch intravenöse Infusion
von Verapamil. (Nach Bussmann et al. 1982a, 1982d, 1983)

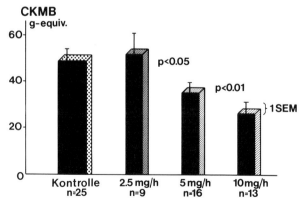

Abb. 82. Dosisabhängigkeit der Wirkung von Verapamil auf die CK-MB-Infarktgröße. Signifikante Reduktion der Infarktgröße bei 5 und 10 mg/h. (Nach Bussmann et al. 1983)

Aus diesen von anderen Autoren bisher nicht bestätigten Befunden ergibt sich für den unkomplizierten Infarkt eine Behandlungsmöglichkeit, die auf die Verkleinerung der Infarktgröße abzielt. Dabei muß von einer durchschnittlichen Dosis von 5–10 mg/h ausgegangen werden. Bei kleineren Dosen (2,5 mg/h) ist der Effekt nicht sicher nachweisbar (Abb. 82).

e) Antiarrhythmischer Effekt

Über die antiarrhythmische Wirkung von Verapamil *beim Infarkt* ist wenig bekannt. Haller (1980) konnte zeigen, daß die Inzidenz ischämiebedingter ventrikulärer Rhythmusstörungen unter Verapamil deutlich geringer war als in der Kontrollgruppe (Abb. 83).

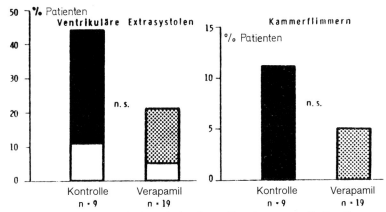

Abb. 83. Bedrohliche ventrikuläre Arrhythmien wie häufige, z.T. polytope ventrikuläre Extrasystolen, ventrikuläre Salven und Phasen von ventrikulären Tachykardien traten in der Verapamilgruppe bei 21%, in der Kontrollgruppe dagegen bei 44% der Patienten auf. Auch war der Bedarf an Lidocain in der Verapamilgruppe geringer (offene Felder). Unterschiede bezüglich des Kammerflimmerns ergaben sich nicht. (Nach Haller 1980)

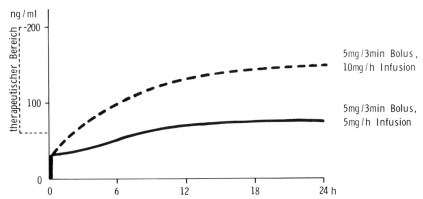

Abb. 84. Nach einem theoretischen Modell errechnete Verapamilplasmakonzentrationen nach Injektion von 5 mg als Bolus und anschließender Infusion mit 5 bzw. 10 mg Verapamil/h. Der therapeutische Bereich wird bei 5 mg/h nach ca. 8 h, bei 10 mg/h nach ca. 2 h erreicht

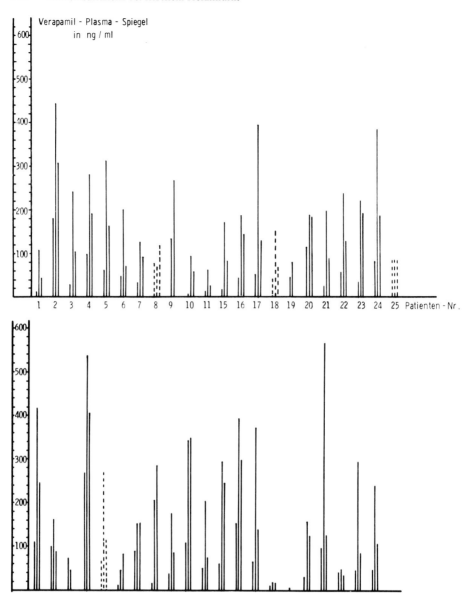

Abb. 85. Verapamilplasmaspiegel nach oraler Medikation mit 480 mg Verapamil/Tag. Starke interindividuelle Schwankungen des Blutspiegels. (Nach Hopf u. Kaltenbach, 1982)

f) Nebenwirkungen

Primär ist davon auszugehen, daß bei Anwendung von Verapamil eine gewisse Inzidenz von bradykarden Rhythmusstörungen in Kauf zu nehmen ist. Allerdings mußte Verapamil nur bei einem von 29 Patienten wegen AV-Blocks abgesetzt werden. AV-Blockierungen I. und II. Grades waren in der Kontroll- und Verapamilgruppe gleich häufig. Stärkere Blutdruckabfälle oder sonstige Nebenwirkungen, auch die Auslösung einer Herzinsuffizienz, wurden nicht beobachtet. Dennoch bleibt unklar, ob die Substanz als gefahrlos bei Patienten mit Linksherzinsuffizienz angesehen werden kann.

g) Pharmakokinetik von Verapamil

Durch vorherige Aufsättigung mittels Bolusinjektion lassen sich unter intravenöser Dauerinfusion ausreichende Blutspiegel erreichen. Dabei liegt der therapeutische Bereich oberhalb von 150 ng/ml (Abb. 84). Die initiale Injektion ist erforderlich, da sonst therapeutische Blutspiegel erst nach 4–6 h erreicht werden.

Bei oraler Medikation von Verapamil sind zur Erhaltung ausreichender Blutspiegel relativ hohe Dosen erforderlich. Die Tagesdosen liegen zwischen 240–480 mg (Hopf u. Kaltenbach 1982). Hinzu kommt, daß starke individuelle Schwankungen auftreten, wie aus der Abb. 85 ersichtlich.

Literatur

Blasini R, Froer KL, Blümel G, Rudolph W (1982) Wirkungsverlust von Isosorbiddinitrat bei Langzeitbehandlung der chronischen Herzinsuffizienz. Herz 7: 250–258

Blasini R, Froer KL, Brügmann U, Rudolph W (1983) Verhalten von System- und Pulmonalarteriendruck unter Langzeitverabreichung von Molsidomin bei Patienten mit chronischer Herzinsuffizienz (Abstract). Z Kardiol [Suppl I] 72: 83

Bleifeld W (1979) Therapie des akuten Herzinfarktes aus hämodynamischer Sicht. Dtsch Med Wochenschr 104: 1215–1219

Bleifeld W, Hanrath P (1975) Die hämodynamische Basis der Therapie des akuten Myokardinfarktes. Dtsch Med Wochenschr 100: 1345–1350

Bleifeld W, Mathey D, Hanrath P, Buss H, Effert S (1977) Infarct size estimated from serial serum creatine phosphokinase in relation to left ventricular hemodynamics. Circulation 55: 303–311

Böhme E, Spies C, Grossmann G (1982) Wirksamer Metabolit von Molsidomin und Stimulation der cGMP-Bildung durch Sydnonimine. In: Bassenge E, Schmutzler H (Hrsg) Molsidomin. Neue Aspekte zur Therapie der ischämischen Herzerkrankung. 3. Internationales Symposium Rottach-Egern 1982. Urban & Schwarzenberg, München Wien Baltimore, S 37–46

Bonen WG, Branconi JM, Goldstein RA et al. (1979) A randomized prospective study of the effects of intravenous nitroglycerin in patients during myocardial infarction. Circulation [Suppl II] 59/60: 70

Borer JS, Kent KM, Goldstein RE, Epstein SE (1974) Nitroglycerininduced reduction in the incidence of spontaneous ventricular fibrillation during coronary occlusion in dogs. Am J Cardiol 33: 517–520

Brown GB, Bolson E, Petersen RB, Pierce CD, Dodge HT (1981) The mechanisms of nitroglycerin action: Stenosis vasodilation as a major component of the drug response. Circulation 64: 1089–1097

Bussmann WD (1980a) Nitroglycerin bei Herzinfarkt. Von der Kontraindikation zur Indikation. Dtsch Med Wochenschr 105: 1551–1554

Bussmann WD (1980b) Indikation und Differentialtherapie der Nitrate. Kassenarzt 20: 3730–3739

Bussmann WD (1981) Nitroglycerin in the treatment of acute myocardial infarction. Acta Med Scand [Suppl 650] 210: 165–175

Bussmann WD (1982) Disorders of cardiac function in acute myocardial infarction. In: Roskamm H, Csapo G (eds) Disorders of Cardiac function. Dekker, New York Basel, pp 169–218

Bussmann WD, Giebeler B (1983) Beeinflußt eine Dauertherapie mit hochdosierten Nitraten die Prognose bei koronarer Herzkrankheit? Klin Wochenschr 61: 423–428

Bussmann WD, Haller M (1983) Hinweis auf eine Abnahme der Früh- und Spätmortalität beim frischen Herzinfarkt unter Nitroglycerintherapie. Klin Wochenschr 61: 417–422

Bussmann WD, Kaltenbach M (1975) I.v. infusion of nitroglycerin and oral isosorbide dinitrate in left ventricular failure (Abstract). Circulation [Suppl II] 51/52: 166

Bussmann WD, Schupp D (1977) V. Wirkung von Nitroglycerin sublingual in der Notfalltherapie des klassischen Lungenödems. Dtsch Med Wochenschr 102: 335–342

Bussmann WD, Wehrheim H (1980) Nitroglycerin und Dobutamin beim kardiogenen Schock. Symposium: Behandlung der chronischen Herzinsuffizienz mit Vasodilatantien. Bad Nauheim 1980. In: Just H, Bussmann WD (Hrsg) Therapie mit Vasodilatatoren. Verlag Chemie, Weinheim, S 127–137

Bussmann WD, Vachalowa J, Kaltenbach M (1974a) Wirkung von Nitroglycerin beim frischen Herzinfarkt (Abstract). Z Kardiol [Suppl I] 63: 52

Bussmann WD, Löhner J, Kaltenbach M (1974b) Orale Nitroglycerinpräparate in der Behandlung der Linksinsuffizienz beim frischen Herzinfarkt (Abstract). Z Kardiol [Suppl I] 63: 52

Bussmann WD, Vachalowa J, Kaltenbach M (1975a) Wirkung von Nitroglycerin beim akuten Herzinfarkt. I: Nitroglycerin sublingual zur Behandlung der Linksinsuffizienz und des Lungenödems. Dtsch Med Wochenschr 100: 749–755

Bussmann WD, Löhner J, Kaltenbach M (1975b) Wirkung von Nitroglycerin beim akuten Herzinfarkt. III. Isosorbiddinitrat bei Patienten mit und ohne Linksinsuffizienz. Dtsch Med Wochenschr 100: 2003–2009

Bussmann WD, Schöfer H, Kaltenbach M (1976a) Wirkung von Nitroglycerin beim akuten Myokardinfarkt. II. Intravenöse Dauerinfusion von Nitroglycerin bei Patienten mit und ohne Linksinsuffizienz und ihre Auswirkung auf die Infarktgröße. Dtsch Med Wochenschr 101: 642–648

Bussmann WD, Löhner J, Kaltenbach M (1976b) Wirkung von Nitroglycerin beim akuten Myokardinfarkt. IV. Myocardon bei Patienten mit und ohne Linksinsuffizienz. Med Klin 71: 421–428

Bussmann WD, Löhner J, Kaltenbach M (1977a) Orally administered isosorbide dinitrate in patients with and without left ventricular failure due to acute myocardial infarction. Am J Cardiol 39: 91–96

Bussmann WD, Schöfer H, Kaltenbach M (1977b) VI. Die hämodynamische Wirkung von Nifedipin bei akutem Herzinfarkt. Herz Kreislauf 9: 140–147

Bussmann WD, Bergbauer M, Kaltenbach M (1978) VIII. Die Abhängigkeit der Hämodynamik vom Lagewechsel bei Infarktpatienten mit und ohne Nitroglycerintherapie. Z Kardiol 67: 563–571

Bussmann WD, Barthe G, Klepzig jr H, Kaltenbach M (1979a) VII. Nitroglycerin-Dauertherapie beim frischen Herzinfarkt im Vergleich zu einer nicht-behandelten Kontrollgruppe. Med Klin 74: 191–198

Bussmann WD, Schöfer H, Kurita H, Ganz W (1979b) Nitroglycerin in acute myocardial infarction. X. Effect of small and large doses of i.v. nitroglycerin on ST-segment deviation. Experimental and clinical results. Clin Cardiol 2: 106–112

Bussmann WD, Passek D, Seidel W, Klepzig jr H, Kaltenbach M (1980a) Reduktion der CK- und CK-MB-Enzymaktivität und der Infarktgröße durch intravenöses Nitroglycerin. Z Kardiol 69: 18–30

Bussmann WD, Neumann K, Kaltenbach M (1980b) Die Wirkung von Nitroglycerin auf die ventrikuläre Extrasystolie beim frischen Herzinfarkt. Dtsch Med Wochenschr 105: 369–373

Bussmann WD, Haller M, Kaltenbach M (1980c) Nitroglycerin beim frischen Herzinfarkt: Einfluß auf spätere Angina pectoris. Beeinflussung der Prognose (Abstract)? Z Kardiol 69: 201

Bussmann WD, Schöfer H, Kaltenbach M (1980d) Hemodynamic effects of nifedipine in acute myocardial infarction (Abstract). Circulation [Suppl III] 62: 82

Bussmann WD, Reifart N, Schirmer M, Kaltenbach M (1981a) Hämodynamische Wirkung von Isosorbid-5-Mononitrat im Vergleich zu Isosorbiddinitrat bei Patienten mit frischem Herzinfarkt.

In: Kaltenbach M, Bussmann WD, Schrey A (Hrsg) Mononitrat: Workshop Kronberg 1980. Wolf, München, S 76–84

Bussmann WD, Passek D, Seidel W, Kaltenbach M (1981b) Reduction of CK and CK-MB indexes of infarct size by intravenous nitroglycerin. Circulation 63: 615–622

Bussmann WD, Seher W, Grüngras M, Klepzig jr H, Kaltenbach M (1982a) Reduction of CK- and CKMB-indexes of infarct size by intravenous verapamil (Abstract). Circulation [Suppl II] 66: 2

Bussmann WD, Neidl K, Kaltenbach M (1982b) Wirkung von Molsidomin auf Hämodynamik und Myokardischämie beim frischen Herzinfarkt. Klin Wochenschr 60: 77–85

Bussmann WD, Hopf R, Trompler A, Kaltenbach M (1982c) Hemodynamics and contractility after oral, intravenous, and intracoronary application of calcium antagonists. In: Kaltenbach M, Epstein SE (eds) Hypertrophic Cardiomyopathy. Springer, Berlin Heidelberg New York, pp 138–147

Bussmann WD, Seher W, Grüngras M, Klepzig jr H (1982d) Reduktion der CK- und CKMB-Infarktgröße durch intravenöse Gabe von Verapamil (Abstract). Z Kardiol 71: 164

Bussmann WD, Seher W, Grüngras M (1983) Reduktion der CK und CKMB-Infarktgröße durch intravenöse Gabe von Verapamil. Dtsch Med Wochenschr 108: 1047–1053

Chasseaud LF, Taylor T (1981) Pharmacokinetics of isosorbide-5-mononitrate in humans. In: Kaltenbach M, Bussmann WD, Schrey A (Hrsg) Mononitrat: Workshop Kronberg 1980. Wolf, München, S 12–19

Chatterjee K, Parmley WW (1977) The role of vasodilator therapy in heart failure. Prog Cardiovasc Dis 19: 301

Chatterjee K, Parmley WW, Ganz W, Forrester J, Walinsky P, Crexells C, Swan HJC (1973) Hemodynamic and metabolic responses to vasodilator therapy in acute myocardial infarction. Circulation 48: 1183–1193

Chatterjee K, Swan HJC, Kaushik VS, Jobin G, Magnusson P, Forrester JS (1976) Effects of vasodilator therapy for severe pump failure in acute myocardial infarction on short-term and late prognosis. Circulation 53: 797–802

Chatterjee K, Ports TA, Parmley WW (1979) Nitroprusside: Its clinical pharmacology and application in acute heart failure. In: Gould L, Reddy CVR (eds) Vasodilator therapy for cardiac disorders. Futura, Mount Kisco New York, pp 25–62

Chiariello M, Gold HK, Leinbach RC, Davis MA, Maroko PR (1976) Comparison between the effects of nitroprusside and nitroglycerin on ischemic injury during acute myocardial infarction. Circulation 54: 766–773

Chiche P, Baligadoo SJ, Derrida JP (1979) A randomised trial of prolonged nitroglycerin infusion in acute myocardial infarction (Abstract). Circulation [Suppl II] 59/60: 165

Clark RE, Christlieb IY, Henry PD, Fischer AE, Nora JD, Williamson JR, Sobel BE (1979) Nifedipine: A myocardial protective agent. Am J Cardiol 44: 825–831

Cohn JN, Franciosa JA, Francis GS et al. (1982) Effect of short-term infusion of sodium nitroprusside on mortality rate in acute myocardial infarction complicated by left ventricular failure. N Engl J Med 306: 1129–1135

Come PC, Pitt B (1976) Nitroglycerin induced severe hypotension and bradycardia in patients with acute myocardial infarction. Circulation 54: 624–628

Cottrell JE (im Druck) Controlled hypotension in anesthesia. In: Lawin P et al. (Hrsg) Intensivmedizin, Notfallmedizin, Anaesthesiologie. Thieme, Stuttgart

Cyran J, Hellwig H, Bolte HD et al. (1978) Zum Dosierungsproblem der Nitroglycerindauerinfusion bei Patienten mit schwerer Herzinsuffizienz. Intensivmed 15: 156–160

Deichman WB, Gerarde HW (1969) Toxicology of drugs and chemicals. Academic Press, New York

Derrida JP, Sal R, Chiche P (1978) Favorable effects of prolonged nitroglycerin infusion in patients with acute myocardial infarction. Am Heart J 96: 833–834

Dowinsky S, Rose DM, Bussmann WD (1982) Abnahme von QRS-Nekrosezeichen unter Nitroglycerintherapie beim frischen Herzinfarkt (Abstract). Z Kardiol 71: 252

Durrer JD, Lie KI, Capelle FJL van, Durrer D (1982) Effect of sodium nitroprusside on mortality in acute myocardial infarction. N Engl J Med 306: 1121–1128

Ebner F (1975) Survey and summary of results obtained during the worldwide clinical investigations of nifedipine. In: Lochner W, Braasch W, Kroneberg G (eds) 2nd Intern Adalat Symposium: New therapy of ischemic heart disease. Springer, Berlin Heidelberg New York, p 348

Elert O (1983) Myocardial protection with nifedipine in open heart surgery. In: Kaltenbach M, Neufeld HN (eds) 5th International Adalat Symposium. New therapy of ischemic heart disease and hypertension. Excerpta Medica, Amsterdam Oxford Princeton, pp 100–108

Flaherty JT, Reid PR, Kelly DT, Taylor DR, Weisfeld ML, Pitt B (1975) Intravenous nitroglycerin in acute myocardial infarction. Circulation 51: 132–139

Flaherty JT, Becker LC, Weisfeld ML, Weiss JL, Gerstenblith G, Kallmann CH, Bulkley BH (1980) Results of a prospective randomized clinical trial of intravenous nitroglycerin in acute myocardial infarction (Abstract). Circulation [Suppl III] 62: 82

Flaherty JT, MacAllister NP, Magee PA, Potter AM, Gardner TJ (1981) Comparison of intravenous nitroglycerin and nitroprusside as arterial vasodilators. In: Lichtlen PR, Engel HJ, Schrey A, Swan HJC (eds) Nitrates III. Cardiovascular effects. Springer, Berlin Heidelberg New York, pp 530–534

Fleckenstein A (1975) Nifedipin (Adalat) und andere Ca^{++}-antagonistische Pharmaka fundamentale Herz- und Gefäßwirkungen. Ther Berichte 47: 188

Fleckenstein A, Tritthart H, Döring HJ, Byon KY (1972) Bay a 1040 – ein hochaktiver Ca^{++}-antagonistischer Inhibitor der elektromechanischen Kopplungsprozesse im Warmblüter-Myokard. Arzneimittelforsch 22: 22

Franciosa JA, Cohn JN (1980) Sustained hemodynamic effects without tolerance during long-term isosorbide dinitrate treatment of chronic left ventricular failure. Am J Cardiol 45: 648–654

Franciosa JA, Limas CJ, Guiha NH, Rodriguera E, Cohn JN (1972) Improved left ventricular function during nitroprusside infusion in acute myocardial infarction. Lancet I: 650–654

Franke N (im Druck) Pro und Kontra: Natriumnitroprussid versus Nitroglycerin. In: Lawin P et al. (Hrsg) Intensivmedizin, Notfallmedizin, Anästhesiologie. Thieme, Stuttgart

Freudenberg H, Lichtlen PR (1981) Das normale Wandsegment bei Koronarstenosen – eine postmortale Studie. Z Kardiol 70: 863–869

Frick B (1979) Atypische Lungenverschattungen bei chronischer Linksherzinsuffizienz und Röntgenbild und Hämodynamik bei höherem Grad der Linksherzinsuffizienz. Promotion, Universität Frankfurt/M.

Froer KL, Hagl S, Heimisch W, Hall D, Rudolph W (1980) Verbesserung der Funktion akut ischämischer Myokardbezirke unter dem Einfluß von Isosorbiddinitrat in der Kombination mit der intraaortalen Ballongegenpulsation. In: Rudolph W, Schrey A (Hrsg) Nitrate II. Wirkung auf Herz und Kreislauf. Urban & Schwarzenberg, München Wien Baltimore, S 333–336

Ganz W (1981) Editorial: Coronary spasm in myocaridal infarction – fact or fiction? Circulation 63: 487–488

Gold HK, Leinbach RC, Sanders CA (1972) Use of sublingual nitroglycerin in congestive failure following acute myocardial infarction. Circulation 46: 839

Gold HK, Chiariello M, Leinbach RC (1976) Deleterious effects of nitroprusside on myocardial injury during acute myocardial infarction. Herz 1: 161–167

Grosser KD, Heller A, duMesnil de Rochemnt W, Flügel G (1974) Hämodynamische und röntgenologische Hinweise zur Diagnostik der Herzinsuffizienz bei akutem Myokardinfarkt. Dtsch Med Wochenschr 99: 802–809

Grosser KD, Schuster H, Freund M, Knock K (in Vorbereitung) Orale Behandlung mit Isosorbiddinitrat bei Patienten mit akutem Myokardinfarkt. In: 4th Intern. Symposium on Nitrates – Cardiovascular effects. Frankfurt 27–29 June 1983

Haller M (1980) Nitroglycerin bzw. Verapamil beim frischen Myokardinfarkt. Inaugural-Dissertation, Universität Frankfurt/Main

Hanrath P, Kremer P (1983) Acute effect of nifedipine on left ventricular performance at rest and during exercise in patients with left ventricular dysfunction. In: Just H, Bussmann WD (eds) Vasodilators in chronic heart failure. Springer, Berlin Heidelberg New York, pp 154–163

Hillis LD, Davis C, Khuri SF (1980) The effect of nitroglycerin and nitroprusside on intramural carbon dioxide tension during acute experimental myocardial ischemia in dogs. Circulation Res 48: 372–378

Hoelzer M, Schaal SF, Leier CV (1981) Electrophysiologic and antiarrhythmic effects of nitroglycerin in man. J Cardiovasc Pharmacol 5: 917–923

Hopf R, Kaltenbach M (1982) Verapamil treatment of hypertrophic cardiomyopathy. In: Kaltenbach M, Epstein SE (eds) Hypertrophic Cardiomyopathy. Springer, Berlin Heidelberg New York, pp 163–178

Jaffe AS, Geltman EM, Tiefenbrunn AJ et al. (1981) Reduction of the extent of inferior myocardial infarction with intravenous nitroglycerin: A randomized prospective study (Abstract). Circulation [Suppl IV] 64: 195

Jaffe AS, Geltman EM, Tiefenbrunn A, Ambos HD, Strauss HD, Sobel BE, Roberts R (1983) Reduction of infarct size in patients with inferior infarction with intravenous glyceryl trinitrate. A randomized study. Br Heart J 49: 452–460

Johnson GC (1929) The actions and toxicity of sodium nitroprusside. Arch Int Pharmacodyn Ther 35: 480–496

Johnson JD, Fairly A, Curito C (1959) Effects of sublingual nitroglycerin on pulmonary arterial pressure in patients with left ventricular failure. Ann Intern Med 50: 34

Juchems R, Frese W, Haas L (1980) Die Behandlung des Herzinfarktes mit Nitraten. Ergebnisse einer prospektiven Studie. Intensivmed Prax 17: 659–665

Judgutt BI, Becker LC, Hutchins GM, Bulkley BH, Reid P, Kallmann CH (1981) Effect of intravenous nitroglycerin on collateral blood flow and infarct size in the conscious dog. Circulation 63: 17–28

Judgutt BI, Sussex BA, Warnica JW (1982) Persistent reduction in left ventricular asynergy in acute myocardial infarction with intravenous nitroglycerin infusion (Abstract). Circulation [Suppl II] 66: 2

Kaltenbach M, Schulz W, Kober G (1979) Effects of nifedipine after intravenous and intracoronary administration. Am J Cardiol 44: 832–838

Kent KM, Smith ER, Redwood DR, Epstein SE (1974) Beneficial electrophysiologic effect of nitroglycerin in acute myocardial infarction. Am J Cardiol 33: 513–516

Kiely J, Kelly DT, Taylor DR, Pitt B (1973) The role of furosemide in the treatment of left ventricular dysfunction associated with acute myocardial infarction. Circulation 48: 581–587

Kim JY, Williams JF (1982) Large dose sublingual nitroglycerin in acute myocardial infarction: Relief of chest pain and reduction of Q-wave evolution. Am J Cardiol 49: 842–848

Kukovetz WR, Holzmann S, Stratka M, Schmidt K (1982) Mechanismus der gefäßerweiternden Wirkung von Molsidomin. In: Bassenge E, Schmutzler H (Hrsg) Molsidomin. Neue Aspekte zur Therapie der ischämischen Herzerkrankung. 3. Internationales Symposium Rottach-Egern 1982. Urban & Schwarzenberg, München Wien Baltimore, S 32–36

Kupper W, Hanrath P, Bleifeld W, Webis R, Effert S (1977) Natrium-Nitroprussid Therapie der Linksinsuffizienz beim akuten Herzinfarkt. Dtsch Med Wochenschr 102: 548–554

Leier CV, Huss P, Magorien RD, Unverferth DV (1983) Improved exercise capacity and differing arterial and venous tolerance during chronic isosorbide dinitrate therapy for congestive heart failure. Circulation 67: 17–22

Lemke R, Lippok R, Kaltenbach M, Bussmann WD (1979a) Orale Langzeittherapie der therapierefraktären chronischen Herzinsuffizienz mit Isosorbiddinitrat im Vergleich zu Phentolamin. Z Kardiol 68: 82–88

Levites R, Bodenheimer MM, Helfant RH (1975) Electrophysiologic effect of nitroglycerin during experimental coronary occlusion. Circulation 52: 1050–1055

Luther M, Röken V (1976) Die Wirksamkeit von Isosorbid-Dinitrat intravenös bei Angina pectoris und frischem Myokardinfarkt. Herz Kreislauf 8: 654–659

Magnusson P, Shell WE, Forrester JS (1976) Increased creatine phosphokinase release following blood pressure reduction in patients with acute infarction. Circulation [Suppl II] 53/54: 28

Mangiardi LM, Hariman RJ, McAllister RG Jr, Bhargava V, Surawicz B, Shabetai R (1978) Electrophysiological and hemodynamic effects of verapamil. Circulation 57: 366–372

Mann T, Cohn PF, Holman BL (1978) Effect of nitroprusside on regional myocardial blood flow in coronary artery disease: Results in 25 patients and comparison with nitroglycerin. Circulation 57: 732

Mathey DG, Kuck KH, Tilsner V, Krebber JH, Bleifeld W (1981) Nonsurgical coronary artery recanalization in acute transmural myocardial infarction. Circulation 63: 489–497

Milstrey HR, Kahle T, Larbig D (1982) Einfluß von Molsidomin auf die Ruhe- und Belastungshämodynamik von Patienten mit chronischer Herzinsuffizienz. In: Bassenge E, Schmutzler H (Hrsg) Molsidomin. Neue Aspekte zur Therapie der ischämischen Herzerkrankung. 3. Internationales Symposium Rottach-Egern 1982. Urban & Schwarzenberg, München Wien Baltimore, S 226–235

Mookherjee S, Fuleihan D, Warner RA, Vardan S, Obeid AI (1978) Effects of sublingual nitroglycerin on resting pulmonary gas exchange and hemodynamics in man. Circulation 57: 106–110

Nayler WG (1980) The pharmacological protection of the ischemic heart, the use of calcium and beta-adrenoceptors antagonists. Eur Heart J [Suppl B] 1: 5

Nitz RE, Martorana PA, Bohn H (1982) Neue experimentelle Daten zur Pharmakologie von Molsidomin. In: Bassenge E, Schmutzler H (Hrsg) Molsidomin. Neue Aspekte zur Therapie der ischämischen Herzerkrankung. 3. Internationales Symposium Rottach-Egern 1982. Urban & Schwarzenberg, München Wien Baltimore, S 26–29

Norris RM, Stuckey JG, Brandt PWT, Sammel NL (1978) Comparison of cineangiocardiographic with enzymatic measurements of myocardial infarct (Abstract). Ciruclation [Suppl II] 57/58: 13

Oliva PB, Breckenridge JC (1977) Arteriographic existence of coronary arterial spasm in acute myocardial infarction. Circulation 56: 366–374

Parker JO, Kelkar K, West RO (1966) Hemodynamik effects of aminophylline in cor pulmonale. Circulation 33: 17–25

Polese AC, Florentini AC, Olivary MT, Guazzi MD (1979) Clinical use of a calcium antagonistic agent (Nifedipine) in acute pulmonary edema. Am J Med 66: 825–830

Rabinowitz B, Tamari I, Elazar E, Neufeld HN (1982) Intravenous isosorbide dinitrate in patients with refractory pump failure and acute myocardial infarction. Circulation 65: 771–778

Radford MJ, Johnson RA, Daggett WM Jr, Fallon JT, Buckley MJ, Gold HK, Leinbach RC (1981) Ventricular septal rupture: a review of clinical and physiologic features and an analysis of survival. Circulation 64: 545–553

Raff WK, Kosche K, Lochner W (1972a) Extravascular coronary resistance and its relation to microcirculation. Am J Cardiol 29: 598–603

Raff WK, Kosche F, Lochner W (1972b) Untersuchungen mit Nifedipin, einer koronargefäßerweiternden Substanz mit schneller sublingualer Wirkung. Arzneimittelforsch 22: 33

Rafflenbeul W, Lichtlen PR (1982) Zum Konzept der „dynamischen" Koronarstenose. Z Kardiol 71: 439–444

Rasmussen MM, Reimer KA, Kloner RA, Jennings RB (1977) Infarct size reduction by propranolol before and after coronary ligation in dogs. Circulation 56: 794–798

Reifart N (1981) Wirksamkeit von sublingual verabreichtem Isosorbid-5-mononitrat. In: Kaltenbach M, Bussmann WD, Schrey A (Hrsg) Mononitrat: Workshop Kronberg 1980. Wolf, München, S 72–75

Reifart N, Kober G, Schulz W, Kaltenbach M (1982) Auswirkung von Nifedipin intrakoronar auf regionale und allgemeine linksventrikuläre Kontraktilität und Relaxation – Untersuchungen mittels eindimensionaler Echokardiographie. Z Kardiol 71: 387–392

Reimer KA, Lowe JE, Jennings RB (1977) Effect of the calcium antagonist verapamil on necrosis following temporary coronary artery occlusion in dogs. Circulation 59: 581–587

Rentrop KP, Blanke H, Karsch KR, Rahlf G, Leitz K (1981) Infarktgrößenbegrenzung durch nichtchirurgische Rekanalisation der Koronararterien. Dtsch Med Wochenschr 106: 765–770

Rezakovic DZ, Rutishäuser W, Pavicic L, Popadic M, Block A, Imhoff EW (in Vorbereitung) Different hemodynamic actions of nitroglycerin and isosorbide dinitrate in patients with acute myocardial infarction. In: 4th Intern Symposium on Nitrates. – Cardiovascular effects, Frankfurt 27–29 Juni 1983

Ritchie JM (1970) The Xanthines. In: Goodman LS, Gilman A (eds) The pharmacological basis of therapeutics. Macmillan, New York, p 358

Schafer AI, Alexander RW, Handin RI (1980) Inhibition of platelet function by organic nitrate vasodilators. Blood 55: 649–654

Schneider W, Stahl B, Kaltenbach M, Bussmann WD (1982) Dosis-Wirkungs-Beziehungen bei der Behandlung der Angina pectoris mit Isosorbiddinitrat. Dtsch Med Wochenschr 107: 771–776

Schröder R (1977) Behandlung der Herzinsuffizienz mit Vasodilatatoren. Dtsch Med Wochenschr 102: 1388–1394

Schuster EH, Kallmann C, Bulkley BH (1980) Sizing human myocardial infarcts from creatine kinase curves: The effects of reperfusion (Abstract). Circulation [Suppl III] 62: 216

Serruys PW, van den Brand M (1979) Effects of nifedipine on left ventricular isovolumic contraction following intravenous or intracoronary administration. Circulation [Suppl II] 59/60: 180

Shell WE, Kjeksuhs JK, Sobel BE (1971) Quantitative assessment of the extent of myocardial infarction in the conscious dogs by means of analysis of serial changes in serum creatine phosphokinase activity. J Clin Invest 50: 2614–2625

Slany J, Silberbauer K, Sinzinger (1982) Wirkung von Molsidomin auf die Thrombozytenfunktion und das Prostaglandinsystem. In: Bassenge E, Schmutzler H (Hrsg) Molsidomin. Neue Aspekte zur Therapie der ischämischen Herzerkrankung. 3. Internat. Symposium Rottach-Egern 1982. Urban & Schwarzenberg, München Wien Baltimore, S 78–87

Stockman MB, Verrier RL, Lown B (1979) Effect of nitroglycerin in vulnerability to ventricular fibrillation during myocardial ischemia and reperfusion. Am J Cardiol 43: 233–238

Takashi I, Toshi S (1980) Hemodynamic effects of nifedipine in congestive heart failure. Am J Cardiol 46: 476–480

Taylor T (1981) Comparative pharmacokinetics of isosorbide dinitrate and its mononitrate metabolites. In: Kaltenbach M, Bussmann WD, Schrey A (Hrsg) Mononitrat: Workshop Kronberg 1980. Wolf, München, S 20–24

Wende W, Bleifeld W, Meyer J, Stühlen HW (1975) Reduction of the size of acute, experimental myocardial infarction by verapamil. Basic Res Cardiol 70: 198–208

Williams DO, Mason DT (1975) Hemodynamic effects of nitroglycerin in myocardial infarction. Decrease of ventricular preload at the experience of cardiac output. Circulation 51: 421

F. Linksinsuffizienz bei Papillarmuskelsyndrom

I. Genese der Mitralinsuffizienz, Klinik

Das Papillarmuskelsyndrom ist keine ganz seltene Komplikation im Gefolge eines frischen Herzinfarktes. Ein oder zwei Papillarmuskel können durch Ischämie oder Nekrose so geschädigt sein, daß die Haltefunktion und damit der Schluß in der Mitralklappe nicht gewährleistet ist. Wenn die Verkürzung des Papillarmuskels systolisch fehlt, kann das über die Sehnenfäden gehaltene Mitralsegel nicht genügend adaptiert werden, so daß ein Spalt resultiert. Die Folge ist eine Mitralinsuffizienz mit einem holosystolischen Geräusch, das sein Punktum maximum an der Herzspitze hat und in die Axilla ausstrahlt. Gelegentlich findet man nur ein spätsystolisches Geräusch, wobei davon ausgegangen werden kann, daß der Papillarmuskel in der frühen Systole noch in Funktion ist, infolge Ischämie aber vorzeitig nachläßt und die Kontraktion nicht bis zum Ende der Systole halten kann.

Bei einem Teil der Fälle kann das Geräusch vollständig verschwinden, wenn die Myokardischämie durch entsprechende medikamentöse oder operative Therapie beseitigt ist. Andererseits kann sich das Geräusch stark abschwächen, wenn das Herzminutenvolumen stark erniedrigt ist oder gleichzeitig ein kardiogener Schock vorliegt. Dabei ist das Schlagvolumen so klein, daß ein Geräusch nicht mehr hörbar wird oder nur noch sehr leise zu auskultieren ist (Bussmann 1982).

Das Papillarmuskelsyndrom ist besonders häufig bei Hinterwandinfarkt, kommt aber auch bei Vorderwandinfarkt vor. Die Diagnose des Syndroms wird schwierig, wenn der Infarkt bereits länger zurückliegt oder nur klein war. Das führende Symptom ist dann die nächtliche, anfallsartig auftretende Dyspnoe mit Lungenödem. Patienten, die über rezidivierende nächtliche Dyspnoeanfälle klagen, sind verdächtig auf eine schwere Mitralinsuffizienz oder ein Papillarmuskelsyndrom.

Immer wieder wird ein Papillarmuskelsyndrom lange verkannt. Das Syndrom ist häufig verdeckt durch die Symptome einer schweren chronischen Linksinsuffizienz, die mit kardialer Kachexie, subfebrilen Temperaturen, atypischen Lungenverschattungen und hochgradiger Hinfälligkeit einhergehen kann.

Bei subtiler Diagnostik findet man in Linksseitenlage meist ein leises systolisches Geräusch an der Herzspitze sowie im EKG Zeichen eines durchgemachten Hinterwandinfarktes (seltener Vorderwandinfarkt). Zwei klinische Fallbeispiele verdeutlichen die Problematik der Diagnose und die oft schwer interpretierbaren Befunde (Bussmann et al. 1980).

1. Fallbeispiel 1

Im Thoraxröntgenbild eines 60jährigen Patienten (M. P.) fanden sich inhomogene, kinderhandtellergroße Verschattungen in beiden Oberlappen, deren Ausdehnung wechselte (Abb. 86a). Röntgenologisch wurde eine Wanderpneumonie, eine parasitäre Lungenerkrankung, ein Lupus erythematodes, eine Lungenadenomatose oder eine Tuberkulose vermutet. Die Schichtaufnahme (Abb. 86b) ergab ebenfalls nur unregelmäßig verteilte, inhomogene Verschattungen. Es wurde eine Therapie mit Digitoxin, Verapamil, Tuberkulostatika und Prednisolon eingeleitet, ohne daß sich ein Erfolg einstellte. In den anschließend angefertigten Röntgenaufnahmen wurde eine Ausdehnung der Herde festgestellt.

Eine genauere kardiologische Befragung und Untersuchung ergab, daß der Patient 9 Jahre zuvor einen fraglichen Hinterwandinfarkt erlitten hatte und 4 Jahre später wegen Linksherzinsuffizienz und labiler Hypertonie behandelt werden mußte. Gelegentlich stenokardische Beschwerden. In letzter Zeit wiederholt Fieber, Lippenzyanose, am rechten Bein Knöchelödem und hochgradige Hinfälligkeit seit 2 Monaten. Der Blutdruck betrug RR 150/100 mm Hg, der Puls bis 136/min, die Leber war vergrößert. Im EKG Zeichen eines abgelaufenen Hinterwandinfarktes. Das systolische Geräusch an der Herzspitze wurde jetzt als Papillarmuskelsyndrom mit Mitralinsuffizienz gedeutet. Die a-Welle im Apexkardiogramm deutete auf einen erhöhten linksventrikulären Füllungsdruck hin. Die daraufhin eingeleitete Therapie mit Furosemid und Spironolacton führte innerhalb von 5 Tagen zu einer überschießenden Diurese von 11,5 l. Der Patient verlor 10 kg an Gewicht.

Daraufhin waren die Lungenverschattungen größtenteils verschwunden, ein Beweis dafür, daß es sich um stauungsbedingte Flüssigkeitsansammlungen in der Lunge gehandelt hat (Abb. 86c). Zu diesem Zeitpunkt waren die Druckwerte in der Pulmonalarterie nur noch mäßig erhöht (31/19, 24 mm Hg). Auffällig war der erhöhte linksventrikuläre Füllungsdruck von 19 mm Hg. Der Cardiac-Index war auf 1,9 l/min · m^2 erniedrigt.

2. Fallbeispiel 2

Bei einem weiteren Patienten im Alter von 64 Jahren kam es zunächst zu einem frischen Hinterwandinfarkt. Dieses Ereignis war kompliziert durch ein Lungenödem. Die Druckwerte in der Pulmonalarterie lagen bei 45/25, 35 mm Hg, Pulmonalkapillardruck 25 mm Hg, rechter Vorhofdruck 15 mm Hg. Die Sauerstoffsättigung in der A. pulmonalis betrug 50%. Im Verlaufe der nächsten Tage deutliche Besserung mit Rückgang der Linksherzinsuffizienz. Am 9. Tag wurde bereits ein deutliches Geräusch über der Herzspitze mit Ausstrahlung in die Axilla gehört. Der Befund sprach für ein Papillarmuskelsyndrom mit entsprechender Mitralinsuffizienz. 20 Tage nach dem ersten Ereignis kam es zum Reinfarkt im gleichen Bereich (Hinterwand). Der EKG-Verlauf ergibt sich aus Abb. 87a. Dieses neuerliche Ereignis war erneut durch ein Lungenödem (Abb. 87b) und schließlich durch einen kardiogenen Schock kompliziert. Das systolische Geräusch über der Herzspitze war deutlich geworden. Weitere 9 Tage später verschlechterte sich die hämodynamische Situation derart, daß die Prognose ohne chirurgische Intervention aussichtslos wurde.

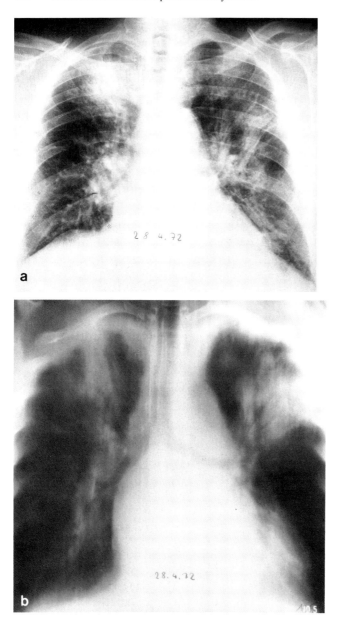

Abb. 86 a–c. Patient mit atypischen Lungenverschattungen bei chronischer Linksinsuffizienz. In beiden Oberfeldern, besonders rechts, rundliche Verschattungen mit wechselnder Ausdehnung im Verlauf der Beobachtung. Zusätzliche Verschattungen im Hilusbereich (**a**). Ähnliche Veränderungen in der Schichtaufnahme (**b**). Rückgang der Lungenverschattungen nach diuretischer Therapie (**c**). Weitgehendes Verschwinden der atypischen Lungenverschattungen

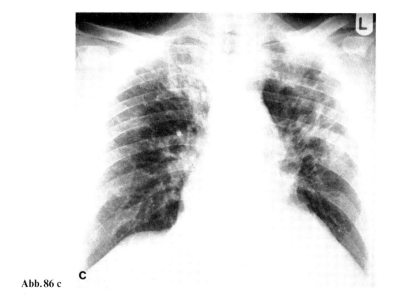

Abb. 86 c

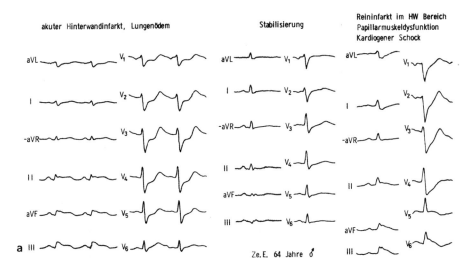

Abb. 87 a–d. EKG-Verlauf bei einem Patienten mit Papillarmuskelsyndrom. Zunächst Zeichen eines ausgedehnten frischen Hinterwandinfarkts, initial mit Auftreten eines Lungenödems. In den folgenden Tagen Stabilisierung. 20 Tage nach dem ersten Ereignis Reinfarkt im Hinterwandlateralbereich (Ableitungen V_5, V_6) mit lautem Mitralinsuffizienzgeräusch und ausgeprägtem kardiogenem Schock. **b** Röntgenthoraxbild des Patienten mit Zeichen einer akuten ausgedehnten beiderseitigen Lungenstauung. Nur mäßige Herzvergrößerung. Postoperativ nach Klappenersatz normale Lungenzeichnung. **c** Injektion in die linke Kranzarterie beim selben Patienten. Hochgradige Stenose im R. circumflexus (95%), mäßige Einengung des R. interventricularis (50%). Die rechte Kranzarterie (*nicht dargestellt*) weist peripher eine hochgradige Stenose auf (95%). **d** Ventrikelkonturen in Enddiastole und Endsystole in RAO-Projektion. Hypokinesie im diaphragmalen Hinterwand- und Spitzenbereich. Ausgeprägte Regurgitation in den nicht wesentlich vergrößerten linken Vorhof (Papillarmuskelsyndrom)

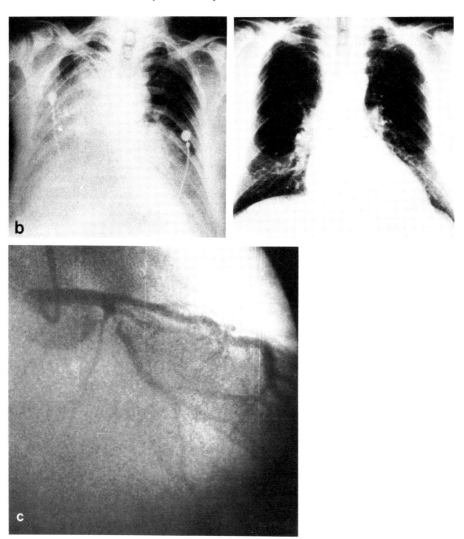

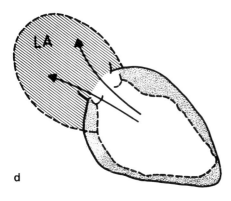

Abb. 87 b–d

In der A. pulmonalis ergaben sich Drucke von 68/27, im Mittel 45 mm Hg. Der Pulmonalkapillardruck lag bei 27 mm Hg. Der Druck im linken Ventrikel betrug 84/23 mm Hg. Das Herzminutenvolumen war auf 2,1 l/min (Cardiac-Index 1,2 l/min · m^2) erniedrigt. Bei der Injektion in den linken Ventrikel kam es zu einer massiven Regurgitation in den linken Vorhof. Die Kranzarterien waren hochgradig verändert mit Stenosen in allen Ästen. Die linksventrikuläre Funktion war erheblich eingeschränkt, es bestand eine Hypokinesie besonders im diaphragmalen Hinterwand- und im Herzspitzenbereich (Abb. 87 c, d).

Am nächsten Tag wurden deshalb die Resektion der Mitralklappe und ein prothetischer Klappenersatz durch eine Björk-Shiley-Diskusklappe durchgeführt. Der Patient erholte sich relativ rasch und konnte entlassen werden.

II. Hämodynamik

Bei Verdacht auf Papillarmuskelsyndrom und Zeichen der akuten oder chronischen Linksinsuffizienz sollte zur Sicherung der Diagnose eine Rechtsherzkatheteruntersuchung vorgenommen werden. Bei der Messung des Pulmonalkapillardrucks zeigt sich häufig eine erhöhte v-Welle, die bis zu 70 mm Hg betragen kann (Abb. 88). Es kommt jedoch relativ häufig vor, daß trotz schwerer Mitralinsuffizienz die v-Welle fehlt. Der linksventrikuläre Füllungsdruck und der mittlere Pulmonalarteriendruck sind deutlich erhöht. Das Herzminutenvolumen ist reduziert. Das Papillarmuskelsyndrom ist durch rezidivierende Lungenödeme kompliziert. Nicht selten kann es zum kardigenen Schock kommen.

III. Therapie

Eindrucksvolle Therapieerfolge sind mit vasodilatierend wirkenden Medikamenten zu erzielen. Am häufigsten werden Natriumnitroprussid und Nitroglycerin angewandt. Die gute Therapiebarkeit hängt mit der Beeinflussung der Widerstandsverhältnisse zusammen: Das Ausmaß der Mitralinsuffizienz kann durch Veränderungen der aortalen Impedanz beeinflußt werden. Je höher der aortale Widerstand, um so größer ist die Regurgitation über die Mitralklappe und um so mehr nimmt das effektive Schlagvolumen ab.

1. Natriumnitroprussid

Die Verminderung des Widerstandes bewirkt somit eine Reduktion der Mitralinsuffizienz, erkennbar an der Abnahme oder dem Verschwinden der v-Welle (Abb. 88). Der linke Ventrikel ist jetzt in der Lage, mehr Blut vorwärts in die Aorta zu fördern, wodurch weniger zurück in den linken Vorhof gelangt (Chatterjee et al. 1979). Entsprechend steigt das effektive Herzminutenvolumen an, in einer Größenordnung von 1 l/min (Chatterjee et al. 1973). Bei seinen Patienten nahm unter Natriumnitroprussid der Pulmonalkapillardruck im Mittel von 33 auf 16 mm Hg ab. Die v-Welle verminderte sich von 50 auf 19 mm Hg. Der mittlere arterielle Blutdruck

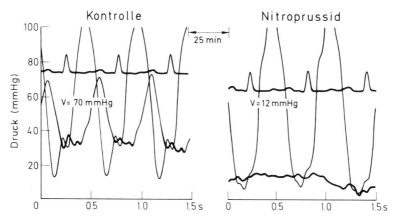

Abb. 88. Wirkung von Nitroprussid bei schwerer akuter Mitralinsuffizienz bei einem Patienten mit Papillarmuskelsyndrom. Die v-Welle nimmt von 70 auf 12 mm Hg ab. (Nach Chatterjee et al. 1973)

nahm von 83 auf 70 mm Hg ab. Die Herzfrequenz fiel von 101 auf 95/min. Es kam zu einer erheblichen Reduktion des peripheren Widerstandes (von 1802 auf 1102 $dyn \cdot s/cm^{-5}$).

Harshaw et al. (1975) haben ähnlich günstige Ergebnisse bei Patienten mit Mitralinsuffizienz auf rein valvulärer Basis erzielt. Greenberg et al. (1978) gaben Hydralazin intravenös in einer Dosierung von 0,3 mg/kg KG. Auch danach kam es zu einer Zunahme des Herzminutenvolumens von 2 auf 3 l/min · m² und einer Reduktion der v-Welle von 48 auf 33 mm Hg. Der enddiastolische Druck im linken Ventrikel änderte sich unter Hydralazin nicht.

2. Nitroglycerin

Systematische Untersuchungen zur Wirkung von Nitroglycerin beim Papillarmuskelsyndrom mit schwerer Mitralinsuffizienz liegen nicht vor. Die beobachteten Einzelfälle weisen jedoch darauf hin, daß mit der Substanz ähnlich positive Effekte zu erzielen sind wie mit Natriumnitroprussid (Abb. 89).

In dem wiedergegebenen Fallbeispiel kam es zu einer erheblichen Senkung des Pulmonalkapillardruckes von 40 auf 19 mm Hg und des Druckes im rechten Vorhof von 16 auf 14 mm Hg. Es resultierte eine deutliche Zunahme des Herzminutenvolumens. Der arterielle Blutdruck blieb konstant, offenbar aufgrund der höheren Förderleistung. Die Herzfrequenz nahm ab. Der periphere Widerstand hatte deutlich abgenommen (Bussmann 1982).

Der Wirkungsmechanismus von Nitroglycerin entspricht dem von Natriumnitroprussid weitgehend. Durch Minderung des peripheren Widerstandes kommt es zu einer Abnahme der Regurgitationsfraktion und Zunahme des Vorwärtsschlagvolumens. Hinzu kommt eine Verkleinerung der linken Herzkammer. Durch Verbesserung der Myokardischämie unter Nitroglyzerin wird die Funktion des Papillarmuskels und damit die Schlußfähigkeit der Mitralklappe verbessert.

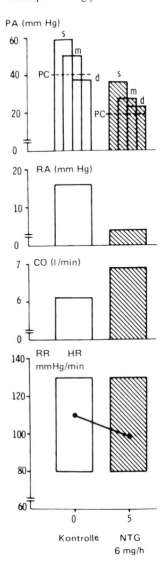

Abb. 89. Wirkung von Nitroglycerin intravenös bei einem Patienten mit akutem Hinterwandinfarkt und Papillarmuskelsyndrom. Deutliche Abnahme des Pulmonalarteriendrucks *(PA)*, des Pulmonalkapillardrucks *(PC)* und des rechten Vorhofdrucks *(RA)*. Zunahme des Herzminutenvolumens *(CO)* bei konstantem Blutdruck *(RR)*. Abnahme der überhöhten Herzfrequenz (HR). (Nach Bussmann 1982)

IV. Papillarmuskelsyndrom mit kardiogenem Schock

Das Papillarmuskelsyndrom kann infolge schwerer Mitralinsuffizienz auch zum kardiogenen Schock führen. In der Regel ist dann rasch eine Operation mit Mitralklappenersatz und, falls erforderlich, auch die Anlage von aortokoronaren Bypässen. Neben der Rechtsherzkatheterisierung ist zur Abklärung auch eine linksseitige Untersuchung erforderlich, um neben dem Nachweis der Mitralinsuffizienz die zugehörige Koronaranatomie und die Ventrikelfunktion darstellen zu können. Ein Patient mit eindeutigen Zeichen des kardiogenen Schocks sollte innerhalb von 12 h operiert werden. Vasodilatierende Medikamente haben in dieser Situation, so gut sie im Normalfall helfen, nur den Sinn, den Patienten hämodynamisch zu stabilisieren und für die Operation vorzubereiten. Das Papillarmuskelsyndrom mit kardiogenem Schock ist grundsätzlich nur durch Beseitigung des mechanischen Schadens, also durch Klappenersatz, therapierbar.

Ist ein frischer Myokardinfarkt die Ursache für das Papillarmuskelsyndrom, war es bisher die Regel, zunächst durch medikamentöse Therapie die hämodynamische Situation zu stabilisieren, um eine Abheilung des Infarktes zu erreichen. Es hat sich aber herausgestellt, daß langes Warten die Voraussetzungen für eine Operation verschlechtert. Operationen werden im akuten Stadium des Infarktes durchgeführt, wenn der kardiogene Schock durch die Schwere der Mitralinsuffizienz bedingt ist und die Ventrikelfunktion ausreicht.

Literatur

Bussmann WD (1982) Disorders of cardiac function in acute myocardial infarction. In: Roskamm H, Csapo G (eds) Disorders of cardiac function. Dekker, New York Basel, pp 169–218

Bussmann WD, Neumann K, Kaltenbach M (1980) Die Wirkung von Nitroglycerin auf die ventrikuläre Extrasystolie beim frischen Herzinfarkt. Dtsch Med Wochenschr 105: 369–373

Chatterjee K, Parmley WW, Swan HJC, Berman G, Forrester J, Marcus HS (1973) Beneficial effects of vasodilator agents in severe mitral regurgitation due to dysfunction of subvalvular apparatus. Circulation 48: 684–690

Chatterjee K, Ports TA, Parmley WFF (1979) Nitroprusside: Its clinical pharmacology and application in acute heart failure. In: Gould L, Reddy CVR (eds) Vasodilator therapy for cardiac disorders. Futura, Mount Kisco New York, pp 25–62

Greenberg BH, Massie BM, Brundage BH, Botvinick EH, Parmley WW, Chatterjee K (1978) Beneficial effects of hydralazine in severe mitral regurgitation. Circulation 62: 181–187

Harshaw CW, Grossman W, Munro AB, McLaurien LP (1975) Reduced systemic vascular resistance as therapy for severe mitral regurgitation of valvular origin. Ann Intern Med 83: 312

G. Herzinsuffizienz bei Ventrikelseptumruptur

I. Häufigkeit

Die Ruptur des Ventrikelseptumdefektes ist eine relativ seltene Komplikation des Myokardinfarktes. Neben den Herzrhythmusstörungen, dem akuten Pumpversagen und der Kammerwandruptur, ist die Ruptur des Ventrikelseptums die vierthäufigste Todesursache beim akuten Myokardinfarkt. In einem großen Sektionsgut fanden Lee et al. (1962) einen Ventrikelseptumdefekt bei 1–2% der an Infarkt gestorbenen Patienten. Bei 88% der Patienten trat die Ruptur innerhalb der ersten 10 Tage auf, bei 21% innerhalb der ersten 24 h (Abb. 90, Radford et al. 1981).

Zum kardiogenen Schock kommt es bei 55% der Patienten mit Ventrikelseptumruptur. Bei alleiniger medikamentöser Therapie beträgt die Letalität bei der Septumruptur etwa 85%. Der größte Teil der Patienten stirbt innerhalb einer Woche (Lambertz et al. 1982; Fach u. Becker 1982). Bei Durchsicht der Literatur läßt sich keine Häufung der Ventrikelseptumruptur bei einer bestimmten Infarktlokalisation – Vorder- oder Hinterwand – nachweisen.

Ein- als auch Mehrgefäßerkrankungen können die Ruptur verursachen. Nach Radford et al. (1981) tritt die Ruptur häufiger bei Erstinfarkten und Eingefäßerkrankung auf, besonders, wenn sich Septumkollateralen nicht nachweisen lassen. Das Vorliegen einer Hypertonie hat keinen sicheren Bezug zum Auftreten einer Ruptur, auch ist sie bei Frauen nicht eindeutig häufiger.

II. Klinik

Die Ventrikelseptumruptur geht mit einer plötzlichen klinischen Verschlechterung, Blutdruckabfall, Tachykardie, Dyspnoe und evtl. Lungenödem einher. Das Auftreten eines systolischen Geräusches ist wegweisend (Abb. 91).

Das Geräusch bei infarktbedingter Ventrikelseptumruptur entspricht nicht dem lauten und rauhen Geräusch wie beim M. Roger, sondern ist in seiner Qualität weicher, nicht so laut und vielfach nicht ohne weiteres von einem Mitralinsuffizienzgeräusch bei Papillarmuskelsyndrom zu unterscheiden. Allerdings befindet sich das Maximum am Erb-Punkt, während bei Mitralinsuffizienz das Maximum an der Spitze liegt und in die Axilla ausstrahlt. Zeichen der Rechts- und Linksinsuffizienz liegen gleichzeitig vor, und in über der Hälfte der Fälle entwickelt sich ein kardiogener Schock. Über operative Maßnahmen muß entsprechend dem deletären Verlauf in der 1. Woche entschieden werden. Nur etwa 5% der Patienten haben geringe Herzinsuffizienzzeichen, so daß bei diesen operative Maßnahmen nicht oder erst nach einem längeren Zeitintervall von 1–3 Monaten erforderlich werden.

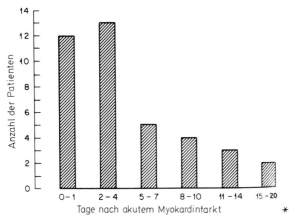

Abb. 90. Zeitintervall zwischen dem Eintritt des frischen Herzinfarkts und dem Auftreten des für die Ventrikelseptumruptur typischen Herzgeräusches. (Nach Radford et al. 1981)

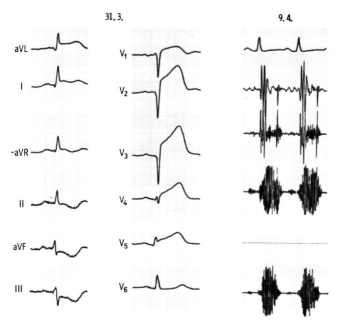

Abb. 91. Ausgedehnter großer Vorderwandinfarkt bei einer 55jährigen Patientin. 9 Tage später kardiogener Schock mit Auftreten eines systolischen Geräusches infolge Ventrikelseptumruptur *(rechts)*. (Nach Bussmann 1980)

1. Diagnosesicherung

Eine einfache Methode, den Links- und Rechts-Shunt zu verifizieren, ist die Registrierung einer Farbstoffverdünnungskurve. Nach Injektion von Cardiogreen in eine Vene, oder zentral in den rechten Vorhof, oder die A. pulmonalis wird mit der

Ohreinheit die stark verlängerte Verdünnungszeit registriert. Das Verfahren ist auch im kardiogenen Schock bei verlängerten Kreislaufzeiten noch aussagekräftig.

Die 2D-Echokardiographie ist ebenfalls geeignet, die Diagnose rasch zu erhärten, wenn der Defekt größer als 5 mm ist.

Die Rechtsherzkatheterisierung erlaubt den sicheren Nachweis des Links-Rechts-Shunts. Nach Plazierung des dreilumigen Swan-Ganz-Katheters werden Proben aus der A. pulmonalis und dem rechten Vorhof entnommen und im Oxymeter die Sauerstoffsättigung bestimmt. Der Links-Rechts-Shunt beträgt meist mehr als 50% des Lungendurchflusses (3,8–7,1 l entsprechend 65–76%, Fach u. Becker 1982). Die mit der Thermodilution gemessenen Werte ergeben ungewöhnlich hohe Herzminutenvolumina, da sich im kleinen Kreislauf Körperdurchfluß und Shuntvolumen addieren.

In der Regel ist mit diesen Methoden eine klare Abgrenzung zum Papillarmuskelsyndrom möglich. Andererseits ist, insbesondere bei Hinterwandinfarkt, das gleichzeitige Vorliegen einer Mitralinsuffizienz nicht auszuschließen (10% der Patienten). Durch die rechts- und linksventrikuläre Volumenbelastung kommt es zu einer Erhöhung der Füllungsdrücke und Verminderung des effektiven Herzminutenvolumens.

2. Verlauf

Fallbeispiel 1: Ventrikelseptumruptur bei Vorderwandinfarkt. Bei einer 54jährigen Patientin kam es zu einem ausgedehnten Vorderwandinfarkt (Abb. 92). Im EKG fanden sich ausgeprägte ST-Hebungen in den Ableitungen aVL und I sowie V_1–V_5. Die CK stieg bis 1 000 U/l, die SGOT bis 240 U/l an. Die Hämodynamik war stark beeinträchtigt mit deutlich erhöhten Pulmonalarteriendrücken (45/25, 34 mmHg, PC 27 mm Hg, PA-Sättigung 50%, Herzminutenvolumen 3,1 l/min). Die Patientin klagte über Dyspnoe und im Röntgenbild waren Lungenstauungszeichen nachweisbar. In den folgenden Tagen erholte sich die Patientin. Die Druckwerte in der A. pulmonalis normalisierten sich (20/10, 15 mm Hg). Lediglich das Herzminutenvolumen war noch deutlich erniedrigt (3,0 l/min).

9 Tage später kam es akut zu einer hämodynamischen Verschlechterung mit niedrigem Blutdruck, Tachykardie und Zeichen des kardiogenen Schocks. Ein lautes, holosystolisches Geräusch über dem Erb'schen Punkt sprach für eine Ventrikelseptumperforation. Mit dem Phonokardiogramm (Abb. 90) und der Farbstoffverdünnungskurve ließ sich der klinische Verdacht erhärten. Wegen zunehmender Verschlechterung und Ausprägung des kardiogenen Schocks wurde die Patientin 2 Tage später notfallmäßig operiert. In diesem Fall wurde auf Koronarographie und Ventrikulographie verzichtet, weil die Diagnose durch die klinischen Befunde gesichert war. In der Regel ist die Herzkatheteruntersuchung jedoch erforderlich, um über eventuell zusätzliche Revaskularisationsmaßnahmen entscheiden zu können.

Bei der Operation wurden ein 1,5 cm großer Ventrikelseptumdefekt mittels Teflonpatch verschlossen und ausgedehnte Bezirke im infarzierten Vorderwandbereich reseziert. Der weitere Verlauf war komplikationslos, und die Patientin konnte entlassen werden.

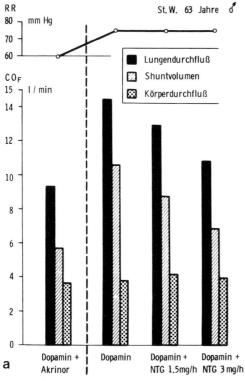

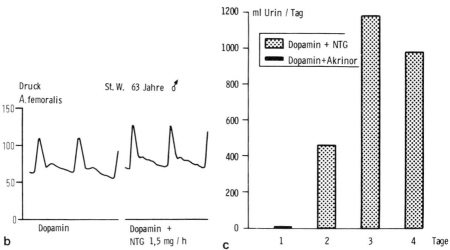

Abb. 92 a–d. Hinterwandinfarkt mit Septumruptur. Bei einer Dosis von 200 µg Dopamin/min ließ sich keine wesentliche Verbesserung der Schocksituation herbeiführen. Erst die Gabe von Nitroglycerin i. v. in einer Dosierung von 1,5 bzw. 3,0 mg/h reduzierte das Shuntvolumen von 10,6 auf 6,8 l/ min und führte zur Besserung der hämodynamischen Situation (**a**). Dabei zeigte der mittlere arterielle Druck eine Tendenz zur Zunahme (**b**). Die Druckwerte in der A. pulmonalis änderten sich nur geringfügig, es kam jedoch zur Verbesserung des Kreislaufminutenvolumens um 10–15% (**a**). Auch die Urinproduktion kam wieder in Gang (**c**). **d** Das Ruhe-EKG zeigt den Hinterwandinfarkt. Angiographischer Nachweis der Septumperforation infolge Verschlusses der rechten Kranzarterie

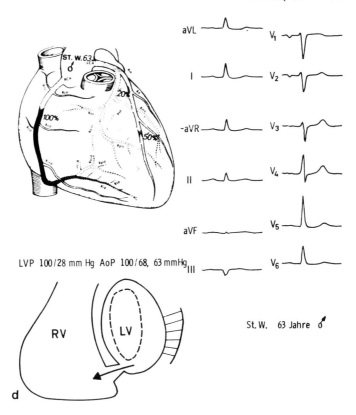

aVL

I

-aVR

II

aVF

LVP 100/28 mm Hg AoP 100/68, 63 mmHg III

V_1

V_2

V_3

V_4

V_5

V_6

St. W.   63 Jahre ♂

Abb. 92 d   **d**

Fallbeispiel 2: Ventrikelseptumruptur bei Hinterwandinfarkt. Der 63jährige Patient kam nach einem lang anhaltenden, typischen Infarktschmerz zur Aufnahme, mit einem peripheren Blutdruck von nur 85/60 mm Hg. Im EKG Zeichen eines frischen Hinterwandinfarktes sowie deutliche Erhöhungen der Transaminasen, insbesondere der CK. Zeichen des kardiogenen Schocks mit Oligo-/Anurie, Tachykardie und blasser, feuchter Haut. Relativ lautes systolisches Geräusch über allen Ostien mit Punctum maximum im 4. ICR links parasternal. Bei der Druckmessung im kleinen Kreislauf ergaben sich folgende Werte: A. pulmonalis: 65/24, 37 mm Hg, Pulmonalkapillardruck 25 mm Hg, rechter Vorhofdruck 21 mm Hg. Die Sättigung in der A. pulmonalis betrug 86%, im rechten Vorhof 61%.

Durch Nachweis des Sättigungssprungs von 25% war an der Diagnose eines Ventrikelseptumdefektes kein Zweifel mehr. Das Shunt-Volumen betrug 10,6 l/min, das effektive Herzminutenvolumen war auf 3,8 l/min erniedrigt. Im weiteren Verlauf führte die Oligo-/Anurie zur Erhöhung von harnpflichtigen Substanzen und machte eine Dialysebehandlung notwendig, es bestanden zudem ausgeprägte klinische Symptome der Linksherzinsuffizienz sowie neben der Lungenüberflutung durch den Links-Rechts-Shunt Zeichen der Lungenstauung.

Da eine operative Versorgung des Ventrikelseptumdefektes kurze Zeit nach Infarkt nicht erfolgversprechend erschien, wurde zunächst ein konservativer Therapieversuch unternommen. Dopamin in einer Dosierung von 100–200 µg/min und Akrinor brachten keinen günstigen Effekt (Abb. 92 a–d). Die periphere Vasokonstriktion war unter dieser Therapie so ausgeprägt, daß der Radialispuls nicht zu tasten war. Unter der hohen Katecholamindosis ergab sich bei blutiger Messung in der A. femoralis ein Wert von 150/40 mm Hg. Mitteldruck 60 mm Hg bei einer Frequenz von 130/min. Nach Absetzen von Akrinor nahm der überhöhte Spitzendruck ab und der Mitteldruck stieg auf 75 mm Hg an. Überhöhte Dosen von vasokonstriktorischen Substanzen können demnach im Schock die hämodynamische Situation erheblich verschlechtern.

Etwa 3 Wochen nach Infarkteintritt, als die hämodynamische Situation sich wieder zu verschlechtern begann, wurde mittels Herzkatheteruntersuchung der Ventrikelseptumdefekt im Bereich der spitzennahen Septumpartie nachgewiesen. Der Ventrikelseptumdefekt war aufgrund eines Verschlusses der rechten Kranzarterie eingetreten. Die peripheren Äste dieses Gefäßes stellten sich nicht dar. Die übrigen Kranzgefäße waren weitgehend unauffällig (Abb. 92 d). Intraoperativ zeigte sich, daß sich große Teile des Septums bis hin zur Mitralklappe von der Hinterwand gelöst hatten und den großen Shunt bedingten. Trotz der vergangenen 3 Wochen ließen sich die Nähte in dem sulzigen Gewebe nicht fest verankern, so daß es postoperativ zum Wiederausriß des Teflontransplantates kam (Bussmann 1980).

III. Therapie

a) Medikamentös

Die Ventrikelseptumruptur spricht ähnlich wie das Papillarmuskelsyndrom auf vasodilatierenden Medikamenten gut an. Liegt ein kardiogener Schock nicht gleichzeitig vor, so ist eine Therapie mit Nitroglycerin (1,5 bis 3 mg/h) oder mit Natriumnitroprussid erfolgversprechend (Bussmann 1980; Kappenberger et al. 1978). Durch Herabsetzung der aortalen Impedanz und Abnahme des peripheren Widerstandes kann mehr Blut in die Aorta gelangen und geht weniger über den Defekt in die falsche Richtung. Der Links-rechts-Shunt nimmt mit zunehmender Dosierung von Nitroglycerin ab (Abb. 91 a). Auch beim experimentellen Ventrikelseptumdefekt läßt sich unter vasodilatierender Therapie eine Reduktion des Links-rechts-Shunts um 42% erreichen (Synhorst et al. 1976). Durch Verkleinerung des linken Ventrikels mit Reduktion des Füllungsdrucks reduziert sich möglicherweise auch der Defektdurchmesser. Es kommt zu einem Anstieg des Herzminutenvolumens und zur Blutdruckstabilisierung unter alleiniger Nitroglycerintherapie. Bei Patienten, bei denen bereits ein kardiogener Schock vorliegt, wird zusätzlich Dobutamin in einer Dosierung von 5–10 µg/kg KG/min infundiert.

b) Operativ

Vor 25 Jahren wurde erstmals der erworbene Septumdefekt in einem mehrwöchigen Intervall nach dem akuten Ereignis verschlossen (Cooley et al. 1957). Das geschah unter der Vorstellung, daß nach 1- bis 3 Monaten die Myokardnekrose organisiert und festgeworden ist und eine bessere Verankerung der Patch-Plastik möglich ist. Diese lange Wartezeit ist nur in Ausnahmefällen einzuhalten. Bei mehr als 80% der Patienten ist die Ruptur durch einen kardiogenen Schock oder eine schwere Links- und Rechtsinsuffizienz kompliziert. Ein aktives Vorgehen ist angesichts der hohen Mortalität geboten.

Bei desolater Situation muß sofort ohne vorherige Koronarographie operiert werden und auf die Darstellung der Kranzarterien und eine gezielte zusätzliche Bypassoperation verzichtet werden. Die operativen Techniken haben sich verbessert. Um gesundes Myokard zu schützen, wird durch den infarzierten Ventrikelbereich eingegangen und ein Teil des Infarktes reseziert. Der Patch muß gelegentlich auch auf beiden Seiten, links- und rechtsventrikulär, angelegt werden. Patienten mit Hinterwandinfarkt und posterioren Septumablösung haben eine schlechtere Prognose. Häufig ist die chirurgische Versorgung in diesem Bereich schwieriger. Gleichzeitig können aber auch Rechtsherzinfarkt oder Papillarmuskelsyndrom zusätzlich vorliegen und den postoperativen Verlauf komplizieren (Radford et al. 1981).

Dank verbesserter operativer Techniken ist bei frühzeitiger Behandlung die perioperative Letalität auf 25% zurückgegangen (Montoya et al. 1980). Medikamentöse Maßnahmen führen meist nur zu einer vorübergehenden Stabilisierung der Kreislaufverhältnisse.

Literatur

Bussmann WD (1980) Frischer Herzinfarkt und seine Komplikationen. Indikationen zur Koronarangiographie und therapeutische Konsequenzen. In: Kaltenbach M, Roskamm H (Hrsg) Vom Belastungs-EKG zur Koronarangiographie. Springer, Berlin Heidelberg New York, S 318–329

Cooley DA, Belmonte BA, Zeis LB, Schnur S (1957) Surgical repair of ruptured interventricular septum following acute myocardial infarction. Surgery 41: 930

Fach WA, Becker HJ (1982) Ventrikelseptum-Perforation nach Herzinfarkt. Inn Med 9: 370–376

Kappenberger L, Turina M, Baumann PC, Senning A, Nager F (1978) Vasodilator therapy of ruptured interventricular septum complicating acute myocardial infarction. In: Kaltenbach M, Lichtlen P, Balcon R, Bussmann WD (eds) Coronary heart disease. Thieme, Stuttgart, pp 266–272

Lambertz H, Meyer J, Schweizer P et al. (1982) Ventrikelseptumdefekt bei akutem Herzinfarkt. Stellenwert einer frühzeitigen operativen Behandlung. Dtsch Med Wochenschr 107: 1465–1470

Lee WY, Cardon L, Slodki SJ (1962) Perforation of infarcted interventricular septum. Arch Intern Med 109: 731–741

Montoya A, McKeever L, Scanlon P, Sullivan HJ, Gunnar RM, Pifarré R (1980) Early repair of ventricular septal rupture after infarction. Am J Cardiol 45: 345–348

Radford MJ, Johnson RA, Daggett WM Jr, Fallon JT, Buckley MJ, Gold HK, Leinbach RC (1981) Ventricular septal rupture: A review of clinical and physiologic features and an analysis of survival. Circulation 64: 545–553

Synhorst DP, Lauer RM, Doty DB, Brody MJ (1976) Hemodynamic effects of vasodilator agents in dogs with experimental ventricular septal defects. Circulation 54: 472–477

H. Kardiogener Schock

I. Definition

Pathophysiologisch handelt es sich beim kardiogenen Schock um eine ausgeprägte Minderperfusion der Organe und Gewebe. Die Genese ist kardial, d. h. das Herz ist aufgrund seiner muskulären Situation, oder aufgrund mechanischer Defekte, oder herznah gelegener Behinderungen nicht in der Lage, ein ausreichendes Herzminutenvolumen zu fördern.

1. Ursachen des kardiogenen Schocks

Eine der häufigsten Ursachen für dieses Krankheitsbild ist ein größerer Ausfall von kontraktiler Substanz bei akutem Infarkt, aber auch, wenn mehrere Infarkte abgelaufen sind und damit der nekrotisierte Anteil des Herzmuskels auf 40% steigt. Die Häufigkeit für das Auftreten des kardiogenen Schocks nach Herzinfarkt liegt zwischen 10 und 20% (Page et al. 1971).

Eine myokardiale Ursache für den kardiogenen Schock kann eine diffuse Ventrikelhypokinesie bei kongestiver Kardiomyopathie im Endstatium sein, oder als Rarität bei der diffusen eitrigen Myokarditis auftreten.

Während bei myokardialer Genese des kardiogenen Schocks die Prognose außerordentlich ungünstig ist, sind die Aussichten bei den sog. mechanischen Formen weitaus günstiger. Relativ häufig sind Klappendysfunktionen wie das Papillarmuskelsyndrom mit schwerer Mitralinsuffizienz, konsumierende endokarditische Prozesse an der Aorten- oder Mitralklappe mit resultierender schwerer Klappeninsuffizienz, Ausrisse bei Klappenprothesen und Thrombosierung von Kunstklappen bei ungenügender Antikoagulation. Die Ventrikelseptumruptur führt ebenfalls häufig zu kardiogenem Schock.

Außerdem sind herznahe mechanische Hindernisse zu nennen. Bei der schweren Lungenembolie sind es in erster Linie die mechanischen Probleme mit Verlegung der Lungenstrombahn, die eine Überlastung des rechten Herzens und eine ungenügende Füllung in der linken Herzseite bedingen. Schließlich kommt es im Rahmen der Herztamponade ebenfalls zum klinischen Vollbild eines kardiogenen Schocks.

Allen diesen mechanischen Störungen ist gemeinsam, daß durch eine rasche chirurgische oder manipulatorische Intervention eine sofortige und effektive Therapie möglich ist.

Extreme tachy- oder bradykarde Rhythmusstörungen können beim vorgeschädigten Herzen ebenfalls zu einer Schocksymptomatik führen. Häufig ist durch Kardioversion oder Schrittmacherapplikation eine rasche Wiederherstellung normaler Kreislaufverhältnisse möglich.

2. Klinisches Bild

Die Klinik des Patienten im kardiogenen Schock deckt sich vordergründig mit der der übrigen Schockformen und ist durch einen systolischen Blutdruck unter 90 mm Hg, eine verminderte Urinproduktion (30 ml/h) und einer verminderten Perfusion aller anderen Organe einschließlich des Cerebrums mit Bewußtseinstrübung und Unruhe gekennzeichnet. Die Haut ist feucht, kalt und erscheint gelegentlich blaß, zyanotisch und marmoriert. Die Unruhe des Patienten ist durch Stimulation des sympathikoadrenalen Systems bedingt. Die Herzfrequenz ist deutlich, meist in den Bereich von 120/min erhöht.

Die Unterscheidung von anderen Schockformen, insbesondere dem hypovolämischen Schock, gelingt meist durch den Nachweis gestauter Halsvenen. Der Venendruck beim hypovolämischen und beim septischen Schock ist durchweg niedrig. Dennoch ist zur differentialdiagnostischen Abgrenzung dieser Schockform der Nachweis einer kardialen Erkrankung unerläßlich.

Der frische Herzinfarkt als Ursache für den kardiogenen Schock ist aus Anamnese und EKG meist leicht zu diagnostizieren. Auch das Endstadium einer Kardiomyopathie wird aus dem Verlauf der Erkrankung und dem Nachweis eines stark vergrößerten Herzens zu sichern sein. Schwierig wird es häufig bei den Klappendysfunktionen. Wegen des extrem niedrigen Herzminutenvolumens sind besonders bei Klappenausrissen oder Stenosierungen entsprechende Herzgeräusche kaum oder überhaupt nicht hörbar. So kann bei schwerer Mitralinsuffizienz mit niedrigem Herzminutenvolumen das Geräusch ganz fehlen. Auch beim Papillarmuskelsyndrom mit schwerer Mitralinsuffizienz ist oft nur ein leises Geräusch nachweisbar. Es ist um so leiser, je schwerer die Dysfunktion.

Bei dekompensierter Aortenstenose mit kardiogenem Schock ist ebenfalls das Geräusch häufig nicht hörbar oder leicht überhörbar. Bei völlig fehlenden Vorbefunden ließ sich bei einem kürzlich beobachteten Fall mit kardiogenem Schock die Diagnose erst durch eine Röntgendurchleuchtung mit Nachweis von Klappenkalk in Aortenposition sichern. Bei Endokarditis der Aortenklappe und konsekutiver, schwerer Aorteninsuffizienz imponiert das Kopfnickersyndrom. Über den Femoralarterien sind Strömungsgeräusche auskultierbar. Diese Befunde geben zusätzliche Hinweise auf die Schwere der Aorteninsuffizienz. Bei der Ventrikelseptumruptur ist das Geräusch über dem Erb-Punkt lokalisiert, wobei meist der rauhe Klangcharakter, wie er für den angeborenen Septumdefekt typisch ist, fehlt.

Bei der Herztamponade ist anamnestisch auf vorausgegangene kardiale Eingriffe und diagnostisch auf stark gestaute Halsvenen und den dabei zu beobachtenden paradoxen Puls zu achten. Bei der Lungenembolie hilft die ganz im Vordergrund stehende Dyspnoe und die oft vorhandene mäßige Zyanose sowie anamnestische Hinweise auf einen bis 12 Tage zurückliegenden operativen Eingriff weiter. Meist finden sich im EKG „Ischämiezeichen" des rechten Ventrikels ähnlich wie bei Hinterwandinfarkt.

3. Hämodynamik

Das primäre Problem beim kardiogenen Schock ist das stark reduzierte Herzminutenvolumen. Die mit Hilfe der Thermodilution gemessenen Werte liegen häufig um oder unter 2,5 l/min. Bei einem Normalwert von 6 l/min ist damit das Herzminutenvolumen mehr als halbiert. Dies korreliert bei den myokardialen Formen mit einem 40–50%igen Verlust an kontraktiler Substanz. Als Folge der reduzierten Pumpleistung des Herzens ist der systolische arterielle Druck und die Blutdruckamplitude stark reduziert. Bei Blutdruckabfall kommt die sympathikoadrenale Regulation in Gang, um durch arterielle Vasokonstriktion einen genügenden Druck aufrecht zu erhalten. Da es auch auf der venösen Seite zur Konstriktion kommt und zudem eine durch die kardiale Schwäche bedingte Stauung vorliegt, steigen die Füllungsdrücke deutlich an. Bei linksventrikulärem Infarkt ist es insbesondere der linksventrikuläre Füllungsdruck, der auf 25–30 mm Hg und bei schwerem kardiogenen Schock auf 40–45 mg Hg ansteigen kann. Der Druck im rechten Vorhof ist je nach der rechtsventrikulären Myokardbeteiligung oder sekundär infolge pulmonaler Hypertonie meist erhöht. Das trifft für den rechtsventrikulären Infarkt, bei der Lungenembolie und auch bei Herztamponade zu.

Die arteriellen systolischen Druckwerte liegen meist unter 90 mm Hg. Wegen der erheblichen peripheren Vasokonstriktion hat die Bestimmung des Blutdrucks mit Hilfe von Armmanschette und Stethoskop erhebliche Limitierungen. Intraarterielle Druckmessungen nach Punktion der A. femoralis und der A. brachialis oder der A. radialis ergeben exaktere Werte (s. Abb. 7).

Der klinische und hämodynamische Status eines Patienten im kardiogenen Schock bleibt nach Eintritt der Symptomatik oft für einen Zeitraum von 6–12 h relativ stabil. Danach kommt es aber zur Verschlechterung, die durch die zunehmende metabolischen Azidose, die Oligo-Anurie und die später folgenden Zeichen der Schockleber und Schocklunge bedingt sind. Bei länger bestehendem Schock kommt es zur Verbrauchskoagulopathie, die besonders bei Patienten mit mechanischen Ursachen des Schocks und geplantem operativen Eingriff hinderlich sein können. Eine frühe Therapie ist, wenn irgend möglich, entscheidend.

Voraussetzung für eine gezielte Therapie ist aber eine abgesicherte Diagnose. In Ausmaß und Schweregrad läßt sich der kardiogene Schock aber nur durch eine Druckmessung im kleinen Kreislauf eindeutig einstufen. Damit ist die Indikation zur invasiven Messung immer gegeben. Insbesondere bei der koronaren Herzkrankheit spielt der koronare Perfusionsdruck eine entscheidende Rolle (Abb. 93). Unterhalb eines Mitteldrucks von 60 mm Hg nimmt die Koronardurchblutung linear mit dem Druck ab.

So ist auch zu verstehen, daß Page et al. (1971) nach eingetretenem Infarkt eine Serie von Ausweitungen des originären Infarktareals fanden. Es ließen sich Nekrosegebiete unterschiedlichen Alters zwischen Stunden und Tagen nachweisen. Durch den stark erniedrigten koronaren Perfusionsdruck werden auch Gebiete mit vorher genügender Durchblutung ischämisch und tragen zu dem oft deletären Verlauf bei.

4. Mortalität

Die Mortalität des kardiogenen Schocks insbesondere bei Zustand nach Infarkt ist außerordentlich hoch und erreicht häufig 80–90%. Patienten mit milden Schockformen sind mit den üblichen Maßnahmen wiederherzustellen. Liegt aber der systolische arterielle Druck unter 80 mm Hg und das Herzminutenvolumen unter

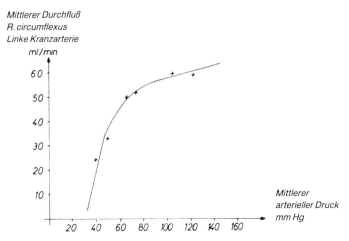

Abb. 93. Abhängigkeit der Koronardurchblutung vom mittleren arteriellen Druck. Bei Mitteldruck < 60 mm Hg erhebliche Abnahme des Durchflusses

2,5 l/min, verbunden mit Zeichen einer verminderten peripheren und zerebralen Durchblutung, Lungenstauungszeichen und stark erhöhten Werten für den pulmonalen Kapillardruck, ist bei konventioneller nichtchirurgischer Therapie eine Mortalitätsrate von 100% zu erwarten.

II. Therapie des kardiogenen Schocks

Die therapeutischen Möglichkeiten haben sich in letzter Zeit durch die Anwendung von positiv inotropen Substanzen in Kombination mit gefäßdilatierenden Medikamenten verbessert. Patienten mit ausgedehnten myokardialen Schädigungen profitieren allerdings weniger als Patienten mit kardiogenem Schock aufgrund einer Klappendysfunktion oder anderen mechanischen Störungen.

1. Ziele der Therapie

Die wesentlichen Ziele der Therapie sind in einer Zunahme des Herzminutenvolumens, einer Stabilisierung des Blutdrucks und einer Verminderung des rechts- und linksventrikulären Füllungsdruckes zu sehen. In zweiter Linie ist auch eine prognostische Beeinflussung anzustreben.

Katecholamine oder ihre Abkömmlinge müssen so dosiert eingesetzt werden, daß nur eine leichte Stimulation der myokardialen Kontraktilität resultiert. Auf diese Weise wird auch vermieden, daß der myokardiale Sauerstoffverbrauch zu stark ansteigt. So werden auch die Nebenwirkungen wie Frequenzsteigerung und ventrikuläre Arrhythmieauslösung gering gehalten. Zu hohe Dosen positiv inotroper Substanzen führen zwar zu einer vorübergehenden Blutdrucksteigerung und besseren Herzleistung, nach kurzer Zeit sind aber die myokardialen Reserven erschöpft. Es resultiert eine Verschlimmerung der Schocksituation. Ähnlich wie man ein krankes Pferd nicht dauernd mit der Peitsche traktieren kann, läßt sich auch der kranke

Herzmuskel nicht unentwegt mit inotropen Hieben peitschen. Die Substanzen stimulieren überdies nur das gesunde, genügend durchblutete Myokard, während die nekrotischen nicht reagieren und die ischämischen Myokardareale nur teilweise.

a) Leichte Blutdruckzunahme

Das therapeutische Ziel ist die nur leichte Steigerung des Blutdrucks, zum Beispiel von 90 mm Hg auf 100 mm Hg systolisch. Der Sinn einer zusätzlichen Gabe von vasodilatierenden Substanzen, wie Nitroglycerin in kleiner Dosierung, liegt darin, die Füllungsdrücke etwas zu vermindern. Nitrate erfüllen aber weitere Aufgaben: Durch Verbesserung der regionalen Wandbewegung infolge Abnahme der Ischämie und verbesserter Koronardurchblutung kann eine Steigerung des Herzminutenvolumens erreicht werden. Daher zeigt sich immer wieder, daß bei zusätzlicher Gabe von Nitroglycerin der arterielle Blutdruck ansteigt, ein Effekt, der über die Zunahme des Schlagvolumens zustande kommt.

α Paradoxe Blutdruckabnahme

Eine Kombination von Katecholaminen (z. B. Dopamin plus Dobutamin oder Dobutamin plus Adrenalin oder Noradrenalin) ist nicht sinnvoll, da die Addition von zwei Substanzen in der Regel einer höheren Dosis der Einzelsubstanz entspricht. Katecholamine in zu hoher Dosis oder kombiniert zu verabreichen, ist ein bei der Behandlung des kardiogenen Schocks häufig zu beobachtender Fehler. Wenn nur die unblutige Druckmessung nach der Riva-Rocci-Methode vorgenommen wird, kann der Blutdruck nach Dosiserhöhung infolge stärkerer peripherer Vasokonstriktion abnehmen, obwohl zentral in den Femoralarterien und Karotiden hohe Druckwerte bestehen (s. S. 14). In dieser Situation sollte die Dosis versuchsweise reduziert werden, wonach häufig eine Blutdrucksteigerung am Arm beobachtet wird.

b) Leichte Füllungsdrucksenkung

Die Senkung des rechts- und linksventrikulären Füllungsdrucks ist ebenfalls nur niedrig zu bemessen. Liegt der Füllungsdruck im Bereich von 35 mm Hg, so genügt meist schon eine Reduktion auf 25–28 mm Hg.

α Optimaler Füllungsdruck beim kardiogenen Schock

Unsere Untersuchungen ergeben, daß beim kardiogenen Schock der sog. optimale Füllungsdruck nicht in der Größenordnung von 18–20 mm Hg liegt (Crexelles et al. 1973), sondern abhängig von den Ausgangswerten häufig deutlich darüber, in der Größenordnung von 25–28 mm Hg. Das ergibt sich aus eigenen Messungen bei höheren Dosen von Nitroglycerin (Bussmann u. Wehrheim 1981, 1983). Eine zu starke Senkung der Füllungsdrücke führte zu einer Verschlechterung der hämodynamischen Situation mit Abnahme des Herzminutenvolumens und des Blutdrucks.

2. Dopamin

Dopamin, neben Adrenalin und Noradrenalin ein körpereigenes Katecholamin, beeinflußt die β- und α-Rezeptoren dosisabhängig. Durch Stimulation der β-1-Rezeptoren wird die kardiale Kontraktilität und die Herzfrequenz beeinflußt. Der Effekt auf die β-2-Rezeptoren, die für die Vasodilatation verantwortlich sind, ist gering. Kleine Dosen Dopamin von 0,5–2,0 µg/kgKG·min (entsprechend 35–140 µg/min) steigern die renale Durchblutung ohne Effekte auf die kardiale Kontraktilität oder Herzfrequenz. Der Blutdruck wird bei der kleinen Dosierung nicht beeinflußt. Im Dosisbereich zwischen 2 und 10 µg/kg KG·min (140–700 µg/min) kommt es zu den kardialen Wirkungen mit Steigerung der Inotropie und damit des Herzminutenvolumens und des Schlagvolumens. Die Herzfrequenz wird normalerweise nicht wesentlich beeinflußt (Goldberg 1977). Bei Dosierungen über 10 µg/kg KG·min kommt es zur Steigerung des arteriellen Blutdruckes aufgrund der Stimulation der α-Rezeptoren. Interessant ist, daß auch bei höheren Dosen das renale Gefäßgebiet nicht wie die anderen Gebiete der Vasokonstriktion unterliegt.

Die angebliche fehlende Wirkung von Dobutamin auf die renale Durchblutung wird häufig falsch gewertet. Ist der renale Perfusionsdruck zu niedrig, ist keine Substanz, auch nicht Dobutamin, in der Lage, die renale Durchblutung und damit die Urinproduktion zu steigern. Die häufig angewandte Kombination von Dopamin mit Dobutamin ist damit nicht effektiver als die höhere Dosis einer Substanz.

Holzer et al. (1973) verglichen die hämodynamischen Wirkungen von Dopamin bei überlebenden und nicht überlebenden Schockpatienten. Es zeigte sich, daß Dopamin nur bei den Patienten, die den Schock überlebten, zu einer Zunahme des arteriellen Druckes und zu einer Reduktion des linksventrikulären Füllungsdruckes geführt hatte. Der Befund weist auf die Grenzen einer positiv inotropen Stimulation in der klinischen Anwendung hin, insbesondere wenn eine starke Schädigung der Ventrikelmuskulatur vorliegt.

3. Dobutamin

Diese Substanz wurde durch Modifikation der chemischen Struktur von Isoproterenol synthetisiert (Tuttle u. Mills 1975). Der positiv chronotrope Effekt ist 4mal schwächer als der von Isoproterenol. Dobutamin stimuliert direkt die beta-1-Rezeptoren und steigert damit die Kontraktilität. Die Herzfrequenzsteigerung ist gering. Der Effekt auf die β-2 adrenerge Dilatation und die α-adrenerge Vasokonstriktorreaktion ist nur schwach ausgebildet (Goldberg 1977; Delius et al. 1976). Damit ist der Effekt von Dobutamin auf den peripheren Widerstand geringer als bei anderen Katecholaminen. Die Dosis von Dobutamin liegt zwischen 5 und 10 µg/kg KG·min, entsprechend 350–700 µg/min bei einem 70 kg schweren Patienten.

Eigene Untersuchungen von Dobutamin bei Patienten mit kardiogenem Schock in einer Dosierung von 7 µg/kg KG·min (entsprechend 490 µg/min) zeigten einen signifikanten Anstieg des Herzminutenvolumens ohne Zunahme der Herzfrequenz (s. Abb. 96). Der arterielle Blutdruck blieb gleich oder stieg geringfügig an. Der Effekt auf die rechts- und linksventrikulären Füllungsdrücke bei diesen Patienten mit kardiogenem Schock war nicht besonders ausgeprägt (Bussmann u. Wehrheim 1983). Bei einigen Patienten kam es zur Auslösung von ventrikulären Extrasystolen, so daß die Dosis reduziert oder die Substanz abgesetzt werden muß.

Aus der Zunahme des Herzminutenvolumens und der nur geringen arteriellen Drucksteigerung läßt sich eine Abnahme des Widerstandes im Systemkreislauf errechnen. Zu ähnlichen Befunden kamen Delius et al. (1976) bei Patienten mit Herzinsuffizienz ohne kardiogenen Schock.

4. Vergleich zwischen Dopamin und Dobutamin

Wirtzfeld et al. (1978) verglichen beide Substanzen bei Patienten mit schwerer, therapierefraktärer Herzinsuffizienz. Dopamin wurde in einer Dosierung von 4 µg/kg KG·min und Dobutamin in einer Dosis von 7,5 µg/kg KG·min infundiert. Beide Substanzen führten zu einem vergleichbaren Anstieg des Schlag- und Herzminutenvolumens um 50 bzw. 60%. Der periphere Widerstand fiel um 33%. Die Herzfrequenz stieg unter Dopamin um durchschnittlich 12% an, wurde jedoch durch Dobutamin nicht beeinflußt. Unter Dobutamin fand sich ein signifikanter Abfall des links- und rechtsventrikulären Füllungsdrucks, der unter Dopamin nicht nachweisbar war. Nur bei wenigen Patienten fielen unter Dopamin die Füllungsdrücke ab, bei einigen blieben sie unverändert und stiegen bei einem weiteren Teil sogar an (Abb. 94).

Unter Dopamin kann es somit zu einer Zunahme des Füllungsdruckes kommen. Die Verbesserung der kardialen Auswurfleistung unter Dopamin geht außerdem mit einem höheren Sauerstoffbedarf einher. Zu diesen Befunden kamen Loeb et al. (1977). Besonders ungünstig könnte sich ein weiterer Anstieg des Füllungsdruckes auswirken. Müller et al. (1978) wiesen bei Patienten mit Schock nach akutem Herzinfarkt unter Dopamin eine Störung des Myokardstoffwechsels nach. Es kam zu einer myokardialen Laktatproduktion. Unter Dobutamin ist die Zunahme des myokardialen O_2-Verbrauchs nicht so ausgeprägt, daß eine Laktatproduktion auftrat konnte (Bendersky et al. 1981).

Für die Praxis gilt, daß Dobutamin trotz der fehlenden spezifischen Wirkung auf die renale Durchblutung bei der Behandlung der schweren Herzinsuffizienz und des kardiogenen Schocks vorzuziehen ist.

5. Adrenalin

Adrenalin spielt in der Schockbehandlung heute keine wesentliche Rolle mehr. Es hat die bekannten Effekte auf die myokardiale Kontraktilität und Herzfrequenz. In kleineren Dosen kommt es über eine β-2-Stimulation zu einer mäßigen Vasodilatation und einer Abnahme des peripheren Widerstandes. Höhere Dosen führen jedoch zu einer erheblichen Widerstandszunahme. Unabhängig von der Dosishöhe hat Adrenalin eine erhebliche vasokonstriktorische Wirkung im renalen Bereich, so daß die Nierendurchblutung abnehmen kann. Die Substanz wird deshalb nur kurzfristig oder als Notfallmedikament eingesetzt.

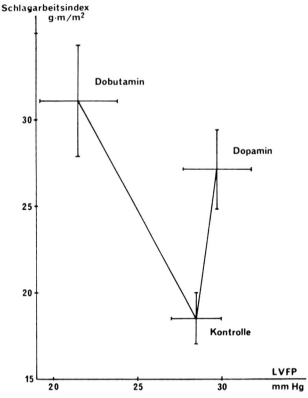

Abb. 94. Änderung der Beziehung von Schlagarbeitsindex und linksventrikulärem Füllungsdruck *(LVFP)* unter Dopamin und Dobutamin. Unter Dopamin kommt es häufig zu einer Zunahme des linksventrikulären Füllungsdrucks. (Nach Wirtzfeld et al. 1978)

6. Noradrenalin

Noradrenalin hat einen ausgeglichenen Effekt auf die β-1-Rezeptoren am Herzen und die α-adrenergen Rezeptoren in den Gefäßen. Entsprechend ist die Wirkung auf den arteriellen Blutdruck besonders ausgeprägt. Unter Noradrenalin kommt es zu einer Vasokonstriktion im renalen Bereich (Goldberg 1977).

7. Kombination von Dobutamin mit Nitroglycerin

Bussmann u. Wehrheim (1981, 1983) untersuchten Patienten mit kardiogenem Schock, bei denen ohne vorherige Medikation die Ausgangshämodynamik mit Hilfe des Swan-Ganz-Thermodilutionskatheters gemessen werden konnte. Bei 5 Patienten war der kardiogene Schock aufgrund eines myokardialen Versagens (Herzinfarkt, Kardiomyopathie), bei 7 Patienten aufgrund von mechanischen Läsionen an den Klappen eingetreten.

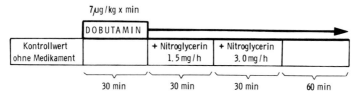

Abb. 95. Therapieschema zur Behandlung des kardiogenen Schocks. Messung der Hämodynamik in 30minütigen Intervallen. Anschließend Dauertherapie mit der optimalen Nitroglycerindosis

Nach einem Ausgangswert wurde zunächst über 30 Minuten Dobutamin in einer Dosierung von 7 μg/kg KG·min infundiert und anschließend 2 verschiedene Dosen von Nitroglyzerin infundiert (1,5/3,0 mg/h bzw. 3/6 mg/h) (Abb. 95). Nach Abschluß der verschiedenen Therapieschritte wurde die Medikation und Dosierung belassen, die die optimalen hämodynamischen Verbesserungen erbrachte.

a) Patienten mit Klappenläsionen

Bei den Patienten mit kardiogenem Schock und mechanischen Klappenläsionen (schwerste Mitral- oder Aorteninsuffizienz) wurde unter Dobutamin eine deutliche Zunahme des Herzminutenvolumens ohne wesentliche arterielle Druckänderung erreicht. Die zusätzliche Gabe von Nitroglycerin führte zu einer Verminderung des rechts- und linksventrikulären Füllungsdruckes. Vor allem ergab sich aber eine weitere Steigerung des Herzminutenvolumens ohne Verminderung des arteriellen Blutdruckes. Höhere Dosen von Nitroglycerin führten aber zu einer Wiederabnahme des Herzminutenvolumens und zu einer arteriellen Drucksenkung, offenbar deshalb, weil die Füllungsdrucksenkung zu ausgeprägt war (Abb. 96).

b) Patienten mit myokardialer Schädigung

Weniger deutlich waren die Effekte bei Patienten mit kardiogenem Schock auf dem Boden einer rein myokardialen Schädigung. Bei Endstadien der koronaren Herzkrankheit oder der Kardiomyopathien führte Dobutamin zu einer Steigerung des Herzminutenvolumens und mäßigen arteriellen Druckerhöhung. Unter einer kleinen Nitroglycerindosis nahm das Herzminutenvolumen weiter zu, ohne daß es zur arteriellen Drucksenkung kam. Bei der höheren Nitroglycerindosis von 3–6 mg/h kam es jedoch zu einem Wiederabfall des Herzminutenvolumens und zu einer arteriellen Drucksenkung. Gleichzeitig waren die Füllungsdrücke mäßig reduziert (Abb. 97).

Aus diesen Befunden läßt sich folgern, daß beim kardiogenen Schock aufgrund von mechanischen Läsionen mit Hilfe der Kombinationstherapie deutliche Verbesserungen der Hämodynamik erzielbar sind, zumal die linksventrikuläre Funktion in der Regel als gut einzuschätzen ist. Liegt jedoch eine schwerere myokardiale Schädigung vor, sind mit dieser Therapie nur mäßige Funktionsverbesserungen erreichbar (Abb. 98). Ähnliche Befunde erhoben Sabin u. Klüsener (1980) mit Dopamin in Kombination mit Nitroglycerin sowie Hillen et al. (1982).

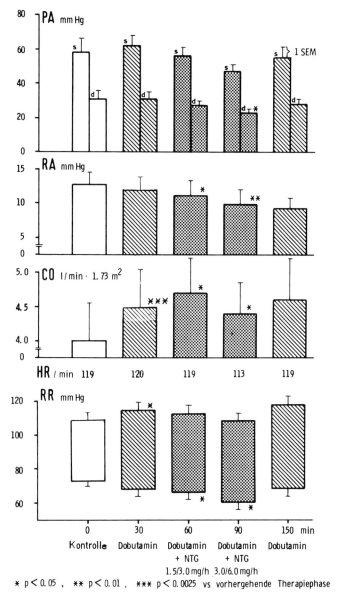

Abb. 96. Hämodynamische Meßwerte bei 7 Patienten mit kardiogenem Schock aufgrund *schwerer Klappendysfunktion.* Die Ausgangswerte zeigen einen deutlichen erhöhten systolischen und diastolischen Pulmonalisdruck *(PA)* und rechten Vorhofdruck *(RA),* ein reduziertes Herzminutenvolumen *(CO),* eine erhöhte Herzfrequenz *(HR)* und reduzierte arterielle Blutdruckwerte *(RR).* Nach alleiniger Gabe von Dobutamin wird eine signifikante Steigerung des Herzminutenvolumens erreicht. Die zusätzliche Gabe von Nitroglycerin führte in niedriger Dosierung zu einer Verminderung des diastolischen Pulmonalarteriendrucks und des rechten Vorhofdrucks und zu einer weiteren Steigerung des Herzminutenvolumens, ohne daß der arterielle Blutdruck vermindert wird. Unter der höheren Nitroglycerindosis weitere Verminderung der Füllungsdrücke mit Wiederabnahme des Herzminutenvolumens und Minderung des Blutdrucks. Nach Absetzen von Nitroglycerin Wiederanstieg des Blutdrucks und des Herzminutenvolumens. (Nach Bussmann und Wehrheim 1981, 1983)

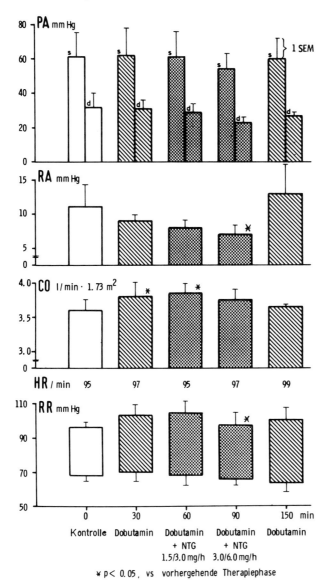

Abb. 97. Hämodynamische Messungen bei 5 Patienten mit kardiogenem Schock aufgrund schwerer *myokardialer Schädigung.* Unter Ausgangsbedingungen sind der diastolische Pulmonalarteriendruck *(PA)* und der rechte Vorhofdruck *(RA)* stark erhöht, das Herzminutenvolumen *(CO)* und der systolische Blutdruck *(RR)* stark reduziert. Dobutamin allein führt zu einer Steigerung des Herzminutenvolumens und Anhebung des systolischen und diastolischen Blutdrucks. Die zusätzliche Gabe von Nitroglycerin führt nur zu einer geringen weiteren Steigerung des Herzminutenvolumens. Unter der höheren Dosierung von Nitroglycerin nehmen allerdings das Herzminutenvolumen und der systolische Blutdruck wieder ab. (Nach Bussmann u. Wehrheim 1983)

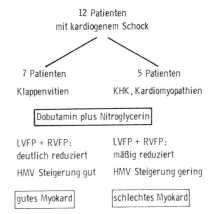

Abb. 98. Unterschiedliche Effekte der Kombinationstherapie Dobutamin und Nitroglycerin in Abhängigkeit von der Genese des kardiogenen Schocks. *LVFP*, linksventrikulärer Füllungsdruck; *RVFP*, rechtsventrikulärer Füllungsdruck. (Nach Bussmann u. Wehrheim 1983)

8. Kombination von Dobutamin mit Natriumnitroprussid

Cyran u. Bolte (1979) haben bei Patienten mit Linksinsuffizienz oder kardiogenem Schock Dobutamin mit Natriumnitroprussid kombiniert. Über die alleinige Dobutamininfusion hinaus wurde mit der Kombinationstherapie ein etwas höheres Herzminutenvolumen erreicht. Dabei ist aber zu berücksichtigen, daß der systolische Blutdruck im Mittel um 15 mm Hg bei Kombination beider Substanzen abfällt. Ähnliche Befunde wurden von Berkowitz et al. (1977) erhoben. Wegen der stärkeren arteriellen Wirkung von Nitroprussid sollte diese Substanz beim kardiogenen Schock deshalb keine Verwendung finden.

Die medikamentöse Therapie des kardiogenen Schocks mit einer positiv inotropen Substanz und einer niedrig dosierten vasodilatierenden Substanz scheint zur Zeit das *optimale Konzept* für diese schwerste Form der Herzinsuffizienz zu sein. Digitalispräparate sind primär für die chronische Herzinsuffizienz reserviert und sind wegen der längeren Zeit, die bis zur Aufsättigung vergeht, ungeeignet. Sie finden heute in der Therapie des kardiogenen Schocks keine Verwendung mehr. Die Empfehlung, hochdosiert Kortikosteroide zu injizieren, ist nicht mehr aufrecht zu erhalten. Ein therapeutischer Effekt wurde nie eindeutig bewiesen. Die Infusion von Glukagon stellt nur eine Alternative zu den positiv-inotropen Substanzen dar, hat allerdings keinen festen Platz im Therapieplan gefunden.

9. Volumentherapie?

Während bei allen übrigen Schockformen die intravenöse Gabe von Volumen in Form von Dextranen oder Albuminlösungen erfolgversprechend ist, kann man beim kardiogenen Schock schon bei Infusion von geringen Flüssigkeitsmengen (100 ml) den klinischen Befund verschlimmern. Es kommt dann neben der bereits bestehenden Schocksymptomatik durch Anstieg der Füllungsdrücke zum Lungenödem, eine Situation, die dann nicht mehr beherrschbar ist. Deshalb ist bei Vorliegen eines kardiogenen Schocks eine Volumenzufuhr bis auf seltene Ausnahmen nicht angezeigt.

10. Kardiogener Schock ohne Füllungsdruckerhöhung

Hämodynamische Messungen beim kardiogenen Schock ergaben, daß in seltenen Fällen trotz typischer Schocksymptomatik normale Kleinkreislaufdrücke gemessen werden. So bei einem Patienten mit großem frischen Hinterwandinfarkt und klinisch eindeutigen Zeichen des Schocks: bei einem Blutdruck von 70/40 mm Hg und einem Herzminutenvolumen von 2,9 l/min betrug der Pulmonalarteriendruck nur 25/10, 18 mm Hg, der Pulmonalkapillardruck 8 mm Hg und der Vorhofdruck rechts 5 mm Hg. Trotz der niedrigen Drücke war eine Lungenstauung röntgenologisch nachweisbar. Bei dieser speziellen Form des kardiogenen Schocks ist mit der Volumenzufuhr außerordentlich vorsichtig zu verfahren, wenn röntgenologisch bereits eine überwässerte Lunge vorliegt. Unter Kontrolle des linksventrikulären Füllungsdrucks können kleine Infusionsmengen (100 ml in 2 h) gegeben werden, um die rechts- und linksventrikulären Füllungsdrücke etwas zu steigern. Häufig führt die Volumenzufuhr zum Lungenödem. Insgesamt sind derartige Verläufe oft deletär.

Die genannten medikamentös-konservativen Verfahren sind bei myokardialem Versagen die einzige Alternative. Bei den Patienten mit mechanischen Läsionen dienen sie als Überbrückungsmaßnahme bis zum operativen Eingriff. Das gilt besonders für Patienten mit hochgradiger Klappendysfunktion, z. B. der Mitralinsuffizienz bei Papillarmuskelsyndrom oder auch bei Ventrikelseptumefekt. Neben der Rechtsherzkatheteruntersuchung wird bei diesen Fällen vom Herzchirurgen eine Linksherzkatheteruntersuchung zur Beurteilung des Schweregrades der Klappendysfunktion gefordert. Die Herzkatheteruntersuchung soll die Koronarographie einschließen, um Risiken von dieser Seite auszuschließen. Die Notoperation soll möglichst innerhalb von 12 h nach Diagnosestellung erfolgen, da sonst Schockfolgen wie Schockleber, Schocklunge, Nierenversagen und Verbrauchskoagulopathie fortschreiten und eigengesetzlich den weiteren meist infausten Verlauf bestimmen.

III. Mechanische Therapiemöglichkeiten: Intraaortale Ballonpulsation

1. Technik

Nach Freilegung der A. femoralis oder neuerdings nach Punktion und Einführung eines weitlumigen Schaftkatheters wird ein Polyurethanballon mit einem Volumen von 30–50 ml in die Aorta descendens vorgeschoben. Experimentelle Erfahrungen bestehen mit einem abgewinkelten Ballontyp, der bis in die Aorta ascendens vorgeschoben werden kann (Bussmann et al. 1971). Der schlauchförmige Ballon wird an ein Pumpsystem angeschlossen und getriggert vom EKG in der Diastole aufgeblasen und in der Systole entleert (Abb. 99).

2. Mechanismen

Durch plötzliches Aufblasen des Ballons am Ende der Systole wird eine Druckwelle von 30–50 mm Hg erzeugt. Der Einstrom in die Koronararterien, der hauptsäch-

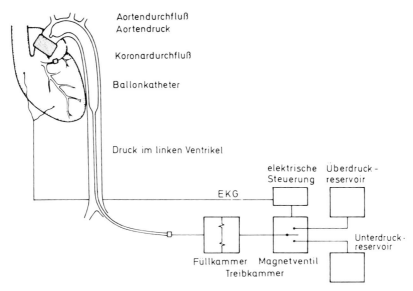

Abb. 99. Schematische Darstellung der intraaortalen Ballonpulsation. EKG-getriggerte Füllung des Ballons zu Beginn der Diastole und Entleerung zu Beginn der Systole. (Nach Bussmann 1980)

lich diastolisch erfolgt, wird eindrucksvoll bis zu 50% des Ausgangswertes verstärkt. Durch plötzliche Entlastung des Ballons kurz vor Kontraktion des Herzens wird der Austreibungswiderstand für den linken Ventrikel herabgesetzt, so daß der systolische und diastolische Ventrikeldruck abnehmen und das Schlagvolumen ansteigt (Abb. 100) (Bleifeld et al. 1971; Grosser et al. 1976).

Die assistierte Zirkulation mit der intraaortalen Ballonpulsation führt damit zu folgenden Effekten:

1. Zu einer Abnahme der Arbeit des linken Ventrikels, 2. zu einer Verbesserung der Koronardurchblutung durch den erhöhten diastolischen Aortendruck, 3. zur Zunahme des Schlagvolumens, sowie 4. zu einer Verkleinerung der Ischämiezone mit Abnahme der ST-Hebungen.

3. Einfluß auf die Letalität

In großen Zentren werden durch die Anwendung der intraaortalen Ballonpulsation immerhin 20% der Patienten im kardiogenen Schock gerettet. Wird diese Maßnahme mit koronarchirurgischen Eingriffen verbunden, wird das Ergebnis auf 50% verbessert (Kantrowitz et al. 1968; Mundth et al. 1970).

Ist der Schock *rein myokardial* durch Ausfall größerer, nicht mehr kontrahierender Wandbezirke verursacht, ist die Prognose in der Regel schlecht. Die Pathologen stellten fest, daß bei frisch gestorbenen Infarktpatienten 25%, bei solchen mit kardiogenem Schock 50% des linken Ventrikels nekrotisch waren. Bei den Schockpatienten fiel außerdem auf, daß auf den primären Infarkt weitere jüngere und jüngste Nekrosen folgten (Gutovitz et al. 1978).

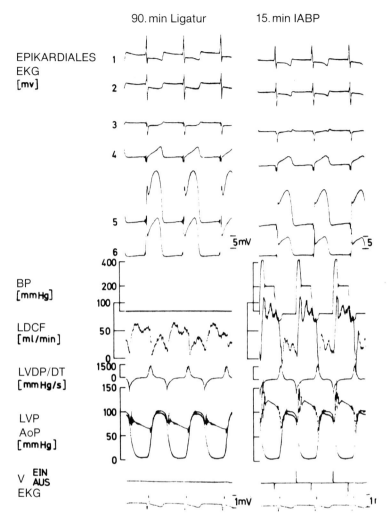

Abb. 100. Wirkung der intraaortalen Ballonpulsation *(IABP)* beim Hund im kardiogenen Schock. *Links* vor, *rechts* während Ballonpulsation: Infolge erhöhten diastolischen Aortendrucks *(AoP)* nimmt die koronare Durchblutung *(LDCF)* zu. Der Ventrikeldruck *(LVP)* wird gesenkt und das Schlagvolumen nimmt zu. Die ST-Hebungen in den epikardialen EKG-Ableitungen (4–6) nehmen deutlich ab. *BP* Ballondruck, $V_{EIN/AUS}$ Füllung und Entleerung des Ballons, *LVDP/DT* linksventrikuläre Kontraktilität

Sind aber bereits 40–50% des Ventrikels ausgefallen, ist ein Erfolg nicht mehr zu erzielen. Es handelt sich vielfach um das Terminalstadium der koronaren Herzkrankheit mit mehrfachen früheren Infarkten oder sehr großem neuen Myokardinfarkt. In dieser Situation hat der Einsatz der intraaortalen Ballonpulsation, verbunden mit koronarchirurgischen Eingriffen, nur kurzfristige Erfolge gezeigt.

kardiogener Schock

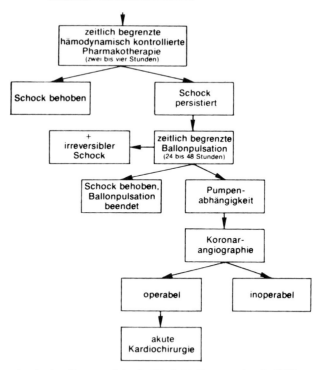

Abb. 101. Entscheidungsschema für den kardiogenen Schock. (Nach McEnany u. Austin 1978)

4. Entscheidungsschema

McEnany u. Austen (1978) schlugen für den kardiogenen Schock folgendes Entscheidungsschema vor (Abb. 101): In den ersten 2–4 h wird durch verschiedene medikamentöse Maßnahmen eine Normalisierung der Kreislaufverhältnisse versucht. Persistiert jedoch der Schock, wird die intraaortale Ballonpulsation eingesetzt. Kommt es darunter nicht nach 1–2 Tagen zu einer Verbesserung der kardialen Funktion, muß man von einem irreversiblen Schock ausgehen. Führt die intraaortale Ballonpulsation zu einer hämodynamischen Verbesserung und Stabilisierung und hält die Funktionsverbesserung auch nach Beendigung der mechanischen Unterstützung an, folgt nach einem Intervall die Angiographie zur endgültigen invasiven Abklärung. Bei einem Teil der Patienten kommt es jedoch zu einer Abhängigkeit von der Ballonpumpe. Bei diesen Fällen kann die Herzkatheteruntersuchung mit Koronarographie unter laufender Assistierung des Herzens durch die Ballonpumpe durchgeführt werden. Ergeben sich operable Läsionen, so kann man davon ausgehen, daß ein größerer Teil dieser Patienten überleben. Ergeben sich jedoch keine Operationsmöglichkeiten, ist auch hier der Schock als irreversibel anzusehen.

Literatur

Bendersky R, Chatterjee K, Parmley WW, Brundage BH, Ports TA (1981) Dobutamine in chronic ischemic heart failure: alterations in left ventricular function and coronary hemodynamics. Am J Cardiol 48: 554–558

Berkowitz C, McKeever L, Croke RP, Jacobs WR, Loeb HS, Gunnar RM (1977) Comparative responses to dobutamine and nitroprusside in patients with chronic low output cardiac failure. Circulation 56: 918–924

Bleifeld W, Meyer J, Bussmann WD (1971) Möglichkeiten der assistierten Zirkulation im kardiogenen Schock. Verh Dtsch Ges Inn Med 77: 906

Bussmann WD (1980) Frischer Herzinfarkt und seine Komplikationen. Indikationen zur Koronarangiographie und therapeutische Konsequenzen. In: Kaltenbach M, Roskamm H (Hrsg) Vom Belastungs-EKG zur Koronarangiographie. Springer, Berlin Heidelberg New York, S 318–329

Bussmann WD, Wehrheim HG (1981) Nitroglycerin und Dobutamin beim kardiogenen Schock. In: Just H, Bussmann WD (Hrsg) Therapie der chronischen Herzinsuffizienz mit Vasodilatantien. Edition Medizin, Weinheim Deerfield Beach Florida Basel, S 127–134

Bussmann WD, Wehrheim HG (1983) Therapie des kardiogenen Schocks mit Dobutamin und Nitroglycerin. Dtsch Med Wochenschr 108: 1273–1280

Bussmann WD, Bleifeld W, Meyer J, Irnich W, Effert S (1971) Verkleinerung d. Ischämiezone b. Herzinfarkt durch d. intraaortale Ballonpulsation. Verh Dtsch Ges Kreislaufforsch 37: 314–320

Crexelles C, Bourassa MG, Biron P (1973) Effects of dopamine on myocardial metabolism in patients with ischemic heart disease. Cardiovasc Res 7: 438

Cyran J, Bolte HD (1979) Kombinierte Infusion von Nitroprussid-Natrium und Dobutamin zur Behandlung der hochgradigen Linksherzinsuffizienz bei koronarer Herzkrankheit. Klin Wochenschr 57: 883–891

Delius W, Wirtzfeld A, Sebening H, Mathes P (1976) Hämodynamische Wirkung von Dobutamin bei Patienten mit Herzinsuffizienz. Dtsch Med Wochenschr 101: 1747–1751

Goldberg LI (1977) Recent advances in the pharmacology of catecholamines. Intensive Care Med 3: 233–236

Grosser KD, Heller A, Asbeck F et al. (1976) Die Behandlung des kardiogenen Schocks bei akutem Herzinfarkt mit der intraaortalen Ballonpulsation. Dtsch Med Wochenschr 101: 877

Gutovitz AL, Sobel BE, Roberts R (1978) Progressive nature of myocardial injury in selected patients with cardiogenic shock. Am J Cardiol 41: 469

Hillen H, Witt E, Lehmann HU, Hochrein H (1982) Kombinierte Behandlung der akuten Linksherzinsuffizienz und des kardiogenen Schocks mit Nitroglycerin und Dopamin. Intensivmed Prax 19: 115–121

Holzer J, Karliner JS, O'Rourke RA, Pitt W, Ross J Jr (1973) Effectiveness of dopamine in patients with cardiogenic shock. Am J Cardiol 32: 79–84

Kantrowitz A, Tjonnelrod S, Krakaver JS, Phillips SJ, Freed PS, Butner An (1968) Mechanical intraaortic cardiac assistance in cardiogenic shock. Arch Surg 97: 1000

Loeb HS, Bredakis J, Gunnar RM (1977) Superiority of dobutamine over dopamine for augmentation of CO in patients with chronic low output cardiac failure. Circulation 55: 375–381

McEnany MT, Austen WG (1978) Surgical intervention for the mechanical complications of acute myocardial infarction. In: Donoso E, Lipski J (eds) Acute myocardial infarction, vol IV. Stratton, New York, pp 207–223

Mueller HS, Evans R, Ayres SM (1978) Effect of dopamine on hemodynamics and myocardial metabolism in shock following acute myocardial infarction in man. Circulation 57: 361–365

Mundth ED, Yurchak PM, Buckley MJ, Leinbach RC, Kantrowitz A, Austen WG (1970) Circulatory assistance and emergency direct coronary artery surgery for shock complicating acute myocardial infarction. N Engl J Med 283: 1382

Page DL, Caulfield JB, Kastor JA (1971) Myocardial changes associated with cardiogenic shock. N Engl J Med 285: 133–137

Sabin G, Klüsener W (1980) Die Beeinflussung der hämodynamischen Komplikationen des akuten Myokardinfarktes durch kombinierte Anwendung von Dopamin und Nitroglycerin. Herz Kreislauf 12: 345–351

Tuttle RR, Mills J (1975) Dobutamine – development of a new catecholamine to selectively increase cardiac contractility. Circ Res 36: 185–196

Wirtzfeld A, Klein G, Delius W, Himmler C, Volger E, Davidson J (1978) Dopamin und Dobutamin in der Behandlung der schweren Herzinsuffizienz. Dtsch Med Wochenschr 103: 1915–1921

I. Linksinsuffizienz bei rheumatischen Vitien und bei Kardiomyopathien

Kommt es bei Patienten mit Aorten- oder Mitralklappenfehlern, aber auch bei Kardiomyopathien, zu einer akuten Dekompensation, ist eine Therapie mit vasodilatierenden Substanzen sinnvoll.

I. Wirkung von Nitroglycerin bei akuter Dekompensation mit Linksherzinsuffizienz und Lungenstauung

Klein et al. (1979) konnten nach intravenöser Injektion von 1 mg Nitroglycerin günstige Effekte nachweisen. Die Autoren fanden einen sofortigen Abfall der rechts- und linksventrikulären Füllungsdrücke, während Blutdruck, Herzfrequenz und Herzminutenvolumen unverändert blieben. Die erreichte Füllungsdrucksenkung konnte durch intravenöse Infusion von 3–10 mg Nitroglycerin/h aufrechterhalten werden.

Unterschiedliche Wirkungen ergaben sich nicht, wenn Patienten mit Mitralinsuffizienz oder Mitralstenosen behandelt wurden. Auch Patienten mit Aortenstenosen profitierten von dieser Therapie, wobei allerdings vorsichtig dosiert werden sollte (Schwarz et al. 1982).

Auf die akuten Effekte von Nitraten und anderen vasodilatatorisch wirksamen Substanzen bei akuter Dekompensation infolge chronischer Herzinsuffizienz wird im Kap. „Chronische Herzinsuffizienz" näher eingegangen. Hervorzuheben bleibt, daß eine deutliche Herzminutenvolumensteigerung unter Nitroglycerin bei dekompensierter Vitien nicht immer zu erreichen ist. Wegen der stärkeren systemischen Widerstandssenkung durch Natriumnitroprussid kann diese Substanz zu einer größeren Steigerung des Herzminutenvolumens führen (Chatterjee et al. 1979). Besonders eindrucksvolle Ergebnisse lassen sich mit beiden Substanzen gleichermaßen bei der reinen Mitralinsuffizienz (Papillarmuskelsyndrom) und der reinen Aorteninsuffizienz erzielen.

II. Vasodilatierende Medikamente bei Aortenstenose?

Unsicherheit besteht bezüglich der Behandlung der valvulären Aortenstenosen mit vasodilatierenden Substanzen wie Nitroglycerin. Eine häufige Befürchtung ist, daß die arterielle Drucksenkung zur ausgeprägten Hypotension oder Synkope führen könnte. Es ist das Verdienst von Grose et al. (1979), den Mechanismus der Nitroglyzerinwirkung bei Aortenstenose untersucht zu haben. 0,4–2,0 mg Nitroglycerin sublingual führen zu einer Abnahme des systolischen Ventrikel- und Aortendruckes und des enddiastolischen Ventrikeldruckes. Das enddiastolische und endsystoli-

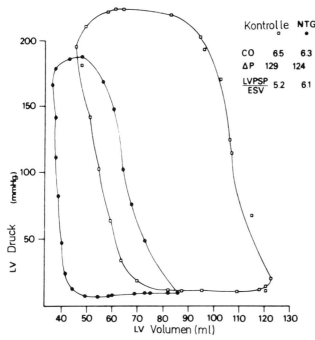

Abb. 102. Die Druck-Volumen-Beziehung bei einem Patienten mit valvulärer Aortenstenose: Verschiebung nach unten und links im Sinne einer deutlichen hämodynamischen Verbesserung unter dem Einfluß von Nitroglycerin *(NTG). CO,* Cardiac output; *ΔP,* Druckgradient an der Aortenklappe; *LV,* linksventrikulär; *PSP/ESV,* linksventrikulärer, systolischer Druck/endsystolisches Volumen. (Nach Grose et al. 1979)

sche Volumen nahmen deutlich ab und die Austreibungsfraktion blieb unverändert. Im Druck-Volumen-Diagramm kam es zu einer Links- und Abwärtsverschiebung (Abb. 102). Aus der Verminderung der systolischen und diastolischen Wandspannung folgt eine Verbesserung der linksventrikulären Energiebilanz.

Für klinische Belange gilt, daß auch bei Aortenstenosen eine deutliche Verbesserung der linksventrikulären Funktion erreichbar ist, insbesondere dann, wenn eine Linksinsuffizienz vorliegt. Nitroglycerin wird in niedrigen Dosen verabreicht.

Literatur

Chatterjee K, Ports TA, Parmley WW (1979) Nitroprusside: Its clinical pharmacology and application in acute heart failure. In: Gould L, Reddy CVR (eds) Vasodilator therapy for cardiac disorders. Futura, Mount Kisco New York, pp 25–62

Grose R, Nivatpumin T, Katz S, Yipintsoi T, Scheuer J (1979) Mechanism of nitroglycerin effect in valvular aortic stenosis. Am J Cardiol 44: 1371–1377

Klein E, Wirtzfeld A, Himmler FC, Volger E (1979) Therapie dekompensierter Herzklappenvitien mit Nitroglycerin. Dtsch Med Wochenschr 104: 582–586

Schwarz F, Manthey J, Ke YN, Mehmel HC, Kübler W (1982) Nitrattherapie bei erworbenen Herzklappenfehlern. In: Bussmann WD (Hrsg) Nitroglycerin. Drittes Hamburger Symposion 1981. Pharmazeutische Verlagsgesellschaft, München, S 49–58

J. Linksinsuffizienz bei hypertensiver Krise

Bei Patienten mit krisenhaftem Anstieg des Blutdrucks kann es zum Auftreten einer Linksherzinsuffizienz kommen. Durch die akute Druckbelastung des linken Ventrikels steigt der enddiastolische Druck, besonders dann, wenn eine vorausgegangene myokardiale Schädigung, z. B. durch Infarkt, vorhanden ist. Die Linksinsuffizienz kann so schwer sein, daß in manchen Fällen die Grenze zum Lungenödem überschritten wird. Auch liegen die Blutdruckwerte beim Lungenödem häufig um 200 mm Hg systolisch (s. Kap. D.II).

I. Genese

Die Genese der hypertensiven Krise geht auf eine längerjährige essentielle, meist nicht gut eingestellte Hypertonie zurück. Auch der Anteil der Patienten mit renoparenchymatösem Hochdruck ist hoch. Schließlich spielt die hypertensive Krise bei der renovaskulären Form der Hypertonie eine Rolle. Elektrokardiographisch liegen meist Zeichen der Linksherzhypertrophie und Linksschädigung vor. Ein größerer Teil der Patienten weist zusätzlich eine koronare Herzkrankheit auf.

II. Therapie

1. Vorschläge der Liga

Die Behandlungsvorschläge zur raschen Beseitigung einer hypertensiven Krise werden ständig abgewandelt und weiterentwickelt. Die Deutsche Liga zur Bekämpfung des hohen Blutdrucks (1978) empfiehlt ein stufenförmiges Vorgehen. Zunächst wird 0,15–0,30 mg Clonidin i. v. injiziert. Dihydralazin, 12,5–25 mg langsam i. v., ist ebenfalls wirksam. Bleibt die gewünschte Blutdrucksenkung aus, wird in der nächsten Stufe 150 mg Diazoxid als Bolus, bei fehlender Wirkung 15 min später 300 mg i. v. injiziert. Bleibt unter diesen Maßnahmen der Therapieerfolg aus, soll 5–10 mg Phentolamin i. v. versucht werden.

2. Natriumnitroprussid

Wegen der gelegentlich auftretenden paradoxen Wirkung von Clonidin beginnen viele Arbeitsgruppen direkt mit einer Infusion von Natriumnitroprussid in einer Dosierung von 100–900 µg/min. Allerdings ist die Voraussetzung dafür ein zentraler Venenkatheter, eine Infusionspumpe und Lichtschutz für die Infusionsleitungen. Eine engmaschige Blutdruck- und Pulsfrequenzkontrolle durch Sitzwache ist erforderlich. Immer wieder werden aufgrund der geringen therapeutischen Breite überschießende Blutdrucksenkungen beobachtet (Brass 1976).

3. Nitroglycerin

Obwohl der antihypertensive Effekt von Nitroglycerin seit langem bekannt ist, lagen systematische Untersuchungen zur Behandlung der hypertensiven Krise mit Nitroglycerin bislang nicht vor. Es ist das Verdienst von Rupp et al. (1979 a, b), Untersuchungen mit Nitroglyzerin in sublingualer und intravenöser Form durchgeführt zu haben.

Sie erzielten bei Patienten mit hypertensiven Krisen unterschiedlicher Genese und initialen systolischen Blutdruckwerten von über 240 mm Hg rasche und durchgreifende arterielle Drucksenkungen. Zur Auslösung von Hypotonien kam es dabei nicht. Nach Gabe von 1,6 mg Nitroglycerin sublingual fiel der systolische Druck innerhalb von 30 min von 229 mm Hg auf 183 mm Hg. In den ersten 10 min war bereits eine deutliche Drucksenkung nachweisbar. Der diastolische Blutdruck nahm nicht so stark, und zwar nur von 120 auf 109 mm Hg, ab (Abb. 103). Etwa ⅓ der Patienten, besonders solche mit schwerer fixierter Hypertonie und zusätzlicher Niereninsuffizienz reagieren erst nach wiederholten Nitroglycerinverabreichungen. Therapieversager kommen vor (15%).

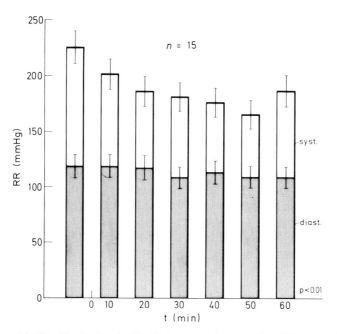

Abb. 103. Blutdruckverlauf bei Patienten mit hypertensiver Krise unter dem Einfluß von 1,6 mg Nitroglycerin sublingual. Deutliche Reduktion des systolischen und mäßige Reduktion des diastolischen Blutdrucks. (Nach Rupp et al. 1979 a, b)

Nitroglycerin sublingual ist wegen der einfachen Applikationsart in der Notfall-versorgung von Patienten mit hypertensiver Krise in Klinik und Praxis besonders geeignet. Neben der Blutdrucksenkung wird gleichzeitig die Linksherzinsuffizienz gebessert.

Als Dosierungsrichtlinie für die hypertensive Therapie gilt: Zunächst 0,8–1,6 mg Nitroglycerin sublingual, nach 10 min, besonders bei ungenügendem Effekt, erneut 1–2 Kapseln. Bei Bedarf alle 10 min erneut eine Dosis.

4. Nifedipin

Nifedipin ist als arterieller Dilatator ebenfalls zur Behandlung der hypertensiven Krise eingesetzt worden (Guazzi et al. 1977; Magometschnigg 1982). Die Autoren konnten bei systematischer Messung nachweisen, daß die Krise rasch beseitigt werden kann. Die Wirkung tritt nach 15 min ein mit einem Wirkungsmaximum nach 30–45 min (Abb. 104). Größere Nebenwirkungen traten nicht auf. Einzelfälle mit überschießender Blutdrucksenkung kommen vor, wenn primär eine Hypovolämie vorliegt. Ähnlich wie Nitroglycerin wurde die Substanz auch erfolgreich zur Behandlung des Lungenödems eingesetzt (Polese et al. 1979).

5. Urapidil

Diese neuere Substanz hat ähnlich wie Clonidin einen zentralen, zusätzlich aber einen peripheren Angriffspunkt. Es führt zur Erregung zentraler noradrenerger α-Rezeptoren und vermindert damit den Sympathikotonus. Es bewirkt eine Hemmung der Noradrenalinfreisetzung an den peripheren sympathischen Nervenendigungen. Durch Stimulation der peripheren präsynaptischen α-2-Rezeptoren und Hemmung der postsynaptischen α-1-Rezeptoren reduziert Urapidil darüber hinaus die vasokonstriktorische Wirkung des Noradrenalins (Kaufmann u. Bruckschen 1982). Nach 20–40 mg Urapidil i.v. ist der Blutdruck oft schon nach 5 min, meist nach 15 min ausreichend und anhaltend gesenkt (Abb. 105) (Schuster u. Trieb 1982). Bei i.v.-Infusion beträgt die Dosis 2 mg/min. Überschießende Blutdruckabfälle wurden nicht beobachtet. An Nebenwirkungen traten Schwindel, Unruhe, Herzklopfen, Kopfschmerzen, Schweißausbrüche und pektanginöse Beschwerden auf (Schuster 1981).

Die Substanz wird auch zur *kontrollierten Hypotension* bei neurochirurgischen Eingriffen benutzt, da sie als einzige Substanz den intrazerebralen Druck nicht erhöht. Natriumnitroprussid und auch Nitroglycerin führen dagegen zur Druckerhöhung im Cerebrum mit den bekannten Kopfschmerzen.

III. Therapie bei postoperativer Hypertonie

Der hohe Blutdruck in der postoperativen Phase, der häufig bei Patienten mit aortokoronarer Bypassoperation auftritt, ist ein immer wieder schwieriges, therapeutisches Problem. Beide Substanzen, Natriumnitroprussid und Nitroglycerin, werden

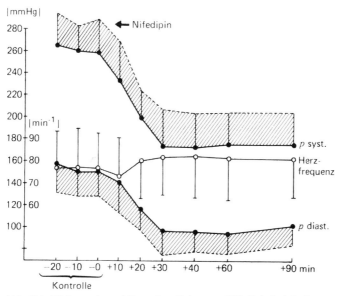

Abb. 104. Wirkung der sublingualen Gabe von Nifedipin bei Patienten mit hypertensiver Krise: Rasche und ausgiebige Reduktion des systolischen und diastolischen Blutdrucks ohne wesentliche Beeinflussung der Herzfrequenz. (Nach Magometschnigg 1982)

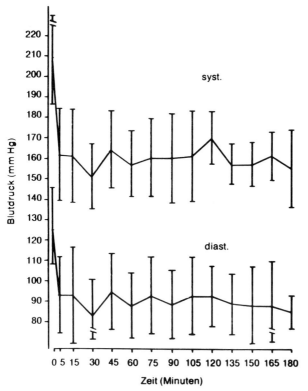

Abb. 105. Bolusinjektion von 20–40 mg Urapidil bei Patienten mit hypertensiver Krise. Rasche und ausreichende Reduktion des systolischen und diastolischen Blutdrucks. (Schuster u. Trieb 1982)

eingesetzt. Wegen der Bedeutung des koronaren Perfusionsdrucks bei Patienten mit koronarer Herzkrankheit ist in den letzten Jahren Natriumnitropurssid- mehr und mehr zugunsten von Nitroglycerin verlassen worden.

Nitroglycerin im Vergleich zu Natriumnitroprussid

Flaherty et al. (1982) haben systematische Untersuchungen durchgeführt und Nitroprussid mit Nitroglycerin verglichen. Die Blutdrucksenkung bei Patienten mit akuter Hypertonie nach Bypassoperation war mit beiden Substanzen in vergleichbarer Dosierung zu erreichen. Bei 3 der 17 Patienten war auch mit einer sehr hohen Infusionsrate von Nitroglycerin nur 20–50% der Nitroprussidwirkung zu erzielen. Nitroglycerin steigerte das Herzminutenvolumen mehr als Nitroprussid. Bezüglich des pulmonalen Gasaustausches ergab sich eine Verminderung des Shunts unter Nitroglycerin und eine Zunahme nach Nitroprussid.

Nitroglycerin ist damit insgesamt dem Natriumnitroprussid überlegen, besonders bei Patienten mit koronarer Herzkrankheit. Das ergibt sich auch aus der praktikablen Steuerbarkeit und den sehr seltenen Fällen von unerwünschten Blutdruckabfällen (van Ackern 1982).

Literatur

Ackern van (1982) Antihypertensive Therapie mit Nitroglycerin in der perioperativen Phase. In: Bussmann WD (Hrsg) Nitroglycerin. Drittes Hamburger Symposion 1981. Pharmazeutische Verlagsgesellschaft, München, S 144–160

Brass H (1976) Fortschritte in der Behandlung der hypertensiven Krisen. Therapiewoche 26: 3581–3585

Deutsche Liga zur Bekämpfung des hohen Blutdrucks eV (1978) Empfehlungen zur Hochdruckbehandlung in der Praxis und Empfehlung zur Behandlung hypertensiver Notfälle. Internist (Berlin) 19: 652–655

Flaherty JT, Magee PA, Gardner TL, Potter A, MacAllister NP (1982) Comparison of intravenous nitroglycerin and sodium nitroprusside for treatment of acute hypertension developing after coronary artery bypass surgery. Circulation 65: 1072–1077

Guazzi M, Olivari MT, Polese A, Fiorentini C, Magrini F, Moruzzi P (1977) Nifedipine, a new antihypertensive with rapid action. Clin Pharmacol Ther 22: 528

Kaufmann W, Bruckschen EG (1982) Urapidil-Darstellung einer neuen antihypertensiven Substanz. 1. Urapidil-Symposium in Bad Kreuznach, 20–21. November 1981. Excerpta Medica, Amsterdam Genf Princeton Tokio

Magometschnigg D (1982) Zur Therapie bei hypertonen Krisen. Nifedipin per os. Dtsch Med Wochenschr 107: 1423–1428

Polese A, Florentini AC, Olivari MT, Guazzi MD (1979) Clinical use of a calcium antagonist agent (Nifedipine). Am J Med 66: 825–830

Rupp N, Brass H, Scherrer H, Lutz HP (1979 a) Behandlung der hypertensiven Krise mit Nitroglycerin (Abstract). Z Kardiol 68: 272

Rupp N, Scherrer H, Lutz HP, Brass H (1979 b) Nitroglycerin bei hypertensiver Krise. In: 2. Hamburger Nitroglycerin Symposion, 29.9. 1979. Pharmazeutische Verlagsgesellschaft, München, S 87–98

Schuster P (1981) Einsatz des Antihypertonicums Ebrantil bei Hochdruckkrisen. Klinikarzt 10: 202

Schuster P, Trieb G (1982) Urapidil bei Hochdruckkrisen. In: Kaufmann W, Bruckschen EG (Hrsg) Urapidil. Darstellung einer neuen antihypertensiven Substanz. Excerpta Medica, Amsterdam Genf Princeton Tokio, pp 147–153

K. Akute Rechtsherzinsuffizienz

Zur akuten Insuffizienz der rechten Herzkammer kann es unter verschiedenen Bedingungen kommen. Die häufigste Ursache ist die Lungenarterienembolie. Nicht selten führt die Beteiligung der rechten Herzkammer bei Verschluß der rechten Kranzarterie zur Rechtsinsuffizienz. Eine schwere Form der Rechtsherzinsuffizienz kann nach isoliertem rechtsventrikulärem Infarkt auftreten.

Unsicher ist der Begriff des „akuten Rechtsherzversagens", der von älteren Klinikern häufig zur Erklärung einer finalen Situation herangezogen wird. Er ist heute nicht mehr üblich.

Den eher seltenen akuten Formen der Rechtsherzinsuffizienz stehen die häufigen, infolge chronischer Linksinsuffizienz entstehenden, sekundären Formen der Rechtsinsuffizienz gegenüber. Im Rahmen aller 3 großen Krankheitsbilder, im Endstadium der koronaren Herzkrankheit, bei Vitien und Kardiomyopathien kommt es häufig zu mehr oder weniger akut verlaufenden Formen der Rechtsherzinsuffizienz. Schließlich sind die primäre pulmonale Hypertonie und die Rechtsinsuffizienz bei chronisch obstruktiver Atemwegserkrankung zu nennen.

Die *Klinik* bei Patienten mit akuter Rechtsinsuffizienz ist durch die Stauung vor dem rechten Ventrikel gekennzeichnet. Neben der Halsvenenstauung ist die Zunahme der Lebergröße kennzeichnend. Durch die akute Stauung kommt es zur Kapselspannung, woraus die Druckempfindlichkeit der Leber resultiert. Erst im weiteren Verlauf kommt es zu Ödembildungen an den unteren Extremitäten bis hin zur Anasarka. Bei chronischer Rechtsbelastung mit Vergrößerung der rechten Herzkammer wird die Trikuspidalklappe insuffizient. Die Trikuspidalinsuffizienz führt klinisch zum positiven Leberpuls. In schweren Fällen, nach Lungenembolie oder rechtsventrikulärem Infarkt, kann es zum kardiogenen Schock kommen.

I. Lungenembolie

1. Genese

Bei der Lungenembolie stammt das thrombotische Material in der Regel aus dem Bereich der tiefen Becken- und Beinvenen. Nur in 10–15% ist das Gebiet der oberen Hohlvene betroffen. Besonders häufig kommen Lungenembolien bei Operierten oder verunfallten Patienten mit Knochenfrakturen im Bereich der unteren Körperhälfte vor. Auch nach kleineren Eingriffen wie Gallenblasenextirpation oder Nierenbeckensteinentfernung sind Lungenembolien nicht selten. Die heute übliche rasche Mobilisation nach chirurgischen Eingriffen hat das Embolierisiko deutlich vermindert.

Der Grund für das Auftreten von Lungenembolien bei operierten Patienten hängt mit der während der Narkose und in der postoperativen Phase vorhandenen

Stase in den Venen und der fehlenden Muskelpumpe im Bereich der unteren Extremitäten zusammen. Die Lungenembolie tritt häufig am 6.–12. postoperativen Tag auf, gelegentlich in Zusammenhang mit einer energischen Mobilisation oder einem verspäteten Aufstehversuch. Das Thromboembolierisiko ist in Schwangerschaft und bei Einnahme von Ovulationshemmern erhöht.

Bei einem kleineren Teil der Patienten kommt es nach Lungenembolie zum Lungeninfarkt mit hämorrhagischer Inhibition des häufig keilförmigen Gebietes. Nicht selten ist eine Infarktpneumonie mit schmerzhafter Pleuritis und Fieber die Folge.

2. Klinik

Bei der fulminanten Lungenembolie kommt es zu schwerer Dyspnoe und Schocksymptomatik. Diese hängt möglicherweise mit der exzessiven Überdehnung der rechten Herzkammer und der akut einsetzenden arteriellen Hypoxie zusammen. Die Symptomatik verläuft ähnlich wie bei Eintritt eines frischen Herzinfarktes mit präkordialen Schmerzen und Vernichtungsgefühl. Die Hauptsymptome der massiven Lungenembolie sind hochgradige Dyspnoe mit starker Frequenzsteigerung der Atmung, Zyanose, Tachykardie, Blutdruckabfall, Erhöhung des zentralen Venendrucks, Rhythmusstörungen und Brustschmerz. Der Tod kann bei schwerem kardiogenem Schock sofort eintreten oder durch Bradykardie und Asystolie.

Bei kleineren Lungenembolien ist die Symptomatik außerordentlich vieldeutig. Meist besteht eine unklare Tachykardie, die anders nicht zu deuten ist. Die Patienten geben Dyspnoe unter Belastung an.

Eine schwerere Lungenembolie ist dann zu diagnostizieren, wenn eine höhergradige Ruhedyspnoe, ein erniedrigter arterieller PO_2 und im EKG Hinweise auf eine Rechtsbelastung mit rechtsventrikulärer Schädigung vorliegen. Dabei ist das elektrokardiographische Bild ähnlich einem diaphragmalen Hinterwandinfarkt, wenn auch nicht in voller Ausprägung. Dem entsprechen ST-Hebungen in den Ableitungen II, aVF und III. Meist finden sich auch in den Brustwandableitungen V_1–V_3 Zeichen der rechtspräkordialen Ischämie. Diese sind deutlich auch in den rechtsventrikulären Ableitungen darstellbar (Vr_3/Vr_4). Auf eine Röntgenübersichtsaufnahme der Lunge wird keinesfalls verzichtet. Damit kann eine Linksinsuffizienz oder Schocklunge ausgeschlossen werden. Das Röntgenbild bei Lungenembolie ist fast immer unauffällig. Gelegentlich weist eine Verminderung der Gefäßzeichnung auf eine reduzierte Perfusion größerer Lungenabschnitte hin.

3. Diagnostisches Vorgehen

a) Bei Schocksymptomatik

Bei Vorliegen einer Schocksymptomatik wird im weiteren diagnostischen Ablauf eine sofortige Pulmonalisangiographie angestrebt, wobei gleichzeitig die Drücke im kleinen Kreislauf und das Herzminutenvolumen bestimmt werden.

Es besteht dann eine Indikation zur chirurgischen Intervention und Embolektomie, wenn einer der beiden Hauptäste durch embolisches Material nahezu ver-

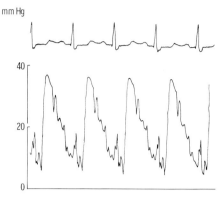

mm Hg

Abb. 106. Typisches Druckprofil in der A. pulmonalis bei Lungenembolie. Niedriger diastolischer Druck und hohe Amplitude (30 mm Hg)

schlossen ist. Ist das embolische Material jedoch stark verstreut und erst in der Peripherie erkennbar, sind die chirurgischen Möglichkeiten begrenzt. Als wichtige Alternative ist eine intravenöse Streptokinasetherapie anzusehen.

b) Bei mittelschwerer Lungenembolie

Liegt keine Schocksymptomatik vor, wird auf der Intensivstation zunächst ein Rechtsherzkatheter gelegt und die Drücke im kleinen Kreislauf und das Herzminutenvolumen gemessen. Neben der Höhe des Druckes kann aus dem Druckprofil auf eine vorhandene Lungenembolie geschlossen werden. Die Blutdruckamplitude in der Lungenschlagader ist groß und beträgt häufig 25 mm Hg (Abb. 106).

c) Hämodynamik

Der Druck in der Pulmonalarterie ist deutlich erhöht. Die systolischen Werte liegen meist über 40 mm Hg und der Mitteldruck über 25 mm Hg. In dem kürzlich von uns untersuchten Kollektiv von 17 Patienten mit schwerer Lungenembolie betrug der Pulmonalarteriendruck im Mittel 53/25, 34 mm Hg. Das Herzminutenvolumen lag bei 3,6 l/min mit einem Cardiac Index von $2,1 \pm 0,8$ l/min·m².

Liegt der systolische Pulmonalarteriendruck über 60 mm Hg, kann man davon ausgehen, daß es sich um einen Patienten mit rezidivierenden Lungenembolien handelt. Die Rezidivneigung ist insgesamt relativ hoch. Bei deutlicher Druckerhöhung im kleinen Kreislauf ist auch der rechte Vorhofdruck erhöht.

Spricht die Druckmessung im kleinen Kreislauf für das Vorliegen einer Lungenembolie, so ist ebenfalls eine Pulmonalisangiographie angeraten, um Auskunft über das Ausmaß der Lungenembolie zu bekommen.

d) Lungenszintigraphie

Die Lungenszintigraphie mit der γ-Kamera ist heute ein verläßliches Verfahren, frische Lungenembolien nachzuweisen. Sie ist deshalb auch unter intensivmedizini-

schen Bedingungen eine relativ sichere diagnostische Möglichkeit. Praktikabel ist
das Verfahren bei schweren Fällen nur, wenn der Patient zum Szintigramm die Intensivstation nicht verlassen muß.

e) Digitale Subtraktionsangiographie

Neuerdings läßt sich die Lungenembolie auch mit der digitalen Subtraktionsangio-
graphie nachweisen. Lungenareale mit fehlender Perfusion sind sicher auszumachen. Das embolische Material ist allerdings nicht immer genau erkennbar. Zur
Frage der Operabilität ist eine invasive angiographische Abklärung überlegen und
vorzuziehen.

f) Echokardiographie

Mit Hilfe der M-mode-Echokardiographie läßt sich heute bei Vorliegen einer Lungenembolie und pulmonaler Druckerhöhung eine Erweiterung der rechten Pulmonalarterie und des rechten Ventrikels bei suprasternaler Schallrichtung feststellen.
Gelegentlich wird auch der Thrombus in der Pulmonalarterie selbst sichtbar (Kasper u. Meinertz 1981).

4. Therapie

a) Embolektomie

Die Indikation zur Embolektomie ist bei Nachweis von embolischem Material in
einem der Hauptstämme und gleichzeitigem Vorliegen eines Schocks gegeben.
Nach einer Zusammenstellung von Schulte (1979) ist aber die Mortalität bei Anwendung der extrakorporalen Zirkulation auch heute noch relativ hoch und liegt
zwischen 20–40%. Im eigenen Krankengut betrug die Mortalitätsrate etwa 30%
(Satter 1977). Sie hat in den letzten Jahren jedoch erheblich abgenommen.
     Zur Rezidivprophylaxe lassen sich in die V. cava oberhalb der Einmündung der
Nierenvenen Filter (Mobin-Uddin) einsetzen. Sie verhindern zwar weitere Lungenembolien, führen jedoch bei einem großen Teil der Patienten zu einem Verschluß
der unteren Hohlvene. Die Folge ist ein beidseitiges postthrombotisches Syndrom
mit allen unangenehmen Auswirkungen. Das Verfahren ist deshalb auf wenige Aus-
nahmefälle mit hoher Rezidivneigung zu beschränken.

b) Fibrinolyse

Wenn der operative Eingriff nicht möglich oder aus anderen Gründen kontraindiziert ist, wird bei allen schweren und mittelschweren Formen der Lungenembolie
eine intravenöse Streptokinasetherapie eingeleitet. Dabei ist es das Ziel, eine raschere Auflösung des thrombotischen Materials in der Lungenarterie zu erreichen

als durch körpereigene Fibrinolyse möglich ist. Es werden dabei auch die Thromben in den Körpervenen aufgelöst, die Ursprungsort für die Embolie waren. Gelegentlich führt dies zur Mobilisierung größerer embolischer Massen, die die Lungenemboliesymptomatik wenige Stunden nach Therapieeinleitung akut verschlimmert. Dieses Risiko muß berücksichtigt werden.

Die Streptokinasetherapie wird mit 500 000 Einheiten Streptokinase in den ersten 30 min eingeleitet und dann mit 100 000–150 000 Einheiten/h fortgeführt. Eine Therapie für 24 h ist in der Regel ausreichend. Oft kommt es bereits in den ersten Stunden zu einer klinischen Besserung mit deutlichem Abfall des Pulmonalarteriendruckes. Der Streptokinasetherapie folgt die Behandlung mit Heparin und anschließender Antikoagulation mit Cumarinpräparaten (Schepping u. Breddin 1975).

Sharma et al. (1980) stellten fest, daß die akute thrombolytische Therapie wesentlich effektiver als die mehr präventive Therapie mit Heparin und Antikoagulantien ist. Dies zeigte sich in einer besseren pulmonalen Kapillardurchblutung. Nach Streptokinasebehandlung oder Embolektomie erfolgt eine raschere Abnahme der Pulmonalarteriendrücke als bei konservativer Therapie. Auch die Zunahme des Herzminutenvolumens ist ausgeprägter.

Neuerdings läßt sich die Streptokinasetherapie auch vor Ort durchführen, in dem nach Plazierung eines Katheters in der Pulmonalarterie das Medikament in die Nähe des embolischen Materials appliziert wird. Die lokale Lyse auch größerer embolischer Massen geht innerhalb kurzer Zeit vonstatten (Neuhaus et al. 1980). Ob sie wirklich schneller ist als die systemische, ist nicht untersucht.

Auch unter alleiniger Heparintherapie, wie bei leichteren Lungenembolien der Fall, kommt es nach 12–24 h spontan zu einer Abnahme der erhöhten Pulmonalarteriendrucke und Normalisierung der Werte nach 2–3 Tagen. Offenbar ist die körpereigene Fibrinolyse in der Lage, relativ rasch das thrombotische Material aufzulösen. Bei den Fällen mit rezidivierenden Lungenembolien nimmt die pulmonale Druckerhöhung nur langsam ab.

Bei einer *Untersuchung ein Jahr nach der Lungenembolie* hatten zwar die Pulmonalarteriendrücke von 53/25,34 auf 28/13,18 mm Hg gegenüber dem Akutstadium abgenommen (Abb. 107 a). Unter ergometrischer Belastung kam es aber bei allen Patienten, unabhängig von der durchgeführten Therapie (Embolektomie, Streptokinase oder Heparin), zu einem Anstieg der Pulmonalisdrücke in den pathologischen Bereich (Abb. 107 b). Die Herzminutenvolumensteigerung war ausreichend. Obwohl bei angiographischen Kontrollen kein thrombotisches Material in den Lungenarterien mehr sichtbar ist, kommt es offenbar doch nur zu einer Defektheilung mit unzureichender Kapazität des Lungengefäßbettes, zumindest unter körperlicher Belastung. 70% der Patienten zeigten dieses Verhalten, wobei eine Abhängigkeit von der initialen Druckerhöhung im kleinen Kreislauf vorhanden ist (Kober et al. 1980). Allerdings scheint die pulmonale Hypertonie unter Belastung nicht ohne weiteres zu einer chronischen Rechtsinsuffizienz zu führen, wenn nicht zwischenzeitlich erneute Schübe von Lungenembolien hinzukommen.

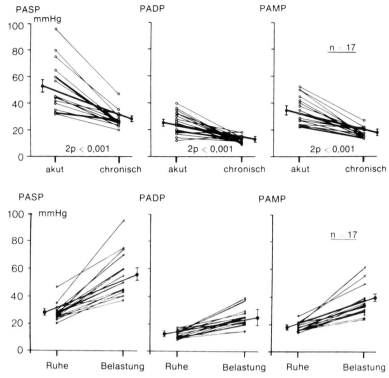

Abb. 107. *Oben:* Ein Jahr nach akuter Lungenembolie sind die systolischen *(PASP),* diastolischen *(PADP)* und mittleren Druckwerte *(PAMP)* in der A. pulmonalis signifikant reduziert. *Unten:* Deutlicher Anstieg des systolischen, diastolischen und mittleren Pulmonalarteriendrucks unter körperlicher Belastung bei Patienten mit stattgehabter Lungenembolie. (Nach Kober et al. 1980)

c) Sonstige Medikation

Systematische Untersuchungen zum Einsatz von vasodilatierenden Substanzen bei der akuten Lungenembolie liegen nicht vor. Einzelbeobachtungen deuten aber darauf hin, daß von dieser Substanzgruppe kein wesentlicher therapeutischer Effekt zu erwarten ist. Die früher geäußerte Ansicht, daß neben der mechanischen Verlegung der Lungenstrombahn auch vasospastische Mechanismen für die schwere Lungenembolie verantwortlich sind, scheint zumindest aus den bisherigen Ergebnissen der Therapie mit Vasodilatatoren nicht erhärtbar zu sein.

Wie aus Abb. 108 hervorgeht, führte die Anwendung von Nitroglycerin nicht zu einer Verbesserung der hämodynamischen Situation. Der pulmonalarterielle Druck wurde nur wenig beeinflußt. Es kam aber zu einer deutlichen systemischen Blutdrucksenkung und einer Abnahme des Herzminutenvolumens. Vasodilatatoren führen bei wenig beeinflußbarer rechtsseitiger Hämodynamik damit zur Abnahme des linksseitigen enddiastolischen Druckes, mit der Folge, daß bei ungenügender Füllung der arterielle Blutdruck fällt. Auch bei Patienten mit fixierter pulmonaler Hypertonie ist mit dieser Therapieform kein durchschlagender Effekt erzielbar gewesen.

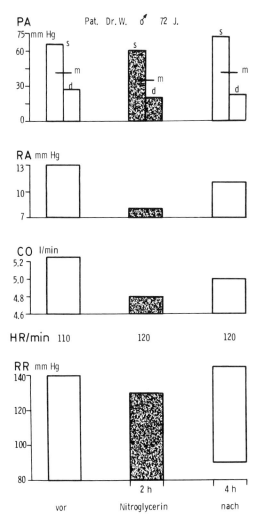

Abb. 108. Deutliche Erhöhung des systolischen *(s)* und diastolischen *(d)* Pulmonalisdrucks *(PA)* und Vorhofdrucks *(RA)* bei einem Patienten mit schwerer Lungenembolie. Nach Gabe von Nitroglycerin Reduktion der links- und rechtsseitigen Füllungsdrücke mit Abfall des Herzminutenvolumens *(CO)* und Reduktion des Blutdrucks *(RR)*. Zunahme der Herzfrequenz. Nach Absetzen von Nitroglycerin Besserung der hämodynamischen Situation

Für eine Digitalisierung gilt das bei akuter Linksinsuffizienz gesagte. Auf die Gabe von Digitalis bei akuter Lungenembolie wird heute weitgehend verzichtet. Die Einleitung dieser Therapie ist aber für den Patienten mit chronisch rezidivierender Lungenembolie unbestritten.

II. Rechtsventrikulärer Infarkt

1. Häufigkeit der rechtsventrikulären Infarzierung

Eine rechtsventrikuläre Infarzierung wurde früher als klinisch nicht relevant abgetan. Wegen der im Verhältnis zum linken Ventrikel dünnen Wand wurde dem rechten Ventrikel wenig Beachtung geschenkt.

Heute ist bekannt, daß eine ausgedehnte rechtsventrikuläre Infarzierung in einer Häufigkeit von 4–8% vorkommt (Cohn 1979). In Kombination mit einem linksventrikulären Infarkt ist eine rechtsseitige Beteiligung relativ häufig, besonders bei Hinterwandinfarkt (24–37%, Wackers et al. 1978). Angiographische Befunde ergaben, daß bei Hinterwandinfarkt die rechtsventrikuläre Austreibungsfraktion gleichermaßen reduziert war wie im linken Ventrikel (Kober et al. 1976). Bei Hinterwandinfarkt ist der rechte Vorhofdruck regelhaft erhöht und korreliert mit einem erhöhten linksventrikulären Füllungsdruck. Bei Vorderwandinfarkt war nur der Pulmonalkapillardruck nicht aber der Vorhofdruck rechts erhöht (Schwarz 1982). Daraus kann gefolgert werden, daß bei hochsitzendem Verschluß der rechten Kranzarterie oberhalb des Abgangs des rechtsventrikulären Astes immer mit einer Infarzierung des rechten Ventrikels zu rechnen ist.

2. Hämodynamik

Der rechtsventrikuläre enddiastolische Druck und der Druck im rechten Vorhof ist bei diesen Patienten deutlich erhöht. Die Werte liegen zwischen 11–18 mm Hg. Auch die kleine Druckamplitude im rechten Ventrikel und der Pulmonalarterie spricht für einen rechtsventrikulären Infarkt. Diagnostisch ist neben Halsvenenstauung und erhöhtem zentralem Venendruck das rechtspräkordiale Ableitungsprogramm hilfreich. In den Ableitungen Vr_1 bis Vr_3 zeigen sich entsprechende Ischämie- und Nekrosezeichen. Bei den Patienten, bei denen sich eine Schocksymptomatik entwickelte, war zusätzlich der linksventrikuläre Füllungsdruck deutlich erhöht. Nach Untersuchungen von Lloyd et al. (1981) ist für das Ausmaß der kardialen Dysfunktion, generell gesehen, der Grad der linksventrikulären Schädigung entscheidender als die rechtsventrikuläre Beeinträchtigung.

3. Therapie

Die Therapie bei isoliertem rechtsventrikulärem Infarkt vollzieht sich grundsätzlich anders als beim üblichen Herzinfarkt. Die Gabe von Flüssigkeit kann die Hämodynamik entscheidend verbessern. Die Volumenzufuhr erhöht den rechtsventrikulären Füllungsdruck weiter. Dadurch erfolgt die Zirkulation gewissermaßen passiv, da der rechte Ventrikel kaum noch kontraktionsfähiges Myokard besitzt. In extremen Fällen ist die rechtsventrikuläre Kontraktion völlig aufgehoben. Die gesamte Schlagarbeit erfolgt durch den linken Ventrikel, wenn dieser eine genügende Füllung hat. Volumen wird unter Kontrolle der rechts- und linksventrikulären Füllungsdrücke solange nachgefüllt, bis der Pulmonalkapillardruck kritische Werte um 20 mm Hg erreicht bzw. die Schocksituation sich gebessert hat (Abb. 109). Liegt bei isoliertem rechtsventrikulärem Infarkt ein kardiogener Schock vor, darf die Volumentherapie andererseits nicht zu weit getrieben werden. Durch Anstieg des linksventrikulären Füllungsdrucks können erneute Probleme auftreten (Merx et al. 1978, 1982; Bussmann 1982).

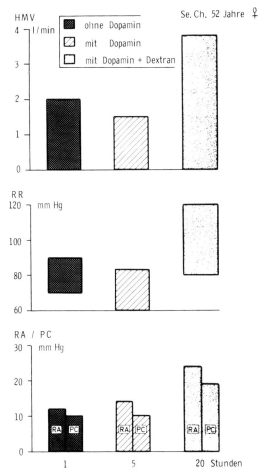

Abb. 109. Kardiogener Schock bei rechtsventrikulärem Infarkt. Unter Dopamin allein Abnahme des Herzminutenvolumens *(HMV)* und des Blutdrucks *(RR)* sowie Anstieg des Druckes im rechten Vorhof *(RA)* und Pulmonalkapillarbereich *(PC)*. Nach Volumenzufuhr (Dextran) Normalisierung des Herzminutenvolumens und des Blutdrucks bei hohen rechts- und linksseitigen Füllungsdrükken

III. Rechtsinsuffizienz bei obstruktiven Atemwegserkrankungen

Bei lange bestehender chronisch-obstruktiver Atemwegserkrankung kann es zur Druckerhöhung im kleinen Kreislauf und bei schweren Verläufen zur chronischen Druckbelastung und Rechtsinsuffizienz des Herzens kommen.

Nach Untersuchungen von Niehues et al. (1979) kommt es unter Nitroglycerin zu einer deutlichen Besserung der hämodynamischen und atemanalytischen Parameter. Neben der Drucksenkung im kleinen Kreislauf kommt es zu einer Verbesserung der Atemmechanik infolge Dilatation der Bronchiolen. Die Bronchokonstriktion wird reduziert. Diese auch von anderen Arbeitsgruppen bestätigten Befunde haben inzwischen Eingang in die Therapie gefunden.

Literatur

Bussmann WD (1982) Disorders of cardiac function in acute myocardial infarction. In: Roskamm H, Csapo G (eds) Disorders of cardiac function. Dekker, New York Basel, pp 196–218

Cohn JN (1979) Right ventricular infarction revisited. Am J Cardiol 43: 666–668

Kasper W, Meinertz T (1981) Stellenwert der Echokardiographie in der nicht-invasiven Diagnostik und der akuten Lungenembolie. Dtsch Med Wochenschr 106: 829–834

Kober G, Guldner N, Bussmann WD, Kaltenbach M (1976) Die Volumenparameter des rechten und linken Ventrikels bei koronarer Herzerkrankungen ohne und mit durchgemachtem Herzinfarkt. Z Kardiol 65: 983–996

Kober G, Becker HJ, Preussler W, Schäfer GE, Bussmann WD, Kaltenbach M (1980) Die Kreislaufhämodynamik im akuten und chronischen Stadium nach schwerer Lungenembolie. Herz Kreislauf 12: 11–17

Lloyd EA, Gersh BJ, Kennelly BM (1981) Hemodynamic spectrum of „dominant" right ventricular infarction in 19 patients. Am J Cardiol 48: 1016–1022

Merx W, Essen RV, Meier J, Effert S (1978) Diagnostic and therapeutic problems of acute right ventricular myocardial infarction. In: Kaltenbach M, Lichtlen P, Balcon R, Bussmann WD (eds) Coronary heart disease. Thieme, Stuttgart, pp 249–254

Merx W, Meyer J, Essen R v et al. (1982) Rechtsherzinsuffizienz beim Infarkt der rechten Kammer. I. Diagnose und Häufigkeit. Dtsch Med Wochenschr 107: 567–570

Neuhaus KL, Wurm K, Köstering H, Tebbe U, Nebel H, Kreuzer H (1980) Lokale Streptokinasebehandlung bei akuter Lungenembolie mit Schock. Dtsch Med Wochenschr 105: 1392–1395

Niehues B, Römer CF, Thoma R, Behrenbeck DW, Hilger HH (1979) Nitroglycerin bei chronisch obstruktiver Lungenerkrankung. Einfluß auf Hämodynamik und Lungenfunktion. Dtsch Med Wochenschr 104: 691–696

Satter P (1977) Indikation zur operativen Behandlung der massiven Lungenarterienembolie. Kongreßbericht Österr Ges Chirurgie S 137–140

Schepping M, Breddin HK (1975) Die Lungenembolie. Dtsch Ärztebl 72: 1039–1044

Schulte HD (1979) Lungenembolie. Dtsch Ärztebl 76: 85–90

Schwarz S (1982) Hämodynamik und Infarktgröße bei Patienten mit frischem Herzinfarkt. Promotion, Universität Frankfurt/M

Sharma GVRK, Burleson VA, Sasahara AA (1980) Effect of thrombolytic therapy on pulmonary-capillary blood volume in patients with pulmonary embolism. N Engl J Med 303: 842–845

Wackers FJT, Lie KI, Sokole EB, Res J, van der Schoot JB, Durrer D (1978) Prevalence of right ventricular involvement in inferior wall infarction assessed with myocardial imaging with thallium 201 and technetium 99^m pyrophosphate. Am J Cardiol 42: 358–362

L. Pharmakokinetik von vasodilatierenden Substanzen

I. Nitroglycerin

Hinsichtlich des Metabolismus von Nitroglycerin ergaben sich deutliche Spezies-unterschiede, so daß die Übertragbarkeit tierexperimenteller Daten auf den Menschen Schwierigkeiten macht. So fand Needleman et al. (1972) eine völlige Inaktivierung nach oraler Gabe von Nitraten bei Ratten durch den hepatischen First-Pass-Effekt.

Der Metabolismus von Glyceryltrinitrat erfolgt durch stufenweise enzymatische Abspaltung der Nitrogruppen zu Glyceryldinitraten, Glycerylmononitraten und schließlich zu Glycerin. Die Abbauprodukte haben offenbar nur eine geringe vaso-dilatatorische Wirkung. Der Abbau erfolgt vornehmlich in der Leber mit Hilfe der Nitratesterreduktase. Glyceryltrinitrat kann auch bereits im Blut spontan oder enzymatisch zu Di- und Mononitraten hydrolisiert werden.

Kenntnisse zur Pharmakokinetik von Glyceryltrinitrat (Nitroglycerin) sind noch sehr jung. Erst in den letzten Jahren wurde zur Bestimmung von Blutspiegeln eine geeignete gaschromatographische Methode entwickelt (Crosseel u. Bogaert 1973).

1. Nitroglycerin sublingual

Armstrong et al. (1979) untersuchten den Blutspiegelverlauf nach 0,6 mg Nitroglycerin sublingual bei gesunden Versuchspersonen. Bereits 30 s nach Gabe der Substanz war Nitroglycerin im Blut nachweisbar. Der maximale Blutspiegel wird bereits nach 1 min erreicht. Nach 2 min betrug die Nitroglycerinkonzentration 2,3 ± 0,36 ng/ml. Nach 7,5 min ist der maximale Spiegel halbiert. Nach 20–30 min sind nur noch leichte Spiegelerhöhungen nachweisbar (Abb. 110). Parallel dazu fällt der systolische arterielle Blutdruck ab, und die Herzfrequenz steigt an. Zu ähnlichen Befunden kamen Pitt et al. (1982).

2. Intravenöse Gabe von Nitroglycerin

Es zeigte sich eine gute Korrelation zwischen der infundierten Dosis und den erreichten Plasmaspiegeln. Bei einer Steigerung der Infusionsrate von 15 auf 100 μg/min (=0,9–6 mg/h) resultierten Blutspiegel zwischen 1,2 und 11,1 ng/ml (Armstrong et al. 1980a, b). Bei extrem hohen Dosen bis 440 μg/min (26,5 mg/h) stiegen die Serumspiegel auf 70–480 ng/ml. Die Plasmahalbwertszeit liegt im Bereich von 2–3 min. Das sehr große Verteilungsvolumen von 100–350 l besagt, daß Nitroglycerin eine große Affinität zu den Gewebsproteinen besitzt. Nur in 1–2% der verabreichten Dosis findet sich Plasma.

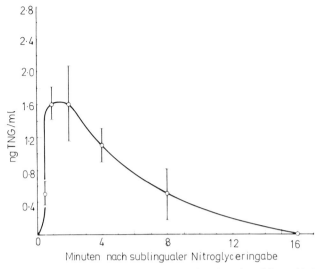

Abb. 110. Verlauf der Nitroglycerinplasmakonzentration nach 0,4 mg Nitroglycerin sublingual bei 5 freiwilligen Probanden. Spitzenwerte von 1,6 ng/ml 1–2 min nach Applikation. Nach 16 min keine meßbaren Werte mehr. (Nach Pitt et al. 1982)

Die Clearance beträgt 30–80 l/min. Als mögliche Ursachen der hohen Clearance gibt Jähnchen (1982) verschiedene Faktoren an. Ein Dosisfehler kann dadurch zustande kommen, daß Nitroglycerin von verschiedenen Plastikmaterialien bei der Infusion adsorbiert werden kann (s. Abschn. c), außerdem kommt es im Blut zu einer spontanen Hydrolyse. Schließlich scheint die starke Bindung von Nitroglycerin an Erythrozyten eine hohe Clearance vorzutäuschen.

a) Anreicherung in der Gefäßwand

Außerdem ist bekannt, daß Nitroglycerin in der Gefäßwand im Bereich der Injektionsstelle stark angereichert wird und diese Anreicherung mit zunehmender Distanz von der Injektionsstelle abnimmt (Fung et al. 1981). Generell gilt, daß venöse Gefäße offenbar eine größere Affinität für Nitroglycerin haben als arterielle Gefäße. Die spezifische Wirkung von Nitroglycerin im venösen Gefäßschenkel ist damit in Zusammenhang zu bringen. Bei der Bestimmung der Plasmakonzentration im arteriellen Blut sind die Werte jeweils höher als in venös gewonnenen Blutproben.

b) Dosis-Wirkung-Beziehung auf der venösen und arteriellen Seite

Imhoff et al. (1980) untersuchten die Zusammenhänge zwischen Plasmakonzentration und hämodynamischer Wirkung. Die arterielle Dilatation nahm mit steigender Plasmakonzentration von 0,1 ng/ml bis 2,3 ng/ml zu. Eine maximale Dilatation der Venen des Unterschenkels wurde dagegen bereits bei niedriger Plasmakonzentra-

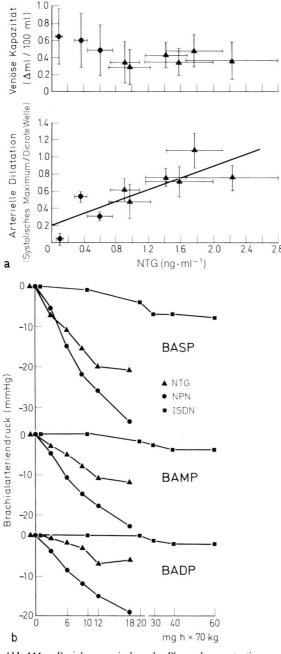

Abb. 111. a Beziehung zwischen der Plasmakonzentration von Nitroglycerin *(NTG)* und der Kapazitätszunahme der Unterschenkelvenen (gemessen mit der Impedanzplethysmographie) und den Änderungen der Fingerpulskurve als Maß für die arterielle Dilatation. Die Probanden erhielten als Einzeldosis 1,6 mg Nitroglycerin sublingual *(Kreise)* oder 12 mg als Salbe *(Dreiecke).* Während die venöse Kapazitätsverminderung schon bei kleinen Dosen erreicht ist, besteht eine lineare Beziehung auf der arteriellen Seite. (nach Imhoff et al, 1980) **b** Es besteht eine lineare Dosis-Wirkung-Beziehung für Natriumnitroprussid *(NPN)* und Nitroglycerin (NTG) auf der arteriellen Seite. Isosorbiddinitrat *(ISDN)* hat nur eine geringe Blutdrucksenkung *(BASP* systolischer, *BAMP* mittlerer und *BADP* diastolischer Brachialarteriendruck)

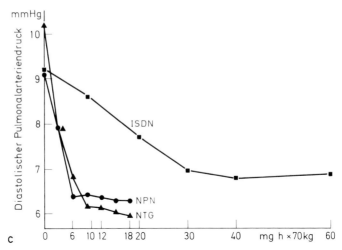

Abb. 111. c Beziehung zwischen diastolischem Pulmonalarteriendruck und Dosis von Natriumnitroprussid, Nitroglycerin und Isosorbiddinitrat. Bereits kleine Dosen von NPN und NTG und im höheren Dosisbereich von ISDN bewirken eine vollständige Reduktion des diastolischen Pulmonalarteriendrucks. (Nach Westermann 1979)

tion zwischen 0,1 bis 0,6 ng/ml erreicht. Die Wirkung nahm bei weiter steigender Plasmakonzentration nicht zu (Abb. 111). Zu ähnlichen Unterschieden in der Dosis-Wirkung-Beziehung des arteriellen und venösen Kreislaufschenkels kamen Westermann et al. (1979). Das bedeutet für den klinischen Bereich, daß bereits niedrige Nitroglycerindosen eine komplette venöse Dilatation hervorrufen, während die Wirkung auf die arterielle Seite dosisabhängig ist.

Fung et al. (1981) fanden außerdem, daß in der Gefäßwand befindliches Nitroglyzerin etwa halb so langsam eliminiert wird wie aus dem Plasma. Dieser Befund kann erklären, daß die Wirkung nach Unterbrechung einer Infusion noch länger anhält als dem schnellen Verschwinden von Nitroglycerin aus dem Plasma entspricht.

c) Wirkstoffverluste durch Plastikmaterial

Barry et al. (1971) stellten fest, daß Nitroglycerintabletten in Plastikbehältern einem Wirkstoffverlust unterliegen. Seit der Arbeit von Cossum et al. (1978) ist bekannt, daß bei intravenöser Gabe von Nitroglycerin erhebliche Substanzverluste durch Plastikspritzen, Schläuche und Infusionsbestecke auftreten können, noch bevor die Substanz in die Zirkulation gelangt.

Bei Benutzung des üblichen Infusionsbestecks ergeben sich ganz erhebliche Abnahmen der Wirkstoffkonzentration am Ende des Plastikschlauches (Abb. 112a). Für den regulären Dosisbereich zwischen 1,5 und 6 mg Nitroglycerin/h beträgt bei Benutzung des üblichen PVC-Infusionsbestecks der Wirkungsverlust 30–50%. Noch stärker sind die Verluste, wenn die Infusionsgeschwindigkeit niedrig ist und sehr kleine Nitroglycerindosen appliziert werden (0,4 und 1,0 mg/h).

Die Plastikmaterialien verhalten sich jedoch unterschiedlich. Bei Polyvinylchlorid (PVC) besteht ein hoher Wirkstoffverlust. Bei Verwendung von Polyäthyleninfusionsschläuchen treten keine wesentlichen Verluste auf (Abb.112b). Selbst bei kleiner Infusionsgeschwindigkeit und kleiner Nitroglyzerinmenge ist der Verlust unbedeutend.

Sind sehr hohe Nitroglcerindosen erforderlich, z. B. zur Erzeugung einer Hypotension bei neurochirurgischen Eingriffen, spielt der Wirkungsverlust durch PVC-Infusionsleitungen wiederum keine große Rolle.

Nach Untersuchungen von Hoburg et al. (1981) und Cawello u. Bonn (1983) beträgt der Verlust bei 30 und 60 ml/h entsprechend 30 und 60 mg Nitroglycercin/h nur 10–20% (Abb.113 a). Die Autoren bestätigen, daß bei 3 mg/h ein etwa 50%iger Wirkungsverlust entsteht.

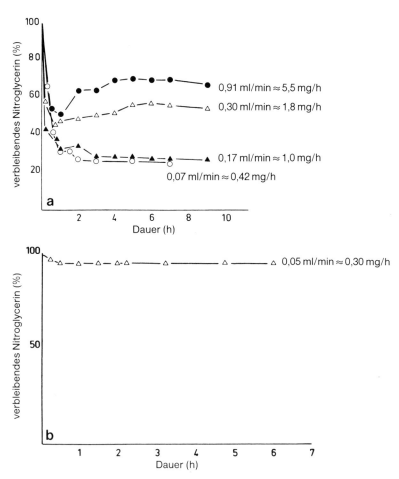

Abb. 112. a Einfluß der Infusionsgeschwindigkeit bzw. der applizierten Dosis auf den prozentualen Anteil von Nitroglycerin, der nach Passage durch das PVC-Infusionsbesteck (1 ml = 1 mg NTG) noch verbleibt. **b** Prozentuale Anteile der initialen Nitroglycerinkonzentration, die nach Passage durch einen 80 cm langen Polyäthyleninfusionsschlauch verbleibt. (Nach Cossum et al. 1978)

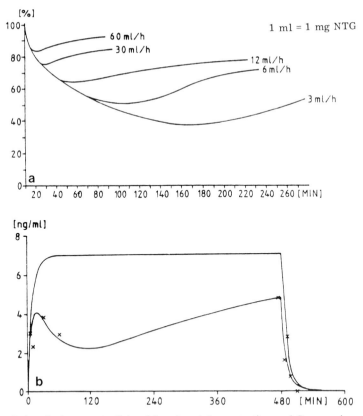

Abb. 113. a Prozentuale Anteile der ursprünglichen Nitroglycerinkonzentration nach Passage eines 140 cm langen PVC-Infusionsschlauches in Abhängigkeit von der Infusionsgeschwindigkeit. Bei hohen Dosen (30–60 ml/h) geringer Verlust. **b** Gemessener Nitroglycerinplasmaspiegel bei einer Nitroglycerindosis von 6 mg/h unter Verwendung eines 140 cm langen PVC-Infusionsschlauches. Gegenüber dem theoretisch zu erwartenden Plasmaspiegelverlauf sind die realen Werte um etwa 50% reduziert. (Nach Cawello u. Bonn 1983)

Bei den üblichen Dosierungen zwischen 1,5, 3 und 6 mg Nitroglycerin/h hat dies auch Auswirkungen auf den therapeutischen Effekt von Nitroglycerin, wenn die Zuleitung über ein Polyvinylschlauchsystem geht (Abb. 113 b). Gegenüber der theoretisch zu erwartenden Plasmakonzentrationskurve sind die gemessenen Werte deutlich erniedrigt und erreichen nur 50% des zu erwartenden Blutspiegels. Die Kurve entspricht im übrigen dem typischen Verlauf der Konzentrationsmessungen im Infusionsschlauch mit dem initialen Peak, dem Tal und der dann zu Ende kommenden Aufsättigung des Plastikmaterials.

Unsere eigenen Messungen (Bussmann 1980; Bussmann et al. 1981) zur Wirkung von Nitroglycerin wurden unter Verwendung einer Polyäthylenzuleitung vorgenommen. Es kommt aber eine weitere Frage hinzu, die Art des verwendeten Kathetermaterials zur Applikation der Substanz. Wir infundieren Nitroglycerin über den Swan-Ganz-Thermodilutionskatheter, und zwar über den Teil, der zum rechten

Vorhof geht. Er hat eine Länge von 1 Meter. Das Kathetermaterial besteht aus einer speziellen PVC-Mischung, die bisher bezüglich der Absorption von Nitroglycerin nicht untersucht ist. Die üblichen Venenkatheter bestehen meist aus Polyäthylen und sind damit inert. Eine Ausnahme bildet der Venenkatheter von Braun Melsungen mit dem Namen Cavafix. Auch die Infusionsschläuche dieser Firma, die als Verbindungsteil zwischen Perfusor und Katheter benutzt werden, bestehen aus PVC.

Faßt man diese Befunde zusammen, so kommt es zu einem etwa 50%igen Wirkstoffverlust von Nitroglycerin, wenn PVC als Infusionsschlauch verwendet wird. Wird Nitroglycerin aber über Polyäthylenleitungen infundiert, ist ein Verlust nicht zu befürchten. Unklar ist, wie weit durch den Swan-Ganz-Katheter eine Absorption von Nitroglycerin stattfindet.

Auch *andere Nitrate* unterliegen einem Wirkstoffverlust, der jedoch deutlich geringer ausgeprägt ist. Wie aus Tabelle 6 zu ersehen, beträgt der Wirkstoffverlust für intravenöses Isosorbiddinitrat 28% und für die Mononitrate nur 5%. Es sind auch die Verteilungskoeffizienten dieser Substanz wiedergegeben. Je lipophiler eine Substanz ist, desto größer ist der Wirkstoffverlust an das Plastikmaterial. Je größer der Verteilungskoeffizient, d. h. je größer die Lipophilie der Substanz, um so größer ist der Wirkstoffverlust durch PVC-Material.

Die gemachten Überlegungen zum Wirkstoffverlust durch Plastikmaterial spielen dann keine wesentliche Rolle, wenn die Dosis nach den hämodynamischen Veränderungen reguliert wird. So wird bei Patienten mit Herzinfarkt eine 20%ige Senkung des Füllungsdruckes angestrebt. Bei arterieller Hypertonie in der postoperativen Phase, bei der hypertensiven Krise und beim Lungenödem wird ebenfalls nach dem hämodynamischen und klinischen Effekt dosiert.

3. Orales Nitroglycerin

Ausreichende Untersuchungen zur Bioverfügbarkeit liegen nicht vor. Blutspiegel, wenn überhaupt meßbar, liegen außerordentlich niedrig. So fanden Blumenthal et al. (1977) nach oraler Verabreichung von 6,5 mg Nitroglycerinspiegel zwischen 0,1 und 0,3 ng/ml, die etwa 60 Minuten aufrecht erhalten wurden. Diese Plasmaspiegel scheinen aber bereits auszureichen, um eine Dilatation der venösen Gefäße im Unterschenkelbereich zu bewirken (Imhoff et al. 1980).

Lehmann et al. (1982) fanden ähnliche Blutspiegel, z. T. aber weit höhere Werte (bis 7,9 ng/ml). Sie untersuchten 20 mg Nitroglycerin in der neuen Synchron-

Tabelle 6. Maximaler Substanzverlust bei Verwendung von PVC-Infusionsleitungen für verschiedene Nitrate. *2 ISMN*, Isosorbid-2-Mononitrat; *5 ISMN*, Isosorbid-5-Mononitrat; *ISDN*, Isosorbiddinitrat; *GTN*, Glyceroltrinitrat (Cawello u. Bonn 1983).

Substanz	Maximaler Verlust (%)	Verteilungskoeffizient
2-ISMN	5	0,63
5-ISMN	5	1,00
ISDN	28	22,3
GTN	60	58,3

Galenik (Cellulose polymer). Wir bestimmten bei 4 Patienten die Plasmaspiegel nach einer oralen Einzeldosis von 20 mg Nitroglycerin in Synchron Retardierung, konnten aber keine relevanten Plasmaspiegel nachweisen. Schwierigkeiten bei der Verarbeitung der Proben und die sehr störanfälligen Meßmethoden können Ursache dafür sein (Fung 1982). Dennoch, die Ischämiereaktion im Belastungs-EKG nahm bei dieser Dosis um 75% ab (Schneider et al. 1982 a, b).

4. Nitroglycerin transdermal

Die Bioverfügbarkeit von topisch verabreichten Nitroglycerin in Salbenform ist als relativ gut zu bezeichnen. Die von Armstrong et al. (1980 a, b) gemessenen Blutspiegel liegen bei 2,5–5,1 cm einer 2%igen Nitroglycerinsalbe bei 3 ng/ml und bei 10,2 cm um 9 ng/ml. Die Blutspiegel bleiben über 4 h erhöht.

Inzwischen wurden transdermale Systeme in Form von Pflastern entwickelt. Sie sind praktikabler als die Salbenzubereitung. In eine spezielle Polymermatrix wird Nitroglycerin in 20%iger Konzentration eingearbeitet. Steady-state-Konzentrationen von 1 ng/ml werden nach 4 h erreicht und bleiben 24 h konstant. Nach Entfernung der 10 cm^2 großen Polymermatrix kommt es zum raschen Abfall der Nitroglycerinkonzentration (Abb. 114) (Pitt et al. 1982).

Bei einem anderen System wird die Substanz über eine semipermeable Membran mit einer Geschwindigkeit von 50 μg/cm^2 abgegeben. Die Pflaster haben eine Größe von 10 oder 20 cm^2. In dem Wirkstoffreservoir befindet sich eine Pastenzubereitung, die 5,5% Nitroglycerin enthält. Mit diesem System werden Blutspiegel zwischen 0,1 und 0,2 ng bei einer Dosis, 0,25–0,5 ng/ml bei 2 Dosen und 0,5–1,5 ng/ml bei 4 Dosen erreicht (Abb. 115). Auch bei diesen niedrigen Spiegeln werden ausreichende hämodynamische Effekte erzielt (Müller et al. im Druck). Die antianginöse Wirksamkeit scheint erwiesen zu sein. Der systolische und diastolisch arterielle Blutdruck werden akut um 10 bzw. um 7,5 mm Hg reduziert (Georgopoulos et al. 1982). Weitere Untersuchungen sind jedoch erforderlich um die Dosis-

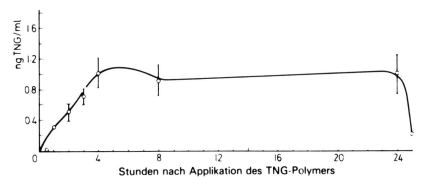

Abb. 114. Plasmanitroglycerinkonzentrationen nach Applikation der 10-cm^2-Polymermatrix mit 2%igem Nitroglyceringehalt. Steadystate-Konzentrationen von ca. 1,0 ng/ml werden nach 4 h erreicht und bleiben 24 h konstant. Nach Entfernung der Polymermatrix nach 24 h rascher Abfall der Nitroglycerinkonzentrationen. (Nach Pitt et al. 1982)

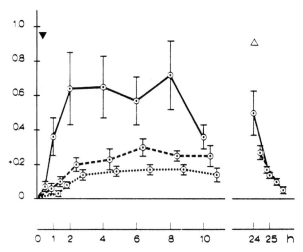

Abb. 115. Nitroglycerinplasmakonzentrationen bei Verwendung von 1, 2 bzw. 4 transdermalen Systemen in Form von Nitroglycerinpflastern. Dosisabhängige Erhöhung des Plasmaspiegels. Nach Entfernung des Pflasters sofortiger Rückgang des Nitroglycerinspiegels. (Nach Müller et al. im Druck)

Wirkung-Beziehung, die Wirkdauer, die Langzeitwirkung und die Nebenwirkungsrate zu verifizieren. Systematische Anwendungen bei Patienten mit koronarer Herzkrankheit und Herzinsuffizienz stehen aus.

II. Isosorbiddinitrat

Isosorbiddinitrat unterliegt bei oraler Zufuhr einem erheblichen First-pass-Effekt, d. h., nur ein Teil, etwa 20% der Substanz verlassen die Leber unverändert. Durch die Glutathionreduktase entsteht bei dem hepatischen Abbau Isosorbid-5- und Isosorbid-2-Mononitrat. Etwa 15% der oralen Dosis von Isosorbiddinitrat zirkuliert als 2-Mononitrat und etwa 50% als Isosorbid-5-Mononitrat.

1. Sublinguale und orale Applikation

Nach pharmakokinetischen Untersuchungen wird das Blutspiegelmaximum nach sublingualer Gabe von Isosorbiddinitrat nach 12–15 min erreicht, nach oraler Gabe nach 30 min (Chasseaud u. Taylor 1980).

Der Plasmamaximalwert liegt nach sublingualer Gabe von 5 mg Isosorbiddinitrat mit 9,7 ng/ml etwa 3fach höher als nach Applikation der gleichen Dosis per os (3,3 ng/ml). 20 mg ISDN in Retardform führt nach über einer Stunde zu Plasmaspiegeln von nur 1,8 ± 0,8 ng/ml (Ascinder et al. 1977). Bei kutaner Anwendung (80 mg einer 10%igen Salbe) wird nach ca. 6 h ein Plasmaspiegel von 6 ng/ml erreicht. Nach 24 h beträgt der Wert immerhin noch 1,5 ng/ml.

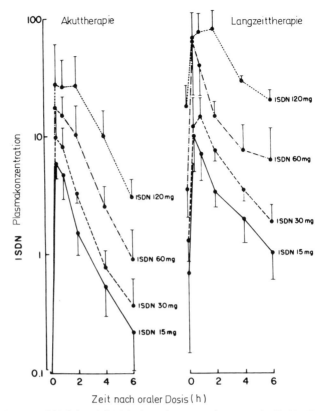

Abb. 116. Zeitlicher Verlauf der Isosorbiddinitrat*(ISDN)*-Plasmakonzentrationen nach 15, 30, 60 und 120 mg ISDN. *Links* bei akuter Therapie, *rechts* während einer Dauertherapie mit 4 täglichen Dosen über eine Woche. Für jede gegebene Dosis von ISDN sind die Plasmakonzentrationen unter Dauertherapie höher als bei akuter Therapie. (Nach Thadani et al. 1980)

2. Pharmakokinetik bei akuter und chronischer Medikation

Thadani et al. (1980 a, b) wiesen eine dosisabhängige Erhöhung des Plasmaspiegels nach oraler Gabe von 15–120 mg ISDN nach (Abb. 116). Ähnliche Befunde konnten Schneider et al. (1981) erheben, in dem bei chronischer Therapie mit ISDN relativ hohe Blutspiegel der Muttersubstanz nachgewiesen wurden (Abb. 117). Die erreichten Plasmaspiegel für die Mononitrate übersteigen dabei den der Muttersubstanz erheblich (ISDN : IS-2-MN : IS-5-MN : 1 : 4 : 18) (Schneider et al. 1981, 1982 a, b). Die Plasmahalbwertszeiten betragen für Isosorbid-5-Mononitrat 4,2 h und für Isosorbid-2-Mononitrat 2,5 h. Der entsprechende Wert für die Muttersubstanz beträgt 20–30 min (Chasseaud u. Taylor 1980), ist aber unter chronischer Therapie bedeutend länger.

Noch ungeklärt ist der Befund, warum unter chronischer, hochdosierter Therapie mit Isosorbiddinitrat höhere Plasmaspiegel gefunden werden als nach akuter Gabe. Offenbar kommt es nach Aufsättigung von Geweben und Speichern zu einer gewissen Kumulation. Unter Dauertherapie sind die Plasmahalbwertszeiten deutlich länger (Schneider et al. 1982 a, b).

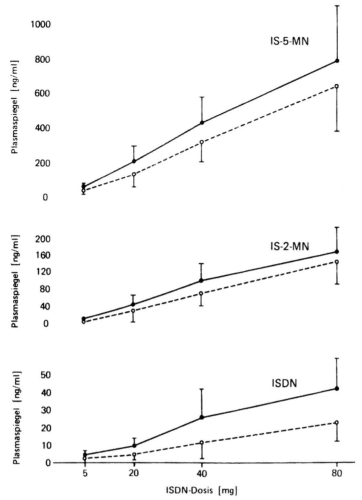

Abb. 117. Plasmaspiegel von Isosorbiddinitrat (ISDN), Isosorbid-2-Mononitrat (IS-2-MN), und Isosorbid-5-Mononitrat (IS-5-MN) 1 h *(durchgezogene Linie)* und 4 h *(gestrichelte Linie)* nach Gabe einer Dosis von 5, 10, 40 und 80 mg über eine Woche (n = 26). (Nach Schneider et al. 1982 a)

III. Natriumnitroprussid

Beim Natriumnitroprussid handelt es sich chemisch um ein anorganisches Salz, das Eisen und Zyanid enthält (Na2Fe (CN) 5 NO_2H_2O). In Alkohol ist die Substanz eben löslich. Die 1%ige Lösung ist stabil, wenn sie vor Licht geschützt wird. Bei Lichteinfall entsteht freies Zyanid. Die Nachweismethoden im Blut beruhen auf Umwandlungen in Zyanid und spektrophotometrischen Bestimmungen des Zyanidgehaltes. Eine direkte Bestimmung des Nitroprussidgehaltes im Blut ist technisch nicht praktikabel.

In vivo erfolgt ein rascher Abbau der Substanz. Beide Zyanidgruppen reagieren mit Thiosulphat und bilden als Endprodukt Thiocyanat. Unter hochdosierter Natriumnitroprussidinfusion, insbesondere zur kontrollierten Hypotension, kommt es infolge Akkumulation von Zyanid zu einer metabolischen Azidose. Über 3 Fälle mit tödlichem Ausgang wurde berichtet. Ursache der Überdosierung war in den meisten Fällen die Entwicklung einer Tachyphylaxie (Kreye 1980). Weitere Einzelheiten s. Kap. E.IV.5.

Literatur

Armstrong PW, Armstrong JA, Marks GS (1979) Blood levels after sublingual nitroglycerin. Circulation 59: 585–588

Armstrong PW, Armstrong JA, Marks GS (1980a) Pharmacokinetic-hemodynamic studies of intravenous nitroglycerin in congestive cardiac failure. Circulation 62: 160–166

Armstrong PW, Armstrong JA, Marks GS (1980b) Pharmacokinetic-hemodynamic studies of nitroglycerin ointment in congestive heart failure. Am J Cardiol 46: 670–676

Ascinder DF, Chasseaud LF, Taylor T (1977) Plasma-isosorbide dinitrate concentrations in human subjects after administration of standard and sustained release formulations. J Pharm Sci 66: 775–778

Barry AE, Contractor AM, Schangraw R (1971) The stability of hypodermic tablets of nitroglycerin packaged in dispensing containers. J Am Pharm Assoc: 030

Blumenthal HP, Fung HL, McNiff EF, Yapsk (1977) Plasma nitroglycerin levels after sublingual, oral, and topical administration. Br J Clin Pharmacol 4: 241–242

Bussmann WD (1980) Leitartikel: Nitrolglycerin bei Herzinfarkt. Von der Kontraindikation zur Indikation. Dtsch Med Wochenschr 105: 1551–1554

Bussmann WD, Passek D, Seidel W, Kaltenbach M (1981) Reduction of CK and CKMB indexes of infarct size by intravenous nitroglycerin. Circulation 63: 615–622

Cawello W, Bonn R (1983) Bioverfügbarkeitseinflüsse durch die Wahl des Infusionsmaterials bei der Therapie mit Nitroglycerin. Arzneimittelforsch 33: 595–597

Chasseaud LF, Taylor T (1980) Plasma concentrations and comparative bioavailability of isosorbide dinitrate after sublingual, oral or cutaneous doses to human subjects. In: Rudolph W, Schrey A (Hrsg) Nitrate II. Wirkung auf Herz und Kreislauf. Schwarzenberg, München Wien Baltimore, S 22–28

Cossum PA, Galbraith AJ, Roberts MS, Boyd GW (1978) Loss of nitroglycerin from intravenous infusion sets. Lancet II: 349–350

Crosseel MT, Bogaert MG (1973) GLC-determination of nitroglycerin and isosorbide dinitrate in human plasma. J Pharm Sci 62: 754–758

Fung HL, Morrison RA, Kamiya A (1981) Uptake and interaction of organic nitrates at blood vessel sites. In: Kaltenbach M, Bussmann WD, Schrey A (Hrsg) Mononitrat – Workshop Kronberg 1980. Wolf, München, S 29–37

Georgopoulos AJ, Marquis A, Georgiadis H (1982) Therapeutic efficacy of a new transdermal system containing nitroglycerin in patients with angina pectoris. Eur J Clin Pharmacol 22: 481–485

Hoburg A, Bonn R, Cawello W (1981) Wirkstoffverlust von Nitroglycerin im Infusionsbesteck. Notfallmedizin 7: 582–585

Imhoff PR, Ott W, Frankhauser P, Chu LC, Holder J (1980) Difference in nitroglycerin-dose-response in the venous and arterial beds. Eur J Clin Pharmacol 18: 455–460

Jähnchen E (1982) Pharmakokinetik von Glyceryltrinitrat. In: Bussmann WD (Hrsg) Nitroglycerin. Drittes Hamburger Symposion. Pharmazeutische Verlagsgesellschaft, München, S 94–107

Kreye VA (1980) Sodium nitroprusside. In: Scriabine A (ed) Pharmacology of antihypertensive drugs. Raven, New York, pp 373–396

Lehmann HU, Witt E, Traue E, Hochrein H (1982) Hämodynamische Wirkungen von oralem Cellulose-retardiertem Nitroglycerin im Vergleich zum retardierten Isosorbiddinitrat. In: Bussmann WD, Dries R, Wagner W (Hrsg) Nitroglycerin in buccaler und oraler Form. Adv Pharmacother 1: 210–221

Müller P, Imhoff PR, Burckard F, Schu LC, Gerardin A (im Druck) Human pharmacological studies of a new transdermal system containing nitroglycerin. Eur J Clin Pharmacol

Needleman P, Lang S, Johnson EM (1972) Organic nitrates: Relationship between biotransformation and rational angina pectoris therapy. J Pharmacol Exp Ther 181: 489–497

Pitt B, Colfer H, Keith A et al. (1982) Neues lokales Wirkstoffabgabesystem für Nitroglycerin. In: Engel HJ, Schrey A, Lichtlen PR (Hrsg) Nitrate III. Springer, Berlin Heidelberg New York, S 99–103

Schneider W, Stahl B, Kaltenbach M, Bussmann WD (1981) Dosis-Wirkungs-Beziehungen bei der Behandlung der koronaren Herzkrankheit mit Isosorbiddinitrat (Abstract). Z Kardiol 70: 321

Schneider W, Stahl B, Kaltenbach M, Bussmann WD (1982a) Dosis-Wirkungs-Beziehung bei der Behandlung der Angina pectoris mit Isosorbiddinitrat. Dtsch Med Wochenschr 107: 771–776

Schneider W, Stahl B, Kaltenbach M, Bussmann WD (1982b) Dose-response-relationship of oral nitroglycerin in the treatment of coronary heart disease. In: Bussmann WD, Dries R, Wagner W (eds) Nitroglycerin in buccaler und oraler Form. Advances in Pharmacotherapy, vol 1. Karger, Basel München Paris London New York Tokio Sydney, pp 204–209

Thadani U, Fung HL, Darke AC, Parker JO (1980a) Oral isosorbide dinitrate in the treatment of angina pectoris. Dose-response relationship and duration of action during acute therapy. Circulation 62: 491–502

Thadani U, Mangari D, Parker JO, Fung HL (1980b) Tolerance to the circulatory effects of oral isosorbide dinitrate. Rate of development and cross-tolerance to glyceryl trinitrate. Circulation 61: 526–535

Westermann KW, Pokar A, Hohl U, Hausdorf G, Kramersmeyer S (1979) Die Nitroglycerinwirkung als Funktion der hämodynamischen Ausgangssituation. In: 2. Hamburger Nitroglycerin-Symposium. Pharmazeutische Verlagsgesellschaft, München, S 72–86

Chronische Herzinsuffizienz

A. Pathophysiologische Mechanismen bei chronischer Herzinsuffizienz

Das chronisch insuffiziente Herz verfügt über spezielle Anpassungsmechanismen.

I. Frank-Starling-Mechanismus

Bei einer chronischen Stauungsinsuffizienz sind die Regulationsmöglichkeiten über den Frank-Starling-Mechanismus bereits ausgeschöpft. Der insuffiziente Ventrikel arbeitet an der Grenze seiner möglichen Vordehnung. Eine akute weitere Zunahme der Vordehnung ist aus anatomisch-myokardialen Gründen und durch die Umgrenzung durch das Perikard nicht möglich. Die einer größeren Vordehnung folgende vermehrte Auswurfleistung ist aufgrund der Insuffizienz nicht in eine vermehrte Inotropie umsetzbar. Es müssen andere, periphere Hilfsregulationen zur Verbesserung der kardialen Funktion herangezogen werden.

II. Sympathische Stimulation

Es kommt zur sympathischen Stimulation mit der Folge, daß das Blutangebot zum Herzen durch venöse Konstriktion steigt, der periphere Widerstand zunimmt und die myokardialen Reserven im Sinne einer positiven Inotropie mobilisiert werden. Ist das Herz groß, der enddiastolische Druck hoch und das Schlagvolumen niedrig, sind auch die Katecholaminspiegel meist erhöht im Plasma nachweisbar (Lehmann u. Keul 1982). Die sympathischen Überträgerstoffe sind in der Lage, die in der Regel noch unverändert ansprechbaren venösen und arteriellen Gefäße zu tonisieren, nicht aber das Myokard selbst ausreichend zu stimulieren.

1. Reduktion der β-Rezeptorendichte

Nach einer kürzlich veröffentlichten Untersuchung von Bristow et al. (1982) wiesen die Herzen von Patienten, die sich einer Herztransplantation unterziehen mußten, eine 50%ige Reduktion der adrenergen β-Rezeptorendichte auf. Auch ist die maximale Stimulierbarkeit mit Isoproterenol bei diesen Herzen auf 50–70% im Vergleich zu gesunden Ventrikeln reduziert. Ähnliche Befunde wurden in vivo erhoben mit dem Nachweis, daß die durch Isoproterenolgabe erreichte Kontraktilitätssteigerung bei den schwer herzinsuffizienten Patienten ausbleibt (Bussmann 1974; Bussmann et al. 1977a, b, 1978a, b). Die Frage ist nur, in welchen Gebieten des linken Ventrikels die β-Rezeptordichte abnimmt? Wenn sie da abnimmt, wo bereits der Funktionsverlust, also Nekrose oder Fibrose vorliegt, ist dies nicht verwunderlich.

2. Abnahme der myokardialen Noradrenalinspeicher

Seit langem ist auch eine Abnahme der kardialen Noradrenalinspeicher bei Patienten mit schwerer Herzinsuffizienz bekannt (Chidsey et al. 1964).

Während bei akuter Herzinsuffizienz oder Myokardischämie die Anzahl der β-Rezeptorendichte eher zunimmt, kommt es bei genügend langer Dauer zu einer Abnahme und damit, zusammen mit dem verminderten myokardialen Katecholamingehalt, zu einer Abnahme der Ansprechbarkeit auf nervale sympathische Stimulation. Damit wird das insuffiziente Herz immer mehr von dem nötigen adrenergen Antrieb abgekoppelt (Willerson 1982).

Da die sympathische Stimulation an den venösen und arteriellen Gefäßen aber umgesetzt wird und effektiv ist, kommt es zu einer Zunahme der Füllungsdrücke durch venöse Konstriktion und auf der arteriellen Seite zu einer Zunahme des peripheren Widerstandes. Das insuffiziente Herz reagiert auf den steigenden Widerstand besonders empfindlich. Die Austreibungsfraktion kann deshalb weiter abnehmen.

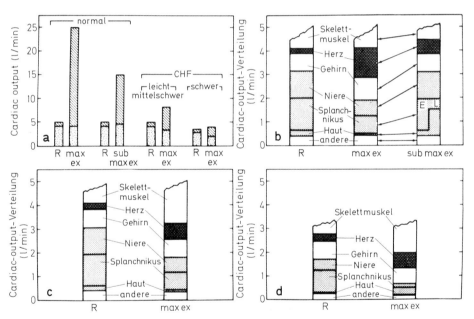

Abb. 118. a Regionale Verteilung des Herzminutenvolumens in Ruhe *(R)* und während körperlicher Belastung *(EX)* bei gesunden Personen (normal) und Patienten mit Stauungsinsuffizienz *(CHF)*. Dargestellt ist jeweils das globale Herzminutenvolumen (Cardiac output), die Verteilung auf den Skelettmuskel *(schraffiert)* und alle anderen Regionen *(gepunktet)*. Man erkennt die deutliche Abnahme der Skelettmuskeldurchblutung bei Herzinsuffizienz. **b–d** Die Verteilung des Herzminutenvolumens auf verschiedene Regionen des Kreislaufs, außer der Skelettmuskulatur bei Gesunden (**b**), bei Patienten mit leichter bzw. mittelschwerer Herzinsuffizienz (**c**) und bei Patienten mit schwerer Herzinsuffizienz (**d**). Der Blutfluß zum Herzen ist *schwarz* dargestellt, ebenso sind die Kreislaufgebiete, die reich an Alpharezeptoren sind (Niere, Haut und Eingeweidegefäße), herausgehoben. *MAX EX* maximale Belastung, *SUB MAX EX* 67% der maximalen Leistung. (Nach Zelis u. Flaim 1983)

III. Stimulation des Renin-Angiotensin-Aldosteron-Systems

Nach Untersuchungen von Zelis u. Flaim (1983) überwiegt bei fortgeschrittener Herzinsuffizienz die Vasokonstriktion, besonders in den kutanen, renalen und abdominellen Gefäßbezirken (Abb. 118, Zelis u. Flaim 1983). Die Vasokonstriktion ist durch den erhöhten, neurogenen sympathischen Gefäßtonus, durch die Erhöhung des zirkulierenden Noradrenalins und durch die über das Renin-Angiotensin-System erhöhte Aktivität des zirkulierenden Angiotensins bedingt (Abb. 119) (Zellis u. Flaim 1983). Patienten mit leichteren Herzinsuffizienzformen mögen unter Ruhebedingungen noch normale regionale arterielle Flußwerte aufweisen, haben aber unter körperlicher Belastung eine überschießende Vasokonstriktion (Abb. 119).

IV. Reagibilität der Gefäßwand bei chronischer Herzinsuffizienz

Die Reagibilität der Gefäßwand bei Herzinsuffizienz ist nach Zelis durch den erhöhten Natriumgehalt gestört, so daß die Regulationsmöglichkeiten bei metabolischen Reizen eingeschränkt sind. Die erhöhte Steifigkeit der Gefäßwand limitiert den Blutfluß in der Skelettmuskulatur, der normalerweise unter Arbeit deutlich ansteigen sollte. So kann es zur Ischämie des Muskels unter Arbeit kommen, wodurch über afferente Nerven die sympathikoadrenale Reaktion verstärkt wird. Auch sind die Barorezeptoren, die für die Regulation der Vasokonstriktion bei körperlicher Belastung verantwortlich sind, nicht in der Lage, genügend gegenzuregulieren, so daß sich die vasokonstriktorische Komponente weiter verstärkt.

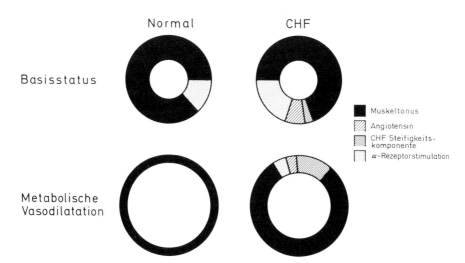

Abb. 119. Die Determinanten des Vasomotorentonus unter Basisbedingungen und unter den Bedingungen der metabolischen Vasodilatation bei Gesunden und bei Patienten mit Stauungsherzinsuffizienz *(CHF)*. Es sind die Gefäßweiten und die Gefäßwanddicke dargestellt. Die Blutgefäße sind bei Herzinsuffizienz stärker verengt als bei Gesunden. Die relative Beteiligung der Stimulation über die α-Rezeptoren, die Effekte von Angiotensin und der erhöhte Steifheitsgrad der Gefäße bei Herzinsuffizienz sind angedeutet. (Nach Zelis u. Flaim 1983)

V. Renale Vasokonstriktion

Die Niere benötigt 20% des Herzminutenvolumens zur Bildung des Glomerulumfiltrats. Die verstärkte Wasser- und Natriumretention bei Herzinsuffizienz beruht vornehmlich auf einer Umverteilung der Durchblutung innerhalb der Niere selbst: Aufgrund der Vasokonstriktion werden vorzugsweise die äußeren Rindenbezirke von der Minderdurchblutung betroffen. Die unterschiedliche Architektur der außen- und der juxta-medullär gelegenen Nephronen erklärt die stärkere Wasser- und Natriumrückresorption (Kilcoyne et al. 1973).

Schließlich ist die renale Vasokonstriktion der Stimulus für das Renin-Angiotensin-Aldosteron-System. Dadurch wird die Wasser- und Natriumrückresorption weiter verstärkt.

Literatur

Bristow MR, Ginsburg R, Minobe W et al. (1982) Decreased catecholamine sensitivity and beta-adrenergic-receptor density in failing human hearts. N Engl J Med 307: 205–211
Bussmann WD (1974) Kontraktilitätsreserve des linken Ventrikels unter körperlicher und pharmakologischer Belastung bei verschiedenen Herzerkrankungen. Habilitationsschrift, Universität Frankfurt/M.
Bussmann WD, Heeger J, Kaltenbach M (1977a) Kontraktilitäts- und Relaxationsreserve des linken Ventrikels. I. Normaler linker Ventrikel. Z Kardiol 66: 690–695
Bussmann WD, Heeger J, Kaltenbach M (1977b) Kontraktilitäts- und Relaxationsreserve des linken Ventrikels. II. Patienten mit rheumatischen Vitien. Z Kardiol 66: 696–705
Bussmann WD, Heeger J, Kaltenbach M (1978a) Kontraktilitäts- und Relaxationsreserve des linken Ventrikels. III. Patienten mit Myokardiopathie. Z Kardiol 67: 18–27
Bussmann WD, Heeger J, Kaltenbach M (1978b) Kontraktilitäts- und Relaxationsreserve des linken Ventrikels. VI. Patienten mit koronarer Herzkrankheit. Z Kardiol 67: 28–40
Chidsey CA, Kaiser GA, Sonnenblick EH, Spann JF, Braunwald E (1964) Cardiac norepinephrine stores in experimental heart failure in the dog. J Clin Invest 43: 2386–2393
Kilcoyne MM, Schmidt DH, Cannon PJ (1973) Intrarenal blood flow in congestive heart failure. Circulation 47: 786–797
Lehmann M, Keul J (1982) Katecholamine in der Funktionsdiagnostik des Herzens. Die Beziehung der Plasmakatecholamine zur Herzgröße, Förderleistung und zum Füllungsdruck des insuffizienten Herzens. Herz Kreislauf 14: 142–148
Willerson JT (1982) What is wrong with the failing heart? N Engl J Med 307: 243–245
Zelis R, Flaim SF (1983) Vasoconstrictor mechanisms and the effect of nitrates. In: Just H, Bussmann WD (eds) Vasodilators in chronic heart failure. Springer, Berlin Heidelberg New York, pp 1–13
Zelis R, Flaim SF (in Vorbereitung) Alterations in vasomotor tone in congestive heart failure. Prog Cardiovasc Dis

B. Neuere Aspekte zur Therapie der chronischen Herzinsuffizienz

I. Digitalis und Diuretika

Aus der Pathophysiologie der chronischen Herzinsuffizienz sind entsprechende therapeutische Schlußfolgerungen ableitbar. Durch direkten Angriffspunkt am Herzen läßt sich die Kontraktilität des geschädigten Ventrikels durch positiv-inotrope Substanzen verbessern. Das ist der klassische Ansatzpunkt und geschieht in der Praxis durch eine Digitalisierung. In neuerer Zeit sind zusätzlich auch oral wirksame positiv-inotrope Substanzen einsetzbar.

Ein anderer Ansatzpunkt geht primär von einer Herzentlastung durch Angriffspunkte in der Peripherie aus. Hier sind in erster Linie die Diuretika zu nennen, die über eine Verminderung des Blutvolumens allerdings nur einen Teil der gewünschten Wirkung erzielen: Sie sind in der Lage, die Stauung zu beseitigen, sind dagegen nicht geeignet, die Förderleistung des Herzens zu verbessern. Im Gegenteil, Diuretika führen regelhaft zu einer Abnahme des schon bereits reduzierten Herzminutenvolumens.

II. Vasodilatatoren

Die 3. therapeutische Möglichkeit ist die Anwendung von vasodilatierenden Substanzen. Durch venöse und arterielle Gefäßdilatation kommt es sowohl zur Abnahme der Stauung mit Reduktion der Füllungsdrücke des Herzens als auch gleichzeitig zu einer Verbesserung der Auswurfleistung des linken Ventrikels durch Reduktion der Nachlast des Herzens.

Diese drei Therapieverfahren, Digitalis oder Diuretika oder Vasodilatatoren, stehen in einer gewissen Konkurrenz zueinander. Nur wenige Autoren vertreten die Meinung, daß die chronische Herzinsuffizienz mit Vasodilatatoren allein zu behandeln wäre. Andere Autoren bevorzugen bei chronischer Herzinsuffizienz primär die Diuretika. Am meisten verbreitet ist jedoch nach wie vor folgendes Vorgehen bei Herzinsuffizienz: Zunächst die Einstellung des Patienten mit Digitalis. Reicht diese Therapie nicht aus, werden zusätzlich Diuretika gegeben. Weil die Daueranwendung von Vasodilatatoren durch Nebenwirkungen kompliziert ist, kommt nur in dem Fall als adjuvante Therapiemöglichkeit die chronische Anwendung von vasodilatierenden Substanzen hinzu, wenn Digitalis und Diuretika nicht ausreichen.

Dieses Konzept einer aufbauenden Therapie, die mit Digitalis beginnt, ist nach wie vor pathophysiologisch am ehesten zu begründen. Bei der chronischen Herzinsuffizienz liegt die primäre Störung am Herzen selbst und in der reduzierten myokardialen Funktion begründet. Digitalispräparate sind in der Lage, die Kontraktilität zu verbessern, wobei die Funktionsverbesserung sich häufig auf die weniger stark geschädigten Myokardareale bezieht. Trotz der geringen therapeutischen Breite dieser Präparate geht auch aus neueren Untersuchungen klar hervor, daß eine dauerhafte Wirksamkeit dieser Substanzen unzweifelhaft ist.

Der logische 2. Schritt ist die diuretische Therapie, die bei Versagen der alleinigen Digitalistherapie, insbesondere die Stauungskomponente der chronischen Herzinsuffizienz günstig beeinflußt.

1. Kritische Wertung des Therapiekonzepts

Der Stellenwert der vasodilatierenden Substanzen ist insofern nach wie vor umstritten, als mit diesen Medikamenten versucht werden soll, die für die Herzinsuffizienz notwendigen Anpassungsmechanismen, insbesondere die periphere Vasokontriktion zu durchbrechen. Im Akutversuch ist die Entlastung durch vasodilatierende Substanzen durchaus möglich und auch effektiv. Unter chronischen Bedingungen setzt jedoch eine ausgeprägte Gegenregulation ein, die versucht, die Bedingungen der arteriellen und venösen Konstriktion wiederherzustellen. Der gefäßerweiternde Effekt wird abgeschwächt oder sogar aufgehoben.

Die Durchbrechung eines pathophysiologischen Regulationsmechanismus ist auch theoretisch nur schwer begründbar, werden doch für das insuffiziente Herz wichtige Kompensationsmechanismen wie vermehrte Füllung des Herzens und regionale Durchblutungseinschränkung als Einsparmöglichkeiten außer Kraft gesetzt. Die Hauptursache der Herzinsuffizienz ist ja nicht die Kreislaufperipherie, sondern das in seiner Kontraktionskraft eingeschränkte Herz. Es wird immer unterstellt, daß der bei Herzinsuffizienz notwendigerweise vorliegende, aus der reduzierten Förderleistung errechnete periphere Widerstand überkompensatorisch erhöht ist.

Diese theoretische Prämisse ist nur ungenügend untermauert. Insgesamt bedarf deshalb das Konzept der Therapie mit Vasodilatatoren immer wieder einer kritischen Analyse. Auch Stoffe, die direkt in den Regulationsmechanismus des Renin-Angiotensin-Systems eingreifen, wie die Converting-enzyme-Hemmer, sind schon eher geeignet, die chronische Herzinsuffizienz auf Dauer zu bessern.

2. Das klassische Behandlungskonzept

Die Behandlung der chronischen Herzinsuffizienz wird deshalb nach wie vor nach dem klassischen Konzept mit Digitalis und Diuretika vorgenommen. Führt auch die kombinierte Digitalis-Diuretika-Behandlung nicht zum Erfolg, liegt eine chronisch-therapieresistente Herzinsuffizienz vor. In dieser Situation kann die chronische Anwendung eines Vasodilatators ins Auge gefaßt werden. Viele Substanzen sind untersucht worden. Eine endgültige Festlegung auf bestimmte Substanzgruppen ist z. Z. noch nicht möglich. Immer neue Stoffe werden untersucht, offenbar deshalb, weil die geprüften nicht befriedigend waren.

3. Beschränkung auf Patienten mit schwerer Herzinsuffizienz

Die Anwendung von Vasodilatatoren bei der chronischen Herzinsuffizienz beschränkt sich deshalb bisher auf die kleine Gruppe von Patienten, die sich im Endstadium einer schweren Herzerkrankung befinden und klinisch dem Schweregrad III und IV der New York Heart Association angehören. Bei diesen Patienten ist in der Regel auch keine chirurgische Verbesserung der kardialen Situation, z. B. durch Klappenersatz oder Bypasschirurgie möglich. Es handelt sich vielmehr um Endstadien von Kardiomyopathien, koronarer Herzkrankheit oder rheumatischen Klappenvitien, jeweils mit schwerer Ventrikeldysfunktion.

Die nüchterne Betrachtung des Stellenwertes der Therapie mit Vasodilatatoren bei der chronischen Herzinsuffizienz ist keineswegs mit der bei der akuten Herzinsuffizienz vergleichbar. Während Vasodilatatoren bei der chronischen Herzinsuffizienz nur adjuvante Therapiemöglichkeiten darstellen, sind sie bei der akuten Herzinsuffizienz häufig Therapeutika der ersten Wahl (Bussmann u. Schupp 1978). Andererseits sind die klinischen Resultate bei Anwendung der Vasodilatatoren bei chronischer Herzinsuffizienz im Einzelfall von hervorragender klinischer Wirksamkeit und mit dauerhaften Erfolgen versehen, wenn nicht durch das Fortschreiten der Grundkrankheit schließlich alle Therapieverfahren ineffektiv werden.

Literatur

Bussmann WD, Schupp D (1978) Effect of sublingual nitroglycerin in emergency treatment of severe pulmonary edema. Am J Cardiol 41: 931–936

C. Standort der Digitalistherapie

Die Wirksamkeit der Digitalisglykoside bei chronischer Herzinsuffizienz ist nicht unbestritten. Patienten mit Herzvergrößerung werden aber nach wie vor erfolgreich behandelt. Unterschiedliche Meinungen gibt es bezüglich der Indikation zur Digitalisierung. Dabei muß immer die Frage gestellt werden, ob bei einem gegebenen Patienten die positiven Wirkungen der Digitalistherapie die möglicherweise eintretenden Nebenwirkungen aufwiegen. Schwierig ist die Frage, ob der gegebene Patient die Digitalistherapie wirklich benötigt. Wegen der geringen therapeutischen Breite ist die Dosis ein besonders kritischer Punkt. Ist ein Patient bereits digitalisiert, muß immer wieder gefragt werden, ob die Erhaltungsdosis richtig ist, Nebenwirkungen vorhanden sind, und wie es mit dem Blutspiegel steht (Eliot et al. 1980).

Die Gabe von Digitalis ist insbesondere bei chronischer Herzinsuffizienz indiziert. Voraussetzung ist in der Regel das deutlich vergrößerte Herz, wobei meist eine erhebliche links- oder rechtsventrikuläre Schädigung vorliegt. Von Bedeutung sind die elektrophysiologischen Hemmwirkungen auf den Atrioventrikularknoten, die besonders bei Patienten mit Vorhofflimmern nutzbar sind. Vorhofflimmern und Stauungsinsuffizienz ist die Hauptindikation für Digitalisglykoside.

I. Wirkungsmechanismus der Digitalisglykoside

1. Molekularer Mechanismus

Der molekulare Mechanismus der Wirkung von Digitalisglykosiden auf zellulärer Ebene ist weitgehend erarbeitet (Übersicht bei Erdmann 1982). Die Digitaliswirkung wird mit einer Beeinflussung der intrazellulären Natrium- und Kaliumkonzentrationen erklärt. Herzglykoside hemmen selektiv und reversibel die Natrium-Kalium-ATPase und damit den aktiven Na^+/K^+-Transport der Zellmembran. Die Natrium-Kalium-ATPase ist deshalb auch als „Digitalisrezeptor" bezeichnet worden (Repke u. Portius 1963). Es kommt zu einer gesicherten Erhöhung der Ca^{++}-Konzentration in der Zelle, wobei unklar ist, ob dieses durch die glykosidbedingte intrazelluläre Na^+-Akkumulation bedingt ist. Die erhöhte intrazellulare Ca^{++}-Konzentration führt dann über eine erhöhte Bindung an das Troponin zu einer verstärkten Aktivierung der kontraktilen Proteine.

Dieses Modell der Glykosidwirkung bestehend aus Rezeptor-, Natrium-Kalium-ATPase – Na^+-K^+-Gegentransport – kontraktile Proteine erlaubte die Erklärung mancher klinischer Zusammenhänge. Kalium erniedrigt die Rezeptoraffinität für Herzglykoside. Das erklärt die höhere Toxizität von Digitalis bei Hypokaliämie. Andererseits empfiehlt sich bei mäßiger Digitalisüberdosierung oder Herzrhythmusstörungen die therapeutische Gabe von Kalium. Bei chronischer Hypokaliämie kommt es zu einer Zunahme der Herzglykosidrezeptoren, ebenso wie bei Hyperthyreose. Bei extremer Digitalisintoxikation treten infolge hochgradiger Hemmung der Natrium-Kalium-ATPase große Kaliumverluste aus der Zelle mit konsekutivem Anstieg des Serumkaliums auf.

2. Hämodynamische Wirkungen

Die positiv-inotrope Wirkung der Digitalisglykoside führt bei Vorliegen einer Herzinsuffizienz zur Zunahme des Schlag- und Herzminutenvolumens und zu einer mäßigen Verminderung der rechts- und linksventrikulären Füllungsdrücke. Liegt eine Herzinsuffizienz nicht vor, ist zwar der positiv-inotrope Effekt durch eine gesteigerte Kontraktilität des linken Ventrikels nachweisbar, eine Zunahme des Schlagvolumens erfolgt jedoch nicht (Bussmann et al. 1969). Digitalisglykoside führen bei fehlender Herzinsuffizienz zu einer milden Vasokonstriktion im venösen und arteriellen Gefäßschenkel.

II. Kontraindikationen

Eine klare Kontraindikation für eine Digitalistherapie ist der AV-Block 2. und 3. Grades, mit Einschränkung auch des 1. Grades. Nicht behandelt werden auch Patienten mit einer hypertrophen obstruktiven Kardiomyopathie, da durch den inotropen Effekt die Ausflußbahnobstruktion verstärkt werden kann.

Eine relative Kontraindikation stellt heute die akute Herzinsuffizienz dar. Hier sind in erster Linie vasodilatierende Substanzen, evtl. unter Zuhilfenahme von Diuretika einzusetzen.

Die früher geäußerte Meinung, der akute Myokardinfarkt sei eine klassische Indikation für Herzglykoside ist heute nicht mehr gültig (Blumenberger 1963). Auch stellt der Herzinfarkt in der chronischen Phase primär keine Indikation für eine Digitalisierung dar, es sei denn, es besteht eine erhebliche Ventrikelschädigung, die zu einer deutlichen Herzvergrößerung geführt hat. Nach Moss et al. (1981) ist die Frühletalität von Postinfarktpatienten unter Digitalistherapie auf das 5fache erhöht. Diese Befunde blieben nicht unwidersprochen. Die Digitalisierung bei Zustand nach Infarkt ist jedoch in einem kritischen Licht zu sehen.

Die früher übliche Digitalisbehandlung älterer Patienten ist heute aufgegeben. Früher glaubte man mit Digitalis die „Milch des Alters" gefunden zu haben. Im Gegenteil, besonders bei älteren Patienten muß die Indikation besonders streng gestellt werden. Das eindeutig vergrößerte Herz ist hier ein sicherer Anhaltspunkt. Da bei älteren Patienten die Kreatininclearance reduziert (im Mittel 36 ml/min) ist, muß die Digoxindosis um 30–50% reduziert werden. Immer häufiger kommen deshalb bei älteren Patienten Digitoxinpräparate zur Anwendung.

III. Dosierung von Digoxin und Digitoxin

1. Blutspiegel

Der normale Blutspiegel für Digoxin liegt im Bereich zwischen 1 und 2 ng/ml. Daraus wird die geringe therapeutische Breite ersichtlich, da oberhalb von 2 ng/ml Zeichen der Digitalisintoxikation auftreten können und unterhalb von 1 ng/ml eine nicht ausreichende Digitalisierung vorliegt. Die häufig bei ungenügend überwachter Diuretikagabe auftretende Hypokaliämie kann zu digitalisbedingten Arrhythmien führen, selbst wenn der Blutspiegel unter 1 ng/ml liegt. Auch ein hohes Serumkalzium scheint die Digitalissensitivität zu erhöhen. Bei gleichzeitiger Chinidinapplikation steigt der Blutspiegel von Digoxin erheblich an. Solche Patienten können deshalb nur mit der halben Digoxindosis gefahrlos eingestellt werden.

Zu Zeichen der Digitalisintoxikation kommt es demnach meistens bei älteren Patienten mit fortgeschrittener Herzerkrankung, bei denen zusätzlich eine Nierenfunktionseinschränkung vorliegt. Diese Faktoren prädisponieren für eine Interaktion bei normaler Dosierung. Die enge therapeutische Breite der Substanz beinhaltet somit eine außerordentlich strenge Indikation.

Nach wie vor eine wichtige Alternative zur Digoxinbehandlung ist die Gabe von Digitoxin, das komplett oral resorbiert wird und primär in der Leber abgebaut wird. Die Blutspiegel werden deshalb wenig durch eine verminderte Nierenfunktion verändert. Von Nachteil ist die lange Halbwertszeit von 4–5 Tagen im Gegensatz zu Digoxin (1 Tag). Die tägliche Dosis liegt bei 0,07 bis 0,1 mg bei Blutspiegeln zwischen 15 und 25 ng/ml (Opie 1980).

2. Interaktionen

Chinidin erhöht den Blutspiegel von Digoxin. Auch Kalziumantagonisten und Amiodarone können den Digoxin- oder Digitoxinspiegel erhöhen. Weitere Interaktionen sind mit Diphenylhydantoin, Rifampicin, Phenobarbital, Phenylbutazon und Spironolacton bekannt. Letztere bewirken eine Erniedrigung der Plasmakonzentration. Bezüglich Chinidin und Digitoxin sind die Resultate bisher widersprüchlich, so daß die Interaktionsfrage noch offen bleiben muß.

IV. Langzeitwirkung

Es ist v. a. der Verdienst von Storstein, den Nutzen der Langzeitbehandlung der Stauungsherzinsuffizienz mit Digitalis belegt zu haben (Storstein 1983; Taylor u. Storstein 1983). Erstaunlich ist, wie wenig gut durchgeführte Langzeituntersuchungen für dieses klassische Herzmedikament heute vorliegen. Insbesondere fehlt es an randomisierten Doppelblindstudien. Der Effekt des Absetzens nach Langzeittherapie mit Digitalis ist wiederholt untersucht worden. Etwa 30% der Patienten dekompensierten daraufhin und mußten erneut digitalisiert werden. Der größte Teil der Patienten kam aber ohne Digitalis aus, einerseits weil eine Digitalisierung nicht in-

diziert war, andererseits weil eine Weiterbehandlung mit Diuretika oder Vasodila-
tanzien ausreichend war. Häufig wurde demnach ohne klinische Indikation eine
Digitalisierung vorgenommen.

1. Zu hohe Verordnungsquote von Digitalis in Deutschland

Schüren u. Rietbrock (1982) wiesen darauf hin, daß Digitalispräparate in Deutschland zu den am häufigsten verordneten Arzneimittel gehören. In der Bundesrepu-
blik nehmen etwa 4 Mio. Patienten Digitalispräparate ein, während in Großbritan-
nien bei vergleichender Bevölkerungszahl nur 300 000 Patienten damit versorgt
werden. Grund für diese hohe Zahl ist eine prophylaktische Verordnung ohne gesicherte Indikation (bei 8 bis 9 von 10 Fällen). Bis heute konnte jedoch kein Nachweis
dafür erbracht werden, daß eine prophylaktische Digitalisierung, insbesondere des
sog. Altersherzens, das Auftreten einer Herzinsuffizienz verhindert oder die Prognose verbessert. Nach Angaben der obengenannten Autoren erhalten rd. 3 Mio.
Bundesbürger eine Digitalismedikation ohne ausreichende Indikation.

2. Intoxikationsquote 3%

Entsprechend kommt es zu einem vermehrten Auftreten von Digitalisintoxikatio-
nen und unnötigen Kosten in Millionenhöhe. Digitalisglykoside gehören zu der
Stoffgruppe mit den häufigsten klinischen Nebenwirkungen. Wichtigste Ursache ist
die geringe therapeutische Breite. So beträgt die therapeutische Dosis bereits
50–60% der toxischen Dosis. Die Inzidenz der Digitalisintoxikation für Digoxin
oder Digitoxin liegt bei ca. 3%.

3. Relevanz des Auslaßversuchs

Eine einmal begonnene Glykosidtherapie wird üblicherweise lebenslang fortgeführt. Es gibt aber eine ganze Reihe von Krankheitsbildern, bei denen nur eine vorübergehende Digitalisierung notwendig ist. Dobbs et al. (1977) konnten in einer pla-
cebokontrollierten, doppelblind-crossover Studie feststellen, daß während der
Placebophase nur bei 16 von 46 Fällen (34%) eine klinische Verschlechterung eintrat. Zu ähnlichen Befunden kamen McHaffie et al. (1978). Die Liverpool Thera-
peutics-Group legte 1978 Befunde vor, wonach das Absetzen des Glykosids bei kei-
nem der 89 untersuchten Patienten zu einer klinisch nachweisbaren Verschlechterung kam. Das Fazit dieser Befunde ist eine wesentlich kritischere Indikations-
stellung und die sorgfältige Überprüfung, ob ein Digitalispräparat auf Dauer
erforderlich ist.
   Bei den wirklich herzinsuffizienten Patienten andererseits ist die anhaltende
Langzeitwirkung der Digitalisglykoside als gesichert anzusehen. Auch neuere Studien weisen in Doppelblinduntersuchungen nach, daß unter Digitalis eine Steigerung des Herzminutenvolumens oder eine Senkung der Füllungsdrücke dauerhaft
nachweisbar ist (Lee et al. 1982). Arnold et al. (1980) konnten zeigen, daß eine Un-

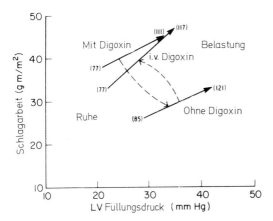

Abb. 120. Nach Unterbrechung der oralen Digitalistherapie zeigt sich eine Zunahme des links-ventrikulären Füllungsdrucks mit Abnahme der Schlagarbeit in Ruhe und unter körperlicher Belastung. Herzfrequenzen in Klammern. Nach erneuter Digitalisierung mit intravenösem Digoxin Funktionsverbesserung mit Schlagvolumenzunahme, Füllungsdruckreduktion und Abnahme der Herzfrequenz. (Nach Arnold et al. 1980)

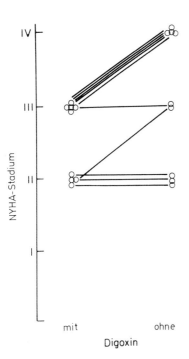

Abb. 121. Nach Absetzen von Digoxin kam es bei 5 von 9 Patienten zu einer klinischen Verschlechterung. Angegeben ist die funktionelle Klassifizierung nach NYHA. (Nach Arnold et al. 1980)

terbrechung der Digitalistherapie eine hämodynamische Funktionsverschlechterung nach sich zieht, die durch erneute Digitalisgabe wieder aufgehoben wird. (Abb. 120) (Arnold et al. 1980). Ein Großteil der Patienten verschlechterte sich auch klinisch unter Digitalisentzug (Abb. 121) (Arnold et al. 1980).

Literatur

Arnold SB, Byrd RC, Meister W (1980) Long-term digitalis therapy in left ventricular function in heart failure. N Engl J Med 303: 1443–1448

Blumberger KJ (1963) Die Herzglykoside beim Herzinfarkt. Verh Dtsch Ges Inn Med 69: 888–897

Bussmann WD, Wirtz P, Lüthy E, Krayenbühl HP (1969) Die Wirkung von herzwirksamen Glykosiden und Aglykonen am suffizienten Herzen. Dtsch Med Wochenschr 94: 779–785

Dobbs SM, Kenyon WI, Dobbs RJ (1977) Maintenance digoxin after an episode of heart failure: placebo controlled trial in outpatients. Br Med J I: 749–752

Eliot RS, Forrester JS, Mazzara JT, Scheidt SS, Harris TR, Crocker MA (1980) Therapy for the ambulatory CHF patient. Patient Care 14: 14–61

Erdmann E (1982) Biochemische Grundlagen der Wirkung von Digitalisglykosiden. Verh Dtsch Ges Herz Kreislaufforsch 48: 7–18

Lee DCS, Johnson RA, Bingham JB et al. (1982) Heart failure in outpatients-a randomized trial of digoxin versus placebo. N Engl J Med 306: 699–705

Liverpool Therapeutics Group (1978) Use of digitalis in general practice. Br Med J II: 673–675

McHaffie D, Purcell H, Mitchell-Heggs P, Guz A (1978) The clinical value of digoxin in patients with heart failure and sinus rhythm. Q J Med 47: 401–419

Moss AJ, Davis HT, Conard DL, DeCamilla JJ, Odoroff CL (1981) Digitalis-associated cardiac mortality after myocardial infarction. Circulation 64: 1150–1156

Opie LH (1980) Drugs and the heart. V. Digitalis and sympathomimetic stimulants. Lancet I: 912–918

Repke K, Portius HJ (1963) Über die Identität der Ionenpumpen-ATPase in der Zellmembran des Herzmuskels mit einem Digitalis-Rezeptorenzym. Experientia 19: 452–458

Schüren KP, Rietbrock N (1982) Digitalisbehandlung in Deutschland. Beispiel einer unkritischen Arzneimittelverordnung. Dtsch Med Wochenschr 107: 1935–1938

Storstein L (1983) Is long-term treatment of heart failure with digitalis glycosides effective? In: Gillmann H, Storstein L, Heusinger H, Wietersheim A von (Hrsg) Digitalistherapie heute. Verlag f. angewandte Wissenschaft, München, S 17–21

Taylor SH, Storstein L (1983) Diuretics and digitalis in the treatment of chronic heart failure. In: Oakley CM, Hugenholtz PG (eds) The failing heart. What have we learned since Withering? Eur Heart J [Suppl A] 4: 153–159

D. Stand der Diuretikatherapie

Von vielen angloamerikanischen Autoren wird die Gabe eines Diuretikums als Medikament der ersten Wahl bei chronischer Herzinsuffizienz angesehen (Eliot et al. 1980). Bei uns werden Diuretika in der Regel erst dann eingesetzt, wenn die vorherige Gabe von Digitalisglykosiden zu keiner ausreichenden Wirkung geführt hat. Diuretika sind in der Lage, eine wesentliche Komponente der Herzinsuffizienz günstig zu beeinflussen: die Stauung. Durch Reduktion von Flüssigkeit aus den Extravasalräumen kommt es zu einer deutlichen Verminderung der Stauung in verschiedenen Organen. Das klinische Bild bessert sich deutlich, die Kurzatmigkeit nimmt ab und die peripheren Ödeme verschwinden.

I. Nierenfunktion bei Herzinsuffizienz

Die Niere ist zur Wasser- und Natriumausscheidung auf einen genügend hohen arteriellen Perfusionsdruck angewiesen. Da die renale Durchblutung im Rahmen der Herzinsuffizienz entsprechend der Verminderung des Herzminutenvolumens abnimmt und mit der Verminderung des Herzminutenvolumens auch eine Abnahme des Blutdrucks einhergeht, kommt es bei Herzinsuffizienz zu einer verstärkten Reabsorption von Kochsalz und Wasser, so daß das effektive arterielle Blutvolumen zunimmt und der venöse Füllungsdruck steigt. Die vermehrte Füllung führt zu einem Anstieg des Herzminutenvolumens, so daß sich renale Durchblutung und Perfusion normalisieren und der Vorgang der vermehrten Natrium- und Wasserretention desaktiviert wird. Bei schweren Formen der Herzinsuffizienz führt die vermehrte Füllung nicht mehr zu einer Verbesserung der Förderleistung des Herzens, so daß der kompensatorische Mechanismus der renalen Salz- und Wasserretention ununterbrochen wirksam bleibt.

Mit Zunahme der sympathischen Aktivierung und einsetzender Stimulation des Renin-Angiotensin-Aldosteron-Systems kommt es neben der proportionalen Verminderung der Nierendurchblutung zur renalen Vasokonstriktion. Die Vasokonstriktion erfolgt in den efferenten Nierenarteriolen distal der Glomerula. Auf diese Weise wird ein normaler glomerulärer Filtrationsdruck aufrechterhalten und der hydrostatische Druck in den peritubulären Kapillaren reduziert.

Die Nierendurchblutung ist stärker vermindert als die glomeruläre Filtrationsrate (GFR) (Abb. 122) (Cannon 1977). Die Filtrationsfraktion, das Verhältnis der glomerulären Filtrationsrate zum renalen Plasmafluß, ist bei Herzinsuffizienz erhöht, so daß die Konzentration der Proteine in den peritubulären Kapillaren ansteigt. Die interstitielle Flüssigkeit in der Niere kehrt so leichter in den Intravasalraum zurück, da der hydrostatische Druck vermindert und der kolloidosmotische Druck im peritubulären System erhöht ist.

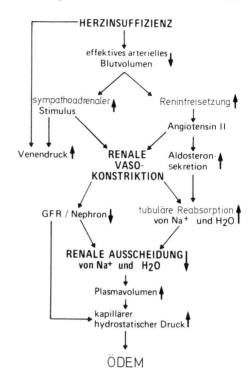

Abb. 122. Nierenfunktion bei Herzinsuffizienz. Mechanismus der Ödembildung. (Nach Cannon 1977)

II. Ort der Wirkung verschiedener Diuretika

Die 3 für die Herzinsuffizienz wichtigsten Diuretika sind die Schleifendiuretika, die Benzothiadiazine und die kaliumsparenden Diuretika sowie Aldosteronantagonisten. Die Schleifendiuretika (Prototypen: Furosemid, Etacrynsäure) greifen am aufsteigenden dicken Teil der Henle-Schleife an, die Benzothiadiazine, die kaliumsparenden Diuretika und die Aldosteronantagonisten am distalen Tubulus. Die unterschiedliche Beeinflussung des Urinvolumens und der ausgeschiedenen Mengen von Natrium, Kalium, Chlor und Bicarbonat sind in der Abb. 123 (Hierholzer u. Kleinschmidt 1977) aufgeführt. In der Tabelle 7 sind die Charakteristika wie Wirkungsort, Wirkungsmechanismus, Freiname, Handelsname, mittlere Tagesdosis und Wirkdauer wiedergegeben (Schüren 1982).

III. Hämodynamische Veränderungen durch Diuretika bei akuter Linksinsuffizienz

Die Verminderung des Plasmavolumens nach Gabe eines Diuretikums führt zu einer Abwärtsbewegung auf der Ventrikelfunktionskurve, da es mit der Abnahme des linksventrikulären Füllungsdruckes zu einer Reduktion des Herzminutenvolumens kommt. Innerhalb einer Stunde nach i.v.-Gabe von Furosemid kommt es zu einer Abnahme des linksventrikulären Füllungsdrucks von 25–35%. Dabei nimmt das

Tabelle 7. Charakteristik der wichtigsten Diuretika (12, 16, 39)

Diuretikum	Wirkort	Wirkungs-mechanismus	Freiname	Handels-name	mittlere Ta-gesdosis (mg)	Wirkungs-dauer (h)
1. a) Thiazide	Distaler Tubulus	Hemmung der NaCl-Reabsorption	Chlorothiazid	Chlotride	500–1000	6–12
			Hydrochlorothiazid	Esidrix	25–75	12–24
			Trichlormethiazid	Esmarin	2–8	24
			Butizid	Saltucin	5–10	12–24
			Cyclopenthiazid	Navidrex	0,5–2	12–24
b) Thiazid-Analoge	Distaler Tubulus	Hemmung der NaCl-Reabsorption	Chlorthalidon	Hygroton	100	24–72
			Clopamid	Brinaldix	10–20	20–24
			Mefrusid	Baycaron	25–75	20–24
			Xipamid	Aquaphor	20–40	
2. „Schleifen-diuretika"	Aufsteigender Teil der Henle Schleife	Hemmung der Cl⁻-Reabsorption	Furosemid	Lasix	40–80	4–6
			Etacrynsäure	Hydromedin	50–100	6–8
			Bumetanid	Fordiuran	1–2	2–4
			Piretanid	Arelix	6–12	4–6
			Etozolin	Elkapin	400–800	8–10
3. Aldosteron-Antagonisten	Distaler Tubulus	kompetitiver Antagonismus von Aldosteron	Spironolacton	Aldactone	100–300	48–72
				Osyrol	100–300	48–72
4. K⁺-sparende Diuretika	Distaler Tubulus	Hemmung des Na⁺/K⁺-Austauschs	Triamteren	Jatropur	100–200	12–24
			Amilorid	Arumil	5–10	12–24
5. Diuretika-kombinationen	Distaler Tubulus		Triamteren (50 mg) + Bemetizid (25 mg)	Diucomb	1–2 Drag.	
	Distaler Tubulus		Triamteren (50 mg) + Hydrochlorothiazid (25 mg)	Dytide H, Esiteren	1–2	
	Distaler Tubulus		Amilorid (5 mg) + Hydrochlorothiazid (50 mg)	Moduretik	1–2	
	Distaler Tubulus		Spironolacton (50 mg) + Butizid (5 mg)	Aldactone 50-Saltucin	1–3	
	Distaler Tubulus + Henle-Schleife		Spironolacton (50/100 mg) + Furosemid (20 mg)	Osyrol 50/100-Lasix	1–3	
	Distaler Tubulus		Spironolacton (50 mg) + Hydrochlorothiazid (50 mg)	Spironothiazid	1–3	

Herzminutenvolumen in der Mehrzahl der Fälle ab, während der arterielle Blutdruck nur geringfügig vermindert wird.

Bei Vorliegen eines Lungenödems kommt es zur Besserung der Dyspnoe. Die Abnahme der Lungenstauung führt zu einer Verminderung der Verteilungsstörung und damit zu einem Anstieg des arteriellen Sauerstoffpartialdruckes.

Gelegentlich, besonders bei zu hohen Dosen von Furosemid, kann es 1–2 h nach parenteraler Zufuhr zu einer erheblichen Reduktion des Herzminutenvolumens mit kritischem Abfall des Blutdrucks kommen (Abb. 124) (Kiely et al. 1973).

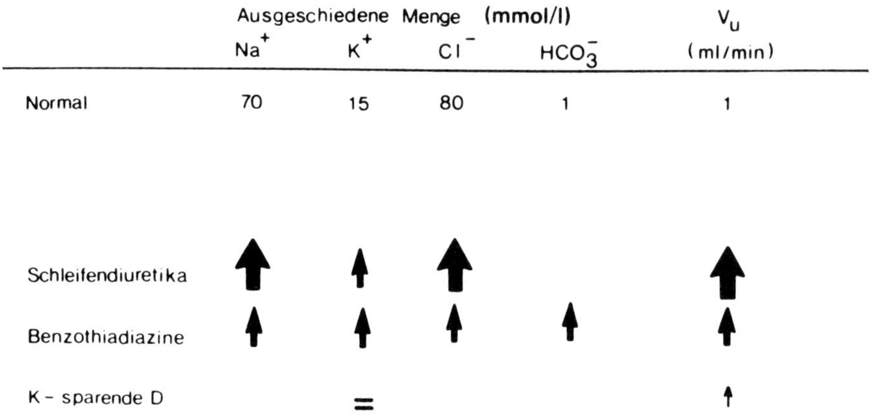

Ausgeschiedene Menge **(mmol/l)**				V_u
Na^+	K^+	Cl^-	HCO_3^-	(ml/min)

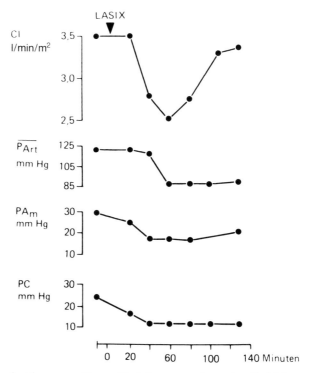

Normal	70	15	80	1	1

Schleifendiuretika

Benzothiadiazine

K – sparende D

Abb. 123. Nach Gabe von Schleifendiuretika werden größte Mengen von Natrium, Chlor und Kalium ausgeschieden. Das Urinvolumen *(V_u)* ist groß. Benzothiadiazine haben insgesamt eine geringere Wirksamkeit. Kaliumsparende Diuretika vermindern den Kaliumgehalt kaum. (Nach Hierholzer u. Kleinschmidt 1977)

LASIX

CI
l/min/m²

3,5
3,0
2,5

$\overline{P_{Art}}$
mm Hg

125
105
85

PA_m
mm Hg

30
20
10

PC
mm Hg

30
20
10

0 20   60   100   140 Minuten

Abb. 124. Nach Furosemid (40 mg i. v.) kann es zu Hypovolämie kommen mit massiver Reduktion des Herzminutenvolumens *(CI)*, des arteriellen Blutdrucks *(P_art)*, des mittleren Pulmonalarteriendrucks *(PAM)* und des Pulmonalkapillardrucks *(PC)*. Derartige kritische Blutdruckabfälle sind nicht allzu selten. (Nach Kiely et al. 1973)

IV. Wirkung von Furosemid auf das venöse Gefäßsystem

Dem Furosemid wird eine signifikante Wirkung auf das venöse Gefäßsystem nachgesagt, die primär zu einer venösen Dilatation führt und unabhängig von der etwas später einsetzenden diuretischen Wirkung sein soll. Diese Befunde blieben nicht ganz unwidersprochen. Offenbar sind derartige Effekte nur mit höheren Dosen (70–100 mg Furosemid) erzielbar.

Dikshit et al. (1973) ermittelten wenige Minuten nach 0,5–1,0 mg/kg KG Furosemid eine 50%ige Zunahme der plethysmographisch ermittelten Venenkapazität. Der Urinfluß erreichte erst nach 30 min sein Maximum. Bei 3 anurischen Patienten fiel der linksventrikuläre Füllungsdruck ebenfalls ab. Ähnliche Befunde erhoben auch Hüttemann u. Schüren (1975). Ogilvie u. Ruedy (1971) wiesen experimentell einen Abfall des linksventrikulären Füllungsdruckes nach i. v.-Gabe von Etacrynsäure bei anephritischen Hunden nach.

Die biphasische Wirkung von Furosemid scheint dennoch heute nicht ausreichend gesichert, da genügend hämodynamische Messungen zur Akutwirkung von Furosemid nicht vorliegen. Ein direkter venodilatatorischer Effekt für hohe Dosen scheint jedoch möglich.

Bei der Betrachtung des zeitlichen Verlaufs des linksventrikulären Füllungsdrucks fällt auf, daß keine akute, sondern nur eine langsam einsetzende Verminderung des Füllungsdruckes nach i. v.-Gabe von Furosemid nachweisbar ist. Eine Trennung zwischen möglichem venodilatierendem und dem sicheren diuretischen Effekt macht Schwierigkeiten. Vergleicht man mit der Wirkung von Natriumnitroprussid oder Nitroglycerin, so fällt die sofortige Vollwirkung dieser eindeutigen Vasodilatatoren auf (innerhalb von 3–5 min). Die Wirkung von Furosemid auf den Füllungsdruck ist jedoch erst nach 1 h voll nachweisbar. Deshalb erscheint Furosemid bezüglich seiner venodilatierenden Eigenschaften nicht besonders geeignet (Abb. 125) (Hockings et al. 1981). Außerdem führt es zu einer signifikanten Reduktion des Herzminutenvolumens, während nach Nitroprussid oder Nitroglycerin eine Zunahme nachweisbar ist (Abb. 126) (Hockings et al. 1981).

V. Langzeiteffekte von Diuretika

Es ist erstaunlich, wie wenig Untersuchungen zur Langzeitwirkung von Diuretika bei Herzinsuffizienz vorliegen. Lediglich Rader et al. (1964) und Stampfer et al. (1968) legten dazu Untersuchungen vor. Der Untersuchungszeitraum war kurz und betrug nur 3 Wochen. Nach Stampfer kam es unter Chlorothiazid und Hydrochlorothiazid neben der Gewichtsabnahme zu einer 20%igen Verminderung des Herzminutenvolumens und zu einer 45%igen Senkung des linksventrikulären Füllungsdruckes bei gleichzeitiger Verminderung des arteriellen Blutdruckes um 12%. Rader et al. (1964) fanden mit einem Quecksilberdiuretikum bei ihren 14 Patienten nach maximal 3 Wochen einen geringfügigen Anstieg des Herzminutenvolumens und eine deutliche Reduktion des arteriellen Blutdruckes.

Bei Patienten mit chronischer Rechtsinsuffizienz auf dem Boden einer chronisch obstruktiven Lungenerkrankung mit Cor pulmonale kommt es neben der Verminderung des Schlag- und Herzminutenvolumens unter Verminderung der rechts- und linksventrikulären Füllungsdrücke zu einer deutlichen Verbesserung der respi-

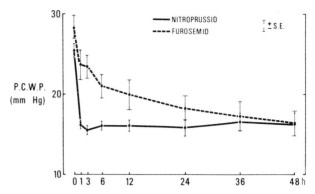

Abb. 125. Rasche Senkung des linksventrikulären Füllungsdrucks *(PCWP)* unter Nitroprussid, initial ungenügende und stark verzögerte Füllungsdrucksenkung unter Furosemid (60 mg). (Nach Hockings et al. 1981)

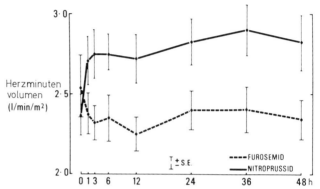

Abb. 126. Während Natriumnitroprussid bei Herzinsuffizienz zu einer deutlichen Herzminutenvolumensteigerung führt, kommt es nach Gabe von Furosemid zu einer erheblichen Reduktion des Herzminutenvolumens. (Nach Hockings et al. 1981)

ratorischen Parameter mit Abnahme der Atemfrequenz, der arteriellen Kohlensäurespannung und Zunahme des arteriellen Sauerstoffdruckes (Noble et al. 1966).

Die Langzeittherapie der Herzinsuffizienz mit Diuretika basiert primär auf klinischen Befunden. Bei Weglassen des Diuretikums kommt es bei diesen Patienten häufig zu einer Verstärkung der Herzinsuffizienzsymptomatik mit Luftnot oder Ansammlung von Ödemen. Dennoch scheint es sinnvoll, kontrollierte hämodynamische Studien durchzuführen, um den Erkenntnisstand der Langzeittherapie mit Diuretika zu verbessern.

VI. Nebenwirkungen von Diuretika

Die unerwünschten Nebenwirkungen von Diuretika sind in Tabelle 8 zusammengestellt. Es kommt zu Veränderungen der Serumelektrolyte, des Blutvolumens, zu Stoffwechselstörungen, Organmanifestationen und einer Reihe weiterer spezifischer Nebenwirkungen (Schüren 1982).

Tabelle 8. Nebenwirkungen von Diuretika

1. Elektrolytstörungen
   Hypokaliämie (Thiazide, Thiazidanaloge,
   „Schleifendiuretika")
   Hyperkaliämie (antikaliuretische Diuretika)
   Hyponatriämie
   Hypochlorämie
   Hypomagnesiämie
	4. Verschiedene Organstörungen
	   Arzneimittelexanthem
	   Knochenmarkschäden
	   Cholestatischer Ikterus
	   Pankreatitis

2. Hypovolämie
   Anstieg des Hämatokrit (Polyglobulie)
   Arterielle Hypotension
   Müdigkeit, Somnolenz
   Oligurie
   Azotämie
	5. Spezielle Störungen
	   Gynäkomastie (Spironolacton)
	   Potenzstörungen (Spironolacton)
	   Megaloblastäre Anämie (Triamteren)
	   Innenohrschädigung (Furosemid,
	   Etacrynsäure)

3. Stoffwechselstörungen
   Diabetische Stoffwechsellage,
   Hyperglykämie
   Hyperurikämie, Gicht
   Hyperlipidämie
   Laktatazidämie	

Literatur

Cannon PJ (1977) The kidney in heart failure. N Engl J Med 296: 26–32

Dikshit K, Vyden JK, Forrester JS, Chatterjee K, Prakash R, Swan HJC (1973) Renal and extrarenal hemodynamic effects of furosemide in congestive heart failure after acute myocardial infarction. N Engl J Med 288: 1087–1090

Eliot RS, Forrester JS, Mazzara JT, Scheidt SS, Harris TR, Crocker MA (1980) Therapy for the ambulatory CHF patient. Patient Care 14: 14–61

Hierholzer K, Kleinschmidt J (1977) Renale Wirkung von Diuretika. In: Hierholzer K, Rietbrock N (Hrsg) Physiologische und pharmakologische Grundlagen der Therapie. Straube, Neu Isenburg

Hockings BEF, Cope GD, Clarke GM, Taylor RR (1981) Randomized controlled trial of vasodilator therapy after myocardial infarction. Am J Cardiol 48: 345–352

Hüttemann U, Schüren KP (1975) Diuretika bei chronischem Cor pulmonale. In: Schüren KP, Hüttemann U, Schröder R (Hrsg) Chronisch obstruktive Lungenerkrankungen und Cor pulmonale. Schattauer, Stuttgart New York

Kiely J, Kelly DT, Taylor DR, Pitt B (1973) The role of furosemide in the treatment of left ventricular dysfunction associated with acute myocardial infarction. Circulation 48: 581–587

Noble MJM, Trenchard D, Guz A (1966) The value of diuretics in respiratory failure. Lancet II: 257–260

Ogilvie RI, Ruedy J (1971) Hemodynamic effects of ethacrynic acid in anephric dogs. J Pharmacol Exp Ther 176: 389–396

Rader B, Smith WW, Berger AR, Eichna LW (1964) Comparison of the hemodynamic effects of mercurial diuretics and digitalis in congestive heart failure. Circulation 29: 328–345

Schüren KP (1982) Die Behandlung der Herzinsuffizienz mit Diuretika. Verh Dtsch Ges Herz Kreislaufforsch 48: 125–138

Stampfer M, Epstein SE, Beiser GD, Braunwald E (1968) Hemodynamic effects of diuresis at rest and during intense upright exercise in patients with impaired cardiac function. Circulation 37: 900–911

E. Klinischer Stellenwert der Therapie mit Vasodilatatoren

I. Die ideale vasodilatierende Substanz

Um eine Substanz bei der chronischen digitalis- und diuretikarefraktären Herzinsuffizienz einsetzen zu können, müssen verschiedene Voraussetzungen erfüllt sein. Die Substanz muß oral wirksam sein. Die akuten hämodynamischen Effekte sollten zumindestens weitgehend auf Dauer erhalten bleiben. Die Substanz sollte akut und chronisch zu einer Steigerung des Herzminutenvolumens führen, ohne daß es zu einer Herzfrequenzsteigerung kommt. Ein leichter blutdrucksenkender Effekt ist erwünscht. Zusätzlich sollte der Füllungsdruck gesenkt werden, wobei auch dieser Effekt möglichst dauerhaft sein sollte.

Entscheidend ist, daß bei Daueranwendung die Wirkung nicht durch die für die Herzinsuffizienz typischen vasokonstriktorischen Kompensationsmechanismen aufgehoben wird. Aufgrund von theoretischen Überlegungen treten 2 einander gegenläufige Prinzipien miteinander in Konflikt: Die für die Herzinsuffizienz nötige Vasokonstriktion und die für die Therapie entscheidende Vasodilatation. Das insuffiziente Herz ist ohne Frage auf eine sympathische Stimulation angewiesen. Bei fortgeschrittener Insuffizienz wird die medikamentös hervorgerufene Vasodilatation zumindest teilweise durch die vorhandenen sympathischen Reize wieder rückgängig gemacht. Das gilt auch für solche Medikamente, die in den Kompensationsmechanismus der Herzinsuffizienz direkt eingreifen, wie durch Blockierung des Converting enzyme. Hierbei wird die Einflußnahme des Renin-Angiotensin-Systems außer Kraft gesetzt.

Andererseits könnte man sich auch eine Substanz vorstellen, die zwar die sympathische Aktivierung des Herzmuskels weiterhin zuläßt, die konstriktorischen Komponenten in der Peripherie aber antagonisiert. Eine Modellsubstanz, die diese Eigenschaften hat, ist bisher nicht bekannt.

II. Nebenwirkungsspektrum

Entscheidend ist auch der Umfang der Nebenwirkungen. Digitalispräparate sind trotz der geringen therapeutischen Breite in ihrem Nebenwirkungsspektrum gut untersucht, so daß eine optimale Einstellung bei genügender Sorgfalt und unter Einbeziehung des Blutspiegels möglich ist. Ähnliches gilt für die Diuretika, insbesondere, wenn mit kaliumsparenden Substanzen kombiniert wird. Nicht genügend Informationen liegen bei den vasodilatierenden Substanzen wie Hydralazin, Prazosin und Captopril vor. Durch die Anwendung bei der Hypertonie sind zumindestens einige wichtige, unerwünschte Wirkungen dieser Substanz bekannt geworden. Allerdings liegt der optimale Dosisbereich von Hydralazin und Prazosin bei der Herzinsuffizienztherapie höher als bei der Hypertonietherapie. Blutspiegeluntersuchungen sind nicht gängig.

Bei Abwägung aller dieser Gesichtspunkte ist man heute nur dann bereit, diese Substanzen chronisch, d. h. in der Dauerbehandlung einzusetzen, wenn die Kombination Digitalis und Diuretika nicht ausreichend erscheint. Weniger kritisch bezüglich der Nebenwirkungen ist die Anwendung von Nitraten bei der chronischen Herzinsuffizienz, allerdings ist anhaltende Wirksamkeit noch nicht genügend gesichert.

III. Wirkung bei akuter Dekompensation

Ein Patient mit chronisch bestehender Herzinsuffizienz, bei dem es aufgrund einer Kardiomyopathie, eines nicht mehr operablen Vitiums oder als Endzustand bei koronarer Herzkrankheit zur akuten Dekompensation gekommen ist, läßt sich unter klinischen Bedingungen mit den üblichen therapeutischen Maßnahmen i. allg. effektiv behandeln. Steht der Patient bereits unter Digitalis und Diuretika, so kommt es meist schon allein durch die Bettruhe zu einer Rekompensation. Häufig wird die orale Medikation auf eine intravenöse Zufuhr umgestellt und Digitalis und Diuretika in ausreichender Dosierung intravenös verabreicht. Auf diese Weise wird eine langsame Gewichtsabnahme, Besserung der Dyspnoe und Steigerung der Leistungsfähigkeit erreicht.

Ohne Zweifel sind vasodilatierende Substanzen in dieser Situation besonders hilfreich. Die intravenöse Gabe von Nitroglycerin oder Isosorbiddinitrat führt zu einer Senkung der Füllungsdrücke und einer Steigerung des Herzminutenvolumens. Hydralazin steigert nur das Herzminutenvolumen, häufig auf das Doppelte. Mit Prazosin ist beides, eine Zunahme des Herzminutenvolumens und eine Senkung des Füllungsdruckes erreichbar.

Welche der Maßnahmen nun im einzelnen wirksam werden, ist nicht immer klar auszumachen. Es könnte sein, daß schon die Bettruhe allein bei Weiterführung der bisherigen Therapie zu der entsprechenden Besserung führt. Die früher immer geäußerte Meinung, wegen Stauungsgastritis wäre keine genügende Resorption der verabreichten Medikamente möglich, ist nach neueren Untersuchungen nicht mehr haltbar. Im Gegenteil, die Resorption über die zwar gestauten, aber hyperämischen Schleimhäute scheint besonders gut zu sein. Vasodilatierende Substanzen scheinen eine solche Rekompensation schneller herbeizuführen als die klassischen Medikamente.

IV. Ziele der chronischen Therapie

Ein wesentliches Anliegen der chronischen Therapie mit vasodilatierenden Substanzen ist die Prophylaxe der akuten Dekompensation. Den Patienten sollen immer wieder notwendig werdende stationäre Aufenthalte zur besseren Einstellung der Herzinsuffizienz erspart bleiben. Das gilt besonders für schwer herzinsuffiziente Patienten.

Ganz entscheidend ist auch die Verbesserung der körperlichen Leistungsfähigkeit. Hier geht es darum, daß der Patient wieder Treppen steigen kann und die im täglichen Leben erforderlichen Belastungen ohne zu große Beschwerden erledigen kann. Ein Fernziel, wahrscheinlich nicht erreichbar, ist die Verbesserung der Prognose. Da diese primär vom Grundleiden her bestimmt ist, ist anzunehmen, daß den Kreislauf entlastende Substanzen keinen Einfluß haben.

V. Verwendete Substanzen

Bei der Behandlung der chronischen Herzinsuffizienz werden insbesondere solche Substanzen verwandt, die eine genügende Wirkung auf den arteriellen und venösen Gefäßschenkel haben. Die Steigerung des Herzminutenvolumens ist durch Verminderung der Nachlast erreichbar und die Besserung der Stauung durch Abnahme der Füllungsdrücke. Die Nitrate erfüllen dieses Kriterium zum Teil. Die Blutdrucksenkung ist i. allg. gering. Die Füllungsdrucksenkung steht im Vordergrund. Allerdings kommt es bei genügend hoher Dosierung und bei Verwendung von Nitroglycerin in intravenöser Form zu einer ausreichenden Blutdrucksenkung mit entsprechender Herzminutenvolumensteigerung. Dabei steigt das Herzminutenvolumen bei den Patienten, bei denen es primär deutlich erniedrigt ist. Hydralazin ist durch seine einseitige, arterielle Gefäßwirkung ausgezeichnet und verfügt über die stärkste Herzminutenvolumensteigerung. Allerdings ist zweifelhaft, ob die Herzminutenvolumensteigerung der Peripherie überhaupt zugute kommt. Da die Füllungsdrucksenkung fehlt, wurde es häufig mit Nitraten kombiniert.

Beiden Komponenten zu genügen, also die Erweiterung des arteriellen und venösen Kreislaufschenkels gelingt mit Prazosin, einem postsynaptischen α-Rezeptorenblocker. Ähnlich ist das hämodynamische Wirkungsprofil von Captopril bei gänzlich anderem Angriffspunkt: Es blockiert den bei Herzinsuffizienz aktivierten Renin-Angiotensin-Mechanismus. Die anderen Substanzen wie Dibenzyran, Exoten, Trimazosin, der Kalziumantagonist Nifedipin sowie Substanzen, die zusätzlich eine positiv inotrope Wirkung entfalten, (Amrinon und Prenalterol) werden gesondert abgehandelt (Tabelle 11).

F. Die Anwendung von Nitraten bei der chronischen Herzinsuffizienz

Nitroglycerin und Isosorbiddinitrat haben einen gut dokumentierten Effekt bei der Behandlung der akuten Herzinsuffizienz. Die Substanzen wurden erfolgreich bei der infarktbedingten akuten Linksinsuffizienz eingesetzt (s. Teil I, Kap. E II, V). Eine rasche klinische Besserung läßt sich beim akuten Lungenödem erreichen. Spezielle Indikationen ergeben sich beim Papillarmuskelsyndrom, bei der Ventrikelseptumruptur und der akuten endokarditisbedingten Aorten- oder Mitralinsuffizienz. Insbesondere bei diesen mit Insuffizienzen einhergehenden Ventildefekten werden drastische Besserungen erreicht (s. Teil I, Kap. F.).

Bei den ausgezeichneten Erfolgen der akuten Herzinsuffizienztherapie stellt sich die Frage, ob bei der chronischen Herzinsuffizienz ähnliche günstige Wirkungen erzielbar sind. Insbesondere geht es dabei darum, ob die Wirksamkeit bei oraler Dauermedikation erhalten bleibt. Zu dieser Fragestellung liegen bisher nur wenige kontrollierte Studien vor (Franciosa et al. 1978; Franciosa u. Cohn 1980; Lemke et al. 1978, 1979).

I. Akute Wirkung bei chronischer Herzinsuffizienz

1. Unter Ruhebedingungen

Zunächst ist aber die Frage zu stellen, ob Nitrate bei chronisch persistierender Herzinsuffizienz eine *akute* Wirkung entfalten. Wir untersuchten dazu Patienten, die sich im Stadium III und IV nach der Klassifizierung der New York Heart Association befanden und alle digitalisiert waren. Sie erhielten auch fast ausnahmslos Diuretika. Die Ursache der Herzinsuffizienz war bei der Mehrzahl der Fälle eine koronare Herzkrankheit mit wiederholt abgelaufenen Infarkten. Die Herzgröße hatte deutlich zugenommen, häufig über 1 200 ml/1,73 m^2 Körperoberfläche (Norm bis 800 ml/1,73 m^2). Bei der Mehrzahl der Patienten lag eine chronische Lungenstauung, periphere Ödeme und eine Lebervergrößerung vor. Die Patienten klagten über Dyspnoe und Nykturie. Als subjektives Maß für die Belastbarkeit wurde die Wegstrecke zu ebener Erde in Kilometern eruiert. Sie war auf wenige Meter bis maximal 3 km reduziert und betrug im Mittel 1,3 km. Die Patienten wiesen außerdem deutlich reduzierte Leistungen beim Treppensteigen auf und konnten im Mittel nur 8 Stufen ohne Unterbrechung steigen. Die linksventrikuläre Austreibungsfraktion war deutlich reduziert.

Obwohl die Patienten mit Digitalis und Diuretika eingestellt waren, bestanden die objektiven und subjektiven Symptome der Herzinsuffizienz weiterhin. Die Patienten erhielten deshalb als Testdosis 5 mg Isosorbiddinitrat sublingual (Abb. 127) (Lemke et al. 1979). Es kam zu einer sofortigen Abnahme des mittleren Pulmonalar-

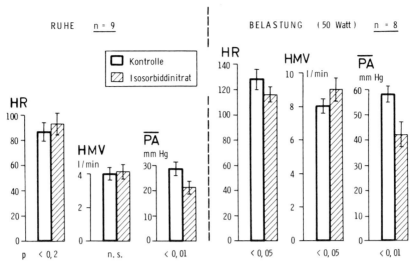

Abb. 127. Hämodynamische Parameter vor und 20 min nach 5 mg Isosorbiddinitrat sublingual bei Patienten mit chronischer Herzinsuffizienz in Ruhe und unter körperlicher Belastung. Signifikante Reduktion des Pulmonalarterienmitteldrucks *(PA)* und Zunahme des Herzminutenvolumens *(HMV)* mit Reduktion der Herzfrequenz *(HR)* unter Belastung. (Nach Lemke et al. 1979)

teriendruckes und damit des linksventrikulären Füllungsdruckes. Das Herzminutenvolumen nahm nur geringfügig zu (Lemke et al. 1978, 1979).

Die Ergebnisse zeigen ähnlich wie die von Franciosa et al. 1978 und Franciosa u. Cohn 1980, daß die akute Verabreichung von Isosorbiddinitrat bei bestehender chronischer therapierefraktärer Herzinsuffizienz zu einer akuten Besserung der hämodynamischen Situation mit entsprechend höherer Belastbarkeit führt. Verglichen mit den akuten Nitrateffekten beim frischen Herzinfarkt, scheint der Effekt etwas geringer ausgeprägt zu sein, möglicherweise deshalb, weil nur in Einzelfällen eine zusätzlich bestehende Myokardischämie günstig beeinflußt wird. So fehlt, ähnlich wie Hecht et al. (1982) mitteilten, häufig eine stärkere Herzminutenvolumenzunahme.

Grundsätzlich kann man aber davon ausgehen, daß ein Patient mit chronischer Herzinsuffizienz, der in die Praxis oder Klinik kommt, unter einer akuten Nitratzufuhr eine deutliche klinische Besserung erfährt. Die Medikation kann in Form von Isosorbiddinitrat sublingual und oral erfolgen sowie mit Nitroglycerin auf sublingualem, bukkalem, oralem oder intravenösem Wege.

a) Anhaltende Wirkung

Nach den beim frischen Infarkt gemachten Beobachtungen mit intravenöser Nitroglycerinzufuhr bleibt der Effekt auf den Füllungsdruck dauerhaft erhalten ohne Anhalt für eine kurzfristige Toleranzentwicklung (Bussmann et al. 1981). Unter Dauerinfusion von Nitroglycerin in einer Dosis von ca. 4 mg/h kommt es gegen-

über einer nichtbehandelten Kontrollgruppe zu einer dauerhaften Senkung des diastolischen Pulmonalarteriendruckes, zu einer Steigerung des Herzminutenvolumens, zu einer Abnahme des mittleren arteriellen Druckes und einer Verminderung
des peripheren Widerstandes. Daraus ist zu schließen, daß die Effekte der Nitrattherapie über einen Zeitraum von mindestens 2 Tagen voll erhalten bleiben. Dies hat
besondere Bedeutung für Patienten mit chronischer Herzinsuffizienz, die akut de-
kompensiert zur Aufnahme kommen und mit Hilfe hochdosierter oraler oder intravenöser Nitratzufuhr eine anhaltende Besserung erfahren sollen. Nur wenige Untersucher haben bisher bei Fortführung der Therapie täglich erneut Messungen vorgenommen (Blasini et al. 1982).

b) Steigerung des Herzminutenvolumens

Bezüglich der Wirkung von Nitraten auf das Herzminutenvolumen gelten die im
Kapitel über die akute Therapie gemachten Angaben (s. Teil 1, Kap. E II). Das
Herzminutenvolumen steigt, wenn der Füllungsdruck hoch oder das Herzminutenvolumen niedrig ist. Offenbar spielt auch die Genese der Herzinsuffizienz eine Rolle, wobei Patienten mit Myokardischämie meist eine Schlagvolumenverbesserung
zeigen. Ergänzend dazu sind die Befunde von Goldberg et al. (1978) zu werten, die
nur dann eine Zunahme des Herzminutenvolumens bzw. des Schlagvolumens fanden, wenn der periphere Widerstand deutlich erhöht war. Betrug der Widerstand
mehr als 2500 dyn·s·cm^{-5}, zeigte sich eine deutliche Herzminutenvolumensteigerung. Bei Werten unter 1500 dyn·s·cm^{-5} stieg das Herzminutenvolumen nicht an
(Abb. 128). Dabei ist allerdings zu berücksichtigen, daß es sich um Patienten mit

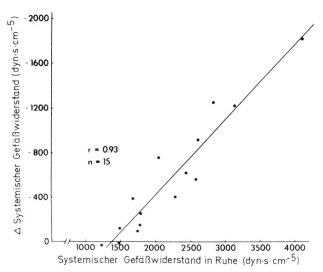

Abb. 128. Abhängigkeit der systemischen Widerstandsänderung vom Ausgangswert. Patienten mit
der stärksten Widerstandserhöhung zeigen die ausgeprägteste Reaktion auf Pentaerythrityltetrani-
trat. Bei Werten unter 1500 dyn·s·cm^{-5} ist eine Abnahme des Widerstandes nicht mehr zu erwarten. (Nach Goldberg et al. 1978)

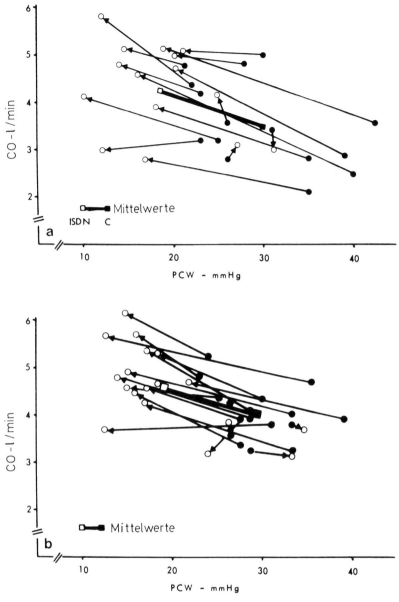

Abb. 129 a, b. Nach intravenöser Zufuhr von Isosorbiddinitrat kommt es bei Patienten mit erhöhten Füllungsdrücken ausnahmslos zu einer Abnahme des linksventrikulären Füllungsdrucks *(PCW)* und Zunahme des Herzminutenvolumens *(CO)*. Die Funktionsverbesserung war nachweisbar bei nahezu allen Patienten mit akuter Herzinsuffizienz (**b**), aber auch bei Patienten mit chronischer Pumpschwäche (**a**) aufgrund einer koronarer Herzkrankheit. (Nach Rabinowitz et al. 1982)

Mitral- oder Aorteninsuffizienz handelte, bei denen bezüglich der Förderleistung eher eine Steigerung zu erwarten ist. Zu ähnlichen Befunden kamen Rabinowitz et al. (1982) mit intravenöser Zufuhr von Isosorbiddinitrat. Patienten mit akuter (Herzinfarkt) und chronischer (koronare Herzkrankheit) Pumpschwäche profitierten gleichermaßen (Abb. 129) (Rabinowitz et al. 1982).

2. Unter körperlicher Belastung

Bei einer Belastung von 50 Watt zeigte sich bei den von Lemke untersuchten Patienten mit chronischer Herzinsuffizienz eine deutliche Herzminutenvolumensteigerung, eine erhebliche Reduktion des linksventrikulären Füllungsdruckes und eine deutliche Abnahme der Belastungsfrequenz. Die Beschwerden, die vom Patienten während Belastung angegeben wurden, waren nach sublingualer Gabe von Isosorbiddinitrat deutlich geringer (Lemke et al. 1979).

Hecht et al. (1982) kamen zu ähnlichen Ergebnissen wie Lemke et al.). Sie gaben 4×40 mg Isosorbiddinitrat über einen Zeitraum von 24 h. Alle Patienten waren im Stadium III der New York Heart Klassifizierung auf dem Boden einer kongestiven Kardiomyopathie oder einer koronaren Herzkrankheit mit deutlich reduzierter Austreibungsfraktion. In Ruhe und unter Belastung kam es zu einer Reduktion des linksventrikulären Füllungsdruckes. Unter basalen Bedingungen fehlte die Herzminutenvolumensteigerung. Sie betrug mit körperlicher Belastung im Mittel 30% (Abb. 130 Hecht et al. 1982).

II. Chronische Wirkung der Nitrate

Naturgemäß ist bei Patienten mit globaler Einschränkung der Ventrikelfunktion nur mit kleinen Erfolgen durch eine zusätzliche Therapie zu rechnen. Wenn der Therapieeffekt nicht groß sein kann, ist auch dessen Nachweis schwierig. Hinzu kommt, daß im Verlauf der Beobachtungsphase infolge spontaner hämodynamischer Verschlechterungen oder Besserungen die Medikation geändert und z. B. die Diuretikadosis angepaßt werden muß. Außerdem läßt sich bei den vorwiegend ambulanten Patienten die Lebensführung, die Medikamenteneinnahme und die Flüssigkeitsbilanz nur begrenzt überwachen.

Zur objektiven Beurteilung des klinischen und hämodynamischen Verlaufs müssen objektive Parameter herangezogen werden. Besonders eignen sich das röntgenologisch bestimmbare Herzvolumen, die echokardiographischen Parameter der Ventrikelfunktion und die invasiv gewonnenen hämodynamischen Werte, letztere möglichst unter Ruhe und Belastungsbedingungen.

Patienten im Stadium II, III und IV der Herzinsuffizienz erhielten nichtretardiertes Isosorbiddinitrat in einer Dosierung von 4×20 mg und einer zusätzlichen abendlichen Gabe von 40 mg über einen Zeitraum von 4 Wochen (Gesamtdosis 120 mg/Tag). Gegenüber einer ebenso langen Placebophase ergab sich eine mäßige Steigerung des Herzminutenvolumens, eine nicht signifikante Verminderung der Pulmonalarteriendrücke in Ruhe und nur geringfügige Veränderungen unter körperlicher Belastung (Abb. 131) (Lemke et al. 1979). Es ergab sich aber keine Abnah-

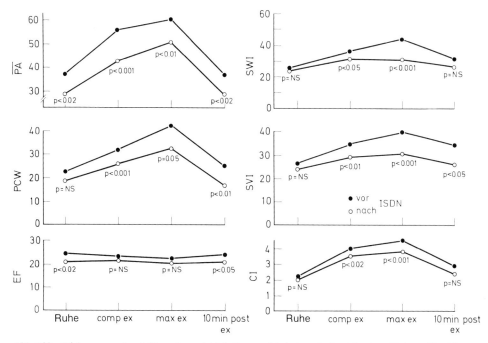

Abb. 130. Wirkung von 4mal 40 mg Isosorbiddinitrat oral bei chronischer Herzinsuffizienz. Signifikante Reduktion des mittleren Pulmonalarteriendrucks *(PA)* und des Pulmonalkapillardrucks *(PCW)* in Ruhe und unter körperlicher Belastung *(EX)* sowie 10 min nach der Belastung. Diese Änderungen gingen einher mit einer Zunahme der Schlagarbeit *(SWI)*, des Schlagvolumens *(SVI)* und des Herzminutenvolumens *(CI)*. Auch die Austreibungsfraktion *(EF)* verbesserte sich teilweise. *COMP EX* vergleichbare Belastungshöhe, *Max EX* maximale Belastungshöhe. (Nach Hecht et al. 1980)

me des Herzvolumens und keine Veränderung bezüglich der Stadieneinteilung nach der New York Heart Association.

Bei der genaueren Analyse der Einzelverläufe zeigt sich, daß bei allen Patienten mit einem Pulmonalarterienmitteldruck über 30 mm Hg auch chronisch eine Füllungsdrucksenkung nachweisbar. Bei Werten unter 30 mm Hg war das Verhalten unterschiedlich. Bei 3 Patienten kam es zu einer Abnahme, bei 4 anderen zu einer mäßigen Zunahme in der chronischen Phase (Abb. 132) (Bussmann 1983).

Eine andere kontrollierte Studie zur Langzeitwirkung von Isosorbiddinitrat bei chronischer Herzinsuffizienz wurde im Doppelblindversuch von Franciosa u. Cohn (1980) veröffentlicht. Die Autoren fanden eine dauerhafte signifikante Senkung des linksventrikulären Füllungsdruckes bei einer Tagesdosis von 160 mg Isosorbiddinitrat. Aber auch in der Placebogruppe kam es zu einer Reduktion des Füllungsdruckes, die jedoch nicht signifikant war. Alle Patienten erhielten zunächst eine Einzeldosis von 40 mg Isosorbiddinitrat oral. Der linksventrikuläre Füllungsdruck fiel dabei ab, ebenso wie der mittlere arterielle Druck. Das Herzminutenvolumen änderte sich unwesentlich. Anschließend erhielt die eine Hälfte der Patienten 160 mg Isosorbiddinitrat täglich, die andere Hälfte Placebo. Nach 3 Monaten wurden die Messungen wiederholt. Nach der Nachtpause (mindestens 8 h) wurde am

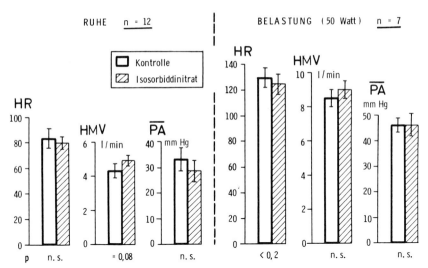

Abb. 131. Nach 4wöchiger Gabe von 120 mg Isosorbiddinitrat *(ISDN)* täglich ist die Wirkung auf den mittleren Pulmonalarteriendruck *(PA)* gegenüber der akuten Gabe abgeschwächt und unter körperlicher Belastung nicht mehr nachweisbar. Mäßige Steigerung des Herzminutenvolumens *(HMV)*. Die Herzfrequenz *(HR)* wird nicht beeinflußt. (Nach Lemke et al. 1979)

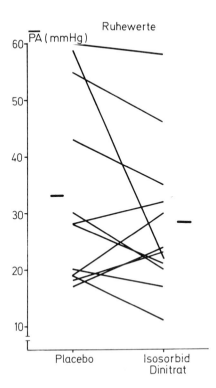

Abb. 132. Bei einer Analyse der Einzelwerte zeigte sich, daß insbesondere bei den Patienten mit chronischer Herzinsuffizienz, bei denen die initialen Druckwerte erhöht waren, eine deutliche Füllungsdruckreduktion nachweisbar war (*PA* mittlerer Pulmonalarteriendruck). Isosorbiddinitrat (120 mg/ tägl.) wurde 4 Wochen lang appliziert. (Nach Bussmann 1983)

nächsten Morgen die Testdosis gegeben. Es kam nach dieser Dosis zu einer signifikanten Abnahme des Pulmonalkapillardrucks, zur Verminderung des arteriellen
Blutdrucks, zu einem leichten Anstieg des Herzminutenvolumens und zu einer signifikanten Abnahme des peripheren Widerstandes. In der Placebogruppe waren
solche Veränderungen nicht nachweisbar (Abb. 133) (Franciosa u. Cohn 1980). Kritisch könnte man anmerken, daß durch das therapiefreie Intervall von 8 h und mehr
die Toleranz aufgehoben und die Wirksamkeit des Nitrats wiederhergestellt worden
sein könnte. Es würde sich dann bei der Testdosis lediglich um einen Akutversuch
handeln.

Ähnlich wie in den eigenen Untersuchungen (Lemke et al. 1979) kam es bei den
Patienten nicht zu einer eindeutigen klinischen Befundverbesserung, obwohl positive hämodynamische Veränderungen nachweisbar waren.

Nach Befunden der beiden Arbeitsgruppen muß man davon ausgehen, daß bei
hochdosierter Gabe von Isosorbiddinitrat mit Dosen zwischen 120 und 160 mg/Tag
auch bei der chronischen Herzinsuffizienz eine dauerhafte Füllungsdrucksenkung
erreichbar ist. Allerdings scheint dies nicht in jedem Falle möglich zu sein. Die Ursachen für die unterschiedlichen Wirkungen, besonders bezüglich des Herzminutenvolumens wurden schon genannt. Man kann nur dann von einer Herzminutenvolumensteigerung ausgehen, wenn der periphere Widerstand primär deutlich erhöht ist, bzw. das Herzminutenvolumen entsprechend erniedrigt ist. Gegenregulatorische Mechanismen können außerdem den Effekt auf der venösen Seite abschwächen, da, wie weiter oben besprochen, die venöse Gefäßkonstriktion bei der Herzinsuffizienz als Kompensationsmechanismus immer wieder reaktiviert wird.

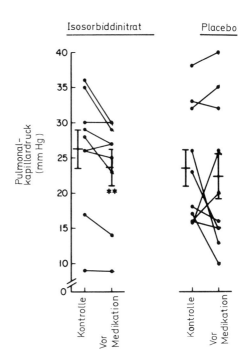

Abb. 133. Doppelblindstudie mit 160 mg Isosorbiddinitrat im Cross-over-Verfahren gegenüber Placebo. Signifikante Senkung des
Pulmonalkapillardrucks in der Behandlungs-
gruppe. Keine signifikanten Veränderungen
unter Placebo. (Nach Franciosa u. Cohn
1980)

1. Nitrattoleranz

Die antianginöse Potenz der Nitrate bleibt aber dauerhaft erhalten (Becker et al. 1976; Schneider et al. 1983). Koronarpatienten mit Herzinsuffizienz könnten unabhängig von den peripheren hämodynamischen Effekten (venöses Pooling, arterielle Dilatation) auch von der direkten Koronarwirkung der Nitrate profitieren, die in einer Erweiterung der großen Koronargefäße einschließlich exzentrisch stenosierter Gefäßabschnitte besteht. Dabei ist außerdem durchaus möglich, daß mit einer Steigerung der Dosis auf 240 bzw. 480 mg/Tag ein noch besserer therapeutischer Effekt ermöglicht wird (Schneider et al. 1982).

2. Nebenwirkungen

Unter der Dauermedikation mit Isosorbiddinitrat kann es bei den Patienten mit chronischer Herzinsuffizienz zu einem leichten Gewichtsanstieg kommen. Sechs der 23 Patienten zeigten eine Gewichtszunahme, die jeweils durch Änderung der Diuretikadosis kompensiert werden konnte. Es kam aber auch in der Placebophase zu Zunahmen des Körpergewichtes. Nicht mit Sicherheit kann deshalb davon ausgegangen werden, daß es unter einer chronischen Nitrattherapie zu einer Ödemneigung kommt, wie sie von Substanzen bekannt ist, die primär auf der arteriellen Seite wirksam sind (Prazosin, Hydralazin).

Als weitere Nebenwirkung entwickelten 10% der Patienten starke, nicht beeinflußbare Kopfschmerzen, so daß die Therapie abgebrochen werden mußte. Bei annähernd 50% der Patienten waren initial Kopfschmerzen vorhanden, die im weiteren Verlauf spontan verschwanden (Lemke et al. 1979).

3. Kombination mit Hydralazin

Besonders in den Vereinigten Staaten bestehen Erfahrungen mit der kombinierten Gabe von Isosorbiddinitrat und Hydralazin. Hydralazin als reiner arterieller Dilatator wird ergänzt durch Isosorbiddinitrat mit einer primär venösen Wirkungskomponente. Positive, anhaltende Effekte sind beschrieben worden (Massie et al. 1977). Einzelheiten s. Kap. Hydralazin.

4. Pharmakokinetik von Isosorbiddinitrat bei chronischer Herzinsuffizienz

Unter den Bedingungen der chronischen Herzinsuffizienz kommt es zu keinen wesentlichen Veränderungen im Metabolismus von Isosorbiddinitrat (Meinertz 1983). Die Spiegel von Isosorbiddinitrat sowie der beiden Metaboliten 2- und 5-Mononitrat liegen eine Woche nach Therapiebeginn jedoch deutlich höher als bei Einzelgabe der Substanz. Diese geringfügige Kumulation ist unabhängig davon, ob eine Herzinsuffizienz vorliegt oder nicht.

Literatur

Becker HJ, Walden G, Kaltenbach M (1976) Gibt es eine Tachyphylaxie bzw. Gewöhnung bei der Behandlung der Angina pectoris mit Nitrokörpern. Verh Dtsch Ges Inn Med 82: 1208–1210

Blasini R, Froer KL, Blümel G, Rudolph W (1982) Wirkungsverlust von Isosorbiddinitrat bei Langzeitbehandlung der chronischen Herzinsuffizienz. Herz 7: 250–258

Bussmann WD (1983) Nitrates in chronic heart failure. In: Just H, Bussmann WD (eds) Vasodilators in chronic heart failure. Springer, Berlin Heidelberg New York, pp 112–123

Bussmann WD, Passek D, Seidel W, Kaltenbach M (1981) Reduction of CK and CK-MB indexes of infarct size by intravenous nitroglycerin. Circulation 63: 615–622

Franciosa JA, Cohn JN (1980) Sustained hemodynamic effects without tolerance during long-term isosorbide dinitrate treatment of chronic left ventricular failure. Am J Cardiol 45: 648–654

Franciosa JA, Nordstrom LA, Cohn JN (1978) Nitrate therapy for congestive heart failure. JAMA 240: 443–446

Goldberg S, Mann T, Grossmann W (1978) Nitrate therapy of heart failure in valvular heart disease. Importance of resting level of peripheral vascular resistance in determining cardiac output response. Am J Med 65: 161–166

Hecht HS, Karahalios SE, Schnugg SJ, Ormiston JA, Hopkins JM, Rose JG, Singh BN (1982) Improvement in supine bicycle exercise performance in refractory congestive heart failure after isosorbide dinitrate: Radionuclide and hemodynamic evaluation of acute effects. Am J Cardiol 49: 133–140

Lemke R, Lippok R, Kaltenbach M, Bussmann WD (1978) Orale Langzeitbehandlung der chronischen Linksherzinsuffizienz mit Isosorbiddinitrat und Phentolamin (Abstract). Z Kardiol [Suppl 5] 67: 16

Lemke R, Lippok R, Kaltenbach M, Bussmann WD (1979) Orale Langzeittherapie der therapierefraktären chronischen Herzinsuffizienz mit Isosorbiddinitrat im Vergleich zu Phentolamin. Z Kardiol 68: 82–88

Massie B, Chatterjee K, Werner J (1977) Hemodynamic advantage of combined administration of hydralazine orally and nitrate nonparenterally in the vasodilator therapy of chronic heart failure. Am J Cardiol 40: 794–801

Meinertz T (1983) Pharmacokinetics of nitrates. In: Just H, Bussmann WD (eds) Vasodilators in chronic heart failure. Springer, Berlin Heidelberg New York, pp 82–83

Rabinowitz B, Tamari I, Elazar E, Neufeld HN (1982) Intravenous isosorbide dinitrate in patients with refractory pump failure and acute myocardial infarction. Circulation 65: 771–778

Schneider W, Stahl B, Kaltenbach M, Bussmann WD (1982) Dosis-Wirkungsbeziehung bei der Behandlung der koronaren Herzkrankheit mit Isosorbiddinitrat. Dtsch Med Wochenschr 107: 771–776

Schneider W, Wietschoreck A, Bussmann WD, Kaltenbach M (1983) Untersuchungen zur Langzeitwirkung hoher Nitratdosen bei Patienten mit koronarer Herzkrankheit. Z Kardiol (Suppl 1) 72: 99

G. Hydralazin bei chronischer Herzinsuffizienz

Hydralazin ist als antihypertensive Substanz schon seit über 30 Jahren bekannt. Es wurde relativ breit angewandt, bis bekannt wurde, daß erhebliche Nebenwirkungen auftreten können. Durch Dosisreduktion und Kombination mit Diuretika oder β-Rezeptor blockierenden Substanzen nahm der Einsatz bei der Hypertonie wieder zu.

Erst in den letzten Jahren, etwa seit 1972, kam Hydralazin mehr und mehr auch bei der chronischen Herzinsuffizienz zur Anwendung (Chatterjee et al. 1976a, b, 1979).

I. Pharmakokinetik von Hydralazin

Unter den verschiedenen Phthalazinderivaten mit hypotensiver Wirkung sind Hydralazin und Dihydralazin die am meisten verbreiteten Substanzen. Beide werden rasch und so gut wie komplett resorbiert. Nur 10% sind im Stuhl nachweisbar. Maximale Blutspiegel werden nach 0,5–2 h erreicht. Hydralazin ist im Serum vornehmlich an Eiweiß gebunden. Nach oraler Aufnahme dauert es 20–30 min, nach intravenöser Gabe 10–20 min bis zum Wirkungseintritt. Nach oraler Gabe sind die Blutspiegel deutlich niedriger als nach intravenöser Applikation. Bei Gabe von 100 mg Hydralazin oral werden ähnliche Plasmaspiegel erreicht wie nach 25 mg i.v. In der Gefäßwand von Arterien der Niere, der Leber, der Milz, des Herzens, der Lunge, des Gehirns und der Muskeln ist Hydralazin konzentriert nachweisbar.

Die Plasmahalbwertszeit von Hydralazin liegt zwischen 2 und 4 h. Wegen der höheren Konzentration in der Muskularis der Arterienwände ist die biologische Halbwertzeit deutlich länger (Koch-Weser 1976).

Bei der ersten Leberpassage wird Hydralazin acetyliert (40%), der Hauptgrund für die verminderte orale Bioverfügbarkeit. Zudem bestehen genetische Unterschiede in der Konzentration der hepatischen N-Acetyltransferase. Die „langsamen" Acetylierer mit niedrigerer N-Acetyltransferase weisen deutlich höhere Plasmaspiegel von Hydralazin auf, schon nach kleineren Dosen. Toxische Erscheinungen sind bei diesen Patienten eher zu erwarten. Etwa 50% der Bevölkerung sind sog. langsame Acetylierer.

Der weitere Metabolismus besteht in einer Hydroxylierung und Konjugation mit Glucuronsäure. Innerhalb von 48 h wird der größte Teil von Hydralazin und seinen Metaboliten wieder ausgeschieden, ein Prozeß, der bei Niereninsuffizienz deutlich länger dauert. Eine Akkumulation ist nicht selten. So sollen bei „schnellen" Acetylierern Komplikationen wie das Lupussyndrom oder die gelegentlich auftretende Polyneuropathie seltener vorkommen, selbst bei Gabe von höheren Dosen. Den Acetylierungsstatus kann man mit Hilfe des Isoniazidtestes bestimmen

(Chatterjee et al. 1976 a, b; Massie et al. 1981 a, b, c). Die Dosis wird bei den „langsamen" Acetylierern halbiert.

II. Wirkungsmechanismus von Hydralazin

1. Hämodynamische Effekte

Hydralazin entfaltet seine Wirkung durch direkten Angriff an der glatten Muskulatur der Gefäße. Die Dilatation vollzieht sich primär an den arteriolären Widerstandsgefäßen. Die Wirkung auf die venösen Kapazitätsgefäße der Haut und der Skelettmuskeln werden nur geringfügig, die der Koronar-, der Nieren-, der Eingeweidearterien und der Hirngefäße werden deutlich beeinflußt. Der Effekt auf das pulmonale Gefäßbett ist nicht einheitlich. Bei starker Zunahme des Herzminutenvolumens unter Hydralazin kann es im Rahmen der Herzinsuffizienz bei unverändertem Pulmonalarteriendruck zu einer Abnahme des pulmonalen Widerstandes kommen.

Die Verminderung des systemischen Widerstandes unter Hydralazin geht einher mit einer deutlichen Zunahme des Herzminutenvolumens. Auf diese Weise wird bei Patienten mit chronischer Herzinsuffizienz eine zu ausgeprägte Verminderung des Blutdruckes vermieden. Bei Patienten mit Hypertonie ohne Herzinsuffizienz kommt es dagegen unter Hydralazin zu einer Abnahme des Blutdruckes. Dabei kann es gelegentlich zu Hypotension kommen, die mit einer Reflextachykardie einhergeht. Infolge Erhöhung des Sympathikotonus resultiert eine vermehrte myokardiale Kontraktilität. Wegen der Schlag- und Herzminutenvolumensteigerung kommt es bei Patienten mit Herzinsuffizienz nur in Ausnahmefällen zu einer Reflextachykardie oder Hypotonie. Einige Autoren gehen davon aus, daß Hydralazin auch bei vorliegender Herzinsuffizienz die myokardiale Kontraktilität steigert (Kment 1981; Khatri et al. 1977).

Die mit der Abnahme des peripheren Widerstandes einhergehende massive Herzminutenvolumensteigerung sollte kritisch betrachtet werden. Obwohl es unter Hydralazin in Ruhe und unter körperlicher Belastung zu einer erheblichen kardialen Funktionsverbesserung kommt, konnte eine Besserung der Arbeitskapazität oder eine Zunahme des Gesamtsauerstoffverbrauchs nicht nachgewiesen werden (Chatterjee et al. 1979). Hydralazin steigert zwar das Herzminutenvolumen unter Belastung, die Sauerstoffextraktion nimmt aber proportional ab, so daß der Sauerstoffverbrauch des Organismus unverändert bleibt (Abb. 134). Der mit mehr Blut oder mit mehr Sauerstoff durchströmte Muskel entnimmt, obwohl er es nötig hätte, nicht mehr Sauerstoff, mit dem er eine größere Leistung vollbringen könnte. Bisher ist nicht geklärt, warum das so ist. Offenbar wird die Mikrozirkulation ungünstig beeinflußt und durch Eröffnung von arteriovenösen Shunts der Steigerung des nutritiven Flusses entgegengewirkt.

Das Ausmaß der Steigerung des Schlag- bzw. Herzminutenvolumens unter Hydralazin ist abhängig von der diastolischen Ventrikelgröße. Je größer der diastolische Durchmesser, um so stärker nimmt das Schlagvolumen zu. Packer et al. (1980) fanden oberhalb eines Ventrikeldurchmessers von 55 mm eine Zunahme des Schlagvolumens, unterhalb von 55 mm eine Abnahme des Schlagvolumens (Abb. 135).

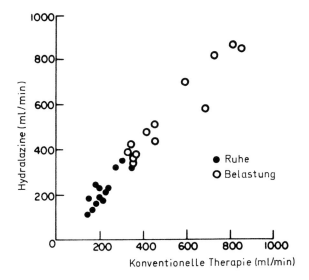

Abb. 134. Sauerstoffverbrauch unter Hydralazin im Vergleich zur konventionellen Therapie. In Ruhe und unter körperlicher Belastung wird unter Hydralazin keine vermehrte Sauerstoffextraktion erreicht. (Nach Chatterjee et al. 1979)

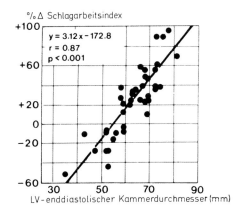

Abb. 135. Korrelation zwischen dem Anstieg der Schlagarbeit unter Hydralazin und dem echokardiographisch bestimmten linksventrikulären enddiastolischen Durchmesser vor Beginn der Hydralazinbehandlung. Je größer der Ventrikel, um so ausgeprägter ist die Zunahme der Schlagarbeit. (Nach Packer et al. 1980)

a) Renale Durchblutung

Durch die Abnahme des renovaskulären Widerstandes kommt es zu einer Verbesserung des renalen Blutflusses und einer günstigen glomerulären Filtrationsrate (Cogan et al. 1979). Nach Untersuchungen von Mathey ist die renale Plasmaflußsteigerung akut gering, nach 6 Monaten jedoch ausgeprägt (Abb. 136) (Mathey 1983). Bei hypertensiven Patienten ohne Herzinsuffizienz kommt es dagegen zu keinen Änderungen der glomerulären Filtrationsrate.

b) Koronare Durchblutung

Unter Hydralazin kommt es zu einer Steigerung der Koronardurchblutung um 25%, die mit einer ebenso großen Abnahme des Koronarwiderstandes einhergeht. Die arteriokoronarvenöse Sauerstoffdifferenz vermindert sich um 16%. Dies entspricht

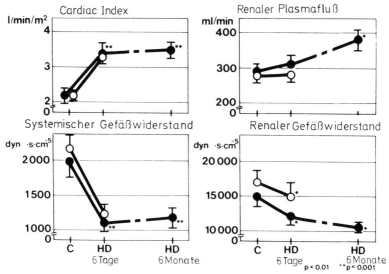

Abb. 136. Nach einer Untersuchung von Mathey (1983) bleibt die akute Steigerung des Herzminutenvolumens (Cardiac index) und die systemische Widerstandsverminderung unter Hydralazin *(HD)* dauerhaft erhalten. Die renale Plasmaflußsteigerung und Widerstandsabnahme ist erst chronisch eindeutig nachweisbar

einer primären Koronardilatation bei unverändertem myokardialen Sauerstoffverbrauch. Die Wirkung auf das koronare Gefäßbett scheint damit ähnlich zu sein wie nach Gabe von Natriumnitroprussid (s. Kap. E. IV 5. b). Unter Nitroprussid kommt es zu einer Verminderung des Druckgradienten zwischen Arterie und Vene. Der verminderte Druckgradient bedingt die Eröffnung von arteriovenösen Shunts, so daß die ausgiebige Durchblutungssteigerung nicht nutritiv genutzt werden kann. Klinisch könnte das der gelegentlich beobachteten Verstärkung der Angina-pectoris-Symptomatik entsprechen mit der Möglichkeit, daß es unter Hydralazin zu einem Coronary-steal-Phänomen kommt.

Im Gegensatz zu Kment et al. (1980) wiesen Magorien et al. (1982) bei einer oralen Hydralazindosis von 1 mg/kg KG eine signifikante Zunahme des myokardialen Sauerstoffverbrauchs nach, bestätigten aber gleichzeitig, daß die arterio-koronarvenöse Sauerstoffdifferenz und die myokardiale O_2-Extraktion abnimmt.

Hydralazin führt nach diesen Autoren zu einer erheblichen koronaren Durchblutungssteigerung um 50%, wovon ein Teil (ca. 30%) zur Deckung eines höheren myokardialen Sauerstoffverbrauchs herangezogen wird. Da systolischer Blutdruck und Ventrikeldurchmesser abnehmen, resultiert unter Hydralazin eine verminderte myokardiale Wandspannung. Diese sollte zu einer Abnahme des Sauerstoffverbrauchs des Herzens führen. Da die Herzfrequenz nicht zunimmt, muß aus dieser energetischen Sicht gefolgert werden, daß die myokardiale Kontraktilität als weitere Determinante des O_2-Verbrauchs zunimmt. Untersuchungen der letzten Zeit bei Patienten mit chronischer Herzinsuffizienz weisen in der Tat darauf hin (Leier et al. 1980).

c) Durchblutungszunahme in anderen Gefäßprovinzen

In der Tat ist es so, daß die durch Hydralazin verursachte Zunahme des Herzminutenvolumens zu einer Flußsteigerung in verschiedenen Organen führt. Die Steigerung des renalen Blutflusses wurde schon erwähnt. Leier et al. (1981) fanden neben der Steigerung des renalen Blutflusses auch eine Zunahme der Durchblutung in der Skelettmuskulatur (Beindurchblutung) und in der Leber. Die Durchblutungssteigerung entsprach prozentmäßig der Steigerung des Herzminutenvolumens. Der vermehrte Fluß in diesen Organen bedeutet aber nicht unbedingt eine Verbesserung der Sauerstoffversorgung.

III. Akute und chronische Wirkung von Hydralazin

1. Funktionsverbesserung in Ruhe

Schon seit 1956 ist bekannt, daß intravenös appliziertes Hydralazin bei Patienten mit Herzinsuffizienz und Hypertonie zu einer Verminderung des peripheren Widerstandes mit Zunahme des Herzminutenvolumens und des Schlagvolumens führt (Judson et al. 1956). Chatterjee et al. wiesen dann erstmals 1976 nach, daß oral appliziertes Hydralazin bei Patienten mit therapierefraktärer Herzinsuffizienz zu einer Steigerung des Cardiac Index von 2,0 auf 3,4 l/min · m² führt, ohne daß es zu einer Änderung arteriellen Mitteldrucks kommt. Bei hypotensiven Patienten kam es sogar zu einer Blutdrucksteigerung.

Bei einer Dosis von 4 mal 50 bis 4 mal 75 mg Hydralazin in 6stündlichen Abständen kam es bei allen Patienten unabhängig von der Ätiologie der Herzinsuffizienz zu einer signifikanten Abnahme des systemischen und pulmonalen Gefäßwiderstandes (Tabelle 9) (Chatterjee u. Parmley 1977). Der links- und rechtsventrikuläre Füllungsdruck blieb unverändert. Die Zunahme des Herzminutenvolumens war bei 25 mg gering, bei 50 mg deutlich und konnte bei einer Dosis von 75 mg noch gesteigert werden. Die Steigerung des Herzminutenvolumens war um so ausgeprägter, je höher der initiale periphere Widerstand war. Ähnliche Befunde wurden von Franciosa et al. (1977), Mathey et al. (1980) und Reifart et al. (1982) erhoben.

Tabelle 9. Hämodynamische Wirkung von Hydralazin oral bei Patienten mit refraktärer Herzinsuffizienz (n = 10) (Chatterjee u. Parmley 1977)

	Kontrolle	Hydralazin	p <
Puls	90 ± 6,9	90 ± 5,8	n. s.
Mittlerer arterieller Druck (mm Hg)	89 ± 4,5	85 ± 4,0	n. s.
Mittlerer Pulmonalarteriendruck (mm Hg)	37 ± 3,4	38 ± 3,1	n. s.
Linksventrikulärer Füllungsdruck (mm Hg)	24 ± 2,0	23 ± 2,1	n. s.
Herzminutenvolumen (l/min/m²)	1,99 ± 0,15	3,39 ± 0,29	0,01
Schlagvolumenindex (ml/m²)	23 ± 3,0	38 ± 3,5	0,01
Schlagarbeitsindex (g m/m²)	23 ± 2,4	36 ± 3,7	0,01
Systemischer Gefäßwiderstand (dyn s cm⁻⁵)	1748 ± 129	998 ± 115	0,01
Pulmonaler Gefäßwiderstand (dyn s cm⁻⁵)	328 ± 54	203 ± 32	0,01

Unterschiedliche Angaben gibt es dazu, ob die ca. 50–70%ige Steigerung des Herzminutenvolumens, die akut nachweisbar ist, auch unter Langzeitbedingungen bestehen bleibt, zumal Toleranz- und Tachyphylaxieprobleme bekannt wurden.

a) Langzeiteffekt

Bei Tagesdosen zwischen 200 und 300 mg Hydralazin blieb die initial erzielte Herzminutenvolumensteigerung über einen Zeitraum von 3 bis 6 Monaten erhalten. So betrug nach Chatterjee et al. (1980) die initiale Steigerung des Herzminutenvolu-

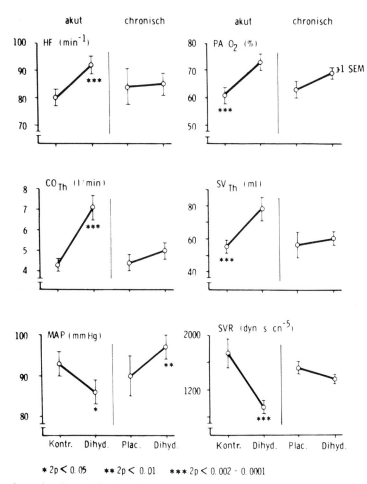

Abb. 137. Abschwächung der akuten Dihydralazinwirkungen unter chronischer Dauertherapie (12 Wochen) bei Patienten mit chronischer Herzinsuffizienz. Chronisch fehlende Zunahme der gemischtvenösen Sättigung *(PA O₂)* sowie des Herzminutenvolumens *(CO)* und des Schlagvolumens *(SV)*. Auch die Wirkung auf den Blutdruck *(MAP)* und den systemischen Widerstand *(SVR)* fehlt. (Nach Reifart et al. 1982)

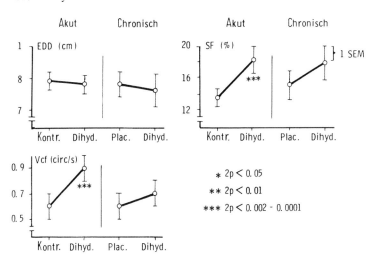

Abb. 138. Akute und chronische Wirkung von Dihydralazin bei chronischer Herzinsuffizienz. Der echokardiographisch bestimmte enddiastolische Durchmesser *(EDD)* ändert sich weder akut noch chronisch. Die akut nachweisbare Zunahme der Verkürzungsfraktion *(SF)* und der zirkumferenziellen Verkürzungsgeschwindigkeit *(Vcf)* ist chronisch nicht mehr nachweisbar. (Nach Reifart et al. 1982)

mens 56% und nach 3 Monaten 65%. Zu ähnlichen Befunden kamen Mathey et al. (1980), Morr u. Larigne (1983) und Mathey (1983).

b) Abschwächung der Wirkung?

Nach Reifart et al. (1982), die im Gegensatz zu Chatterjee et al. (1980) und Mathey (1983) gegen eine Placebophase verglichen, war bei einer 12wöchigen Behandlung mit täglich 200 mg Dihydralazin der hämodynamische Effekt deutlich abgeschwächt (Abb. 137 s. S. 225 u. 138). Die Herzminutenvolumensteigerung war bei Daueranwendung nur gering und nicht mehr signifikant nachweisbar. Der periphere Widerstand war nur mäßig reduziert. Die mittels eindimensionaler Echokardiographie erfaßte Verkürzungsfraktion und die zirkumferentielle Faserverkürzungsgeschwindigkeit zeigten nur noch eine Tendenz zur Zunahme, obwohl im Akutversuch eine ausgiebige Steigerung zu beobachten war.

c) Klinische Besserung?

Auch bezüglich der klinischen Klassifizierung ergaben sich keine sehr ins Gewicht fallende Verbesserungen. Nur 3 von 10 Patienten konnten sich um eine Klassifizierungstufe verbessern (Abb. 139). Daraus folgt, daß es mit Dihydralazin nur in einigen Fällen zu einer deutlichen Besserung der Herzinsuffizienz kommt. Am ehesten profitieren Patienten, die sich noch im Stadium III der Herzinsuffizienz befanden, bzw. bei denen primär ein hoher systemischer Widerstand vorlag. Die Abschwä-

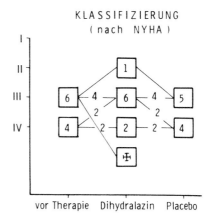

KLASSIFIZIERUNG
(nach NYHA)

vor Therapie   Dihydralazin   Placebo

Abb. 139. Keine durchgreifende Verbesserung der klinischen Symptomatik unter Dauertherapie mit Dihydralazin. Nur bei 3 Patienten trat eine klinische Besserung ein. (Nach Reifart et al. 1982)

chung der Wirkung kommt möglicherweise durch gegenregulatörische Mechanismen zustande. Auch Mathey (1983) wies darauf hin, daß nur eine geringe klinische Besserung bei Dauertherapie mit Hydralazin zustande kam. Nur 5 seiner 19 Patienten fühlten sich unter der chronischen Hydralazintherapie besser, obwohl der größte Teil deutliche hämodynamische Funktionssteigerungen aufwies.

2. Wirkung von Hydralazin unter körperlicher Belastung

Auch hier muß zwischen der akuten und chronischen Wirkung unterschieden werden. Bei Einzelgaben von Hydralazin kommt es zu einer erheblichen Steigerung des Herzminutenvolumens unter Belastung, die, ähnlich wie in Ruhe, weit über den Werten der Kontrollbelastung liegt. Entsprechend ist der periphere Widerstand deutlich erniedrigt. Ein Effekt auf den linksventrikulären Füllungsdruck unter Belastung ist nicht nachweisbar. Die Herzfrequenz steigt nur leicht oder unbedeutend an.

a) Akut- und Langzeitwirkung

Chatterjee et al. (1980) sowie Mathey et al. (1980) fanden, daß die akut erzielte Steigerung des Herzminutenvolumens unter Belastung und die Abnahme des peripheren Widerstandes dauerhaft erhalten bleiben (Abb. 140). Reifart et al. (1982) fanden dagegen eine deutliche Abschwächung des Hydralazineffektes unter körperlicher Belastung bei Dauertherapie gegenüber der Placebophase (Abb. 141).

Obwohl die Arbeitsgruppen um Chatterjee und Mathey einen positiven hämodynamischen Effekt dauerhaft nachweisen konnten, ergab sich keine durchgreifende klinische Besserung der Patienten. Die Diskrepanz zwischen den hämodynamischen und klinischen Resultaten führt zu der Frage, ob die Blutversorgung verschiedener Organe wirklich gesteigert ist und nicht nur unnötige Flußsteigerun-

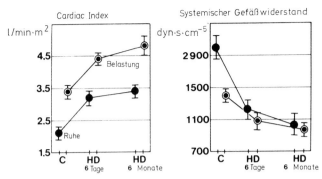

Abb. 140. Dauerhafte Steigerung des Herzminutenvolumens (Cardiac index) unter Hydralazin in Ruhe und unter körperlicher Belastung. Keine wesentliche zusätzliche Verminderung des systemischen Widerstandes unter Hydralazin bei körperlicher Belastung. (Nach Mathey 1983)

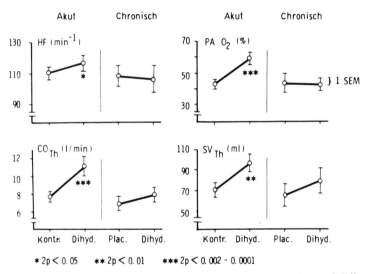

Abb. 141. Unter körperlicher Belastung sind unter Dauerbehandlung mit Dihydralazin die Effekte abgeschwächt. Es fehlt die Zunahme der pulmonalarteriellen Sauerstoffsättigung *(PA O₂)* und die Zunahme des Herzminutenvolumens *(CO)* und des Schlagvolumens *(SV)*. (Nach Reifart et al. 1982)

gen zustande kommen, die eine nutritive Funktion nicht erfüllen. Auch Franciosa et al. (1980) konnten keinen Unterschied in der Arbeitskapazität gegenüber einer Placebogruppe nachweisen, wenn Hydralazin in einer täglichen Dosis von 200 mg über 6 Monate gegeben wurde. Trotz erheblicher Zunahme des Herzminutenvolumens war der maximale Laktatspiegel im Blut während körperlicher Belastung nicht niedriger als ohne Hydralazin (Abb. 142) (Rubin et al. 1980). Die Ergebnisse deuten darauf hin, daß eine echte Steigerung der Durchblutung der Skelettmuskulatur mit entsprechender Leistungssteigerung unter Hydralazin nicht zustande kommt.

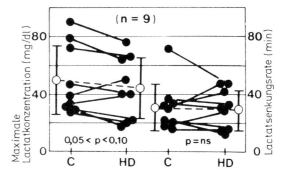

Abb. 142. Die maximale Laktatkonzentration im Blut unter körperlicher Belastung wird durch Hydralazin *(HD)* nicht gesenkt. (Nach Rubin
et al. 1980)

b) Fehlende Zunahme der Sauerstoffextraktion

Zu ähnlichen Befunden kamen neuerdings auch Wilson et al. (1981), die unter Hydralazin die Sauerstoffextraktion und die Laktatkonzentration aus der Armvene in
Ruhe und unter Handgripbelastung untersuchten. Die verminderte Belastbarkeit
von Patienten mit Herzinsuffizienz ist zumindest teilweise durch eine ungenügende
Sauerstoffversorgung des Skelettmuskels bedingt. Hydralazin führte aber nicht zu
einer Verbesserung der Sauerstoffaufnahme während Belastung. Auch wurde die
Laktatproduktion nicht beeinflußt. Trotz erheblicher Steigerung des Herzminutenvolumens und möglicherweise auch der Durchblutung des Muskels ist die Substanz
nicht in der Lage, die anaerobe metabolische Aktivität des Skelettmuskels während
leichter körperlicher Arbeit zu reduzieren.

3. Die Anwendung von Hydralazin bei Mitral- oder Aorteninsuffizienz

a) Mitralinsuffizienz

Bei Patienten mit Mitral- oder Aorteninsuffizienz hängt die Höhe des effektiven
Schlagvolumens eng mit der Höhe der aortalen Impedanz zusammen. Wird die Impedanz reduziert, nimmt das Vorwärtsschlagvolumen zu und fällt das regurgitieren-
de Volumen ab. Ähnlich wie Natriumnitroprussid (s. Teil I, Kap. E.IV) ist auch
Hydralazin als potenter arterieller Dilatator in der Lage, eindrucksvolle akute
hämodynamische Funktionsverbesserungen bei Patienten mit mitraler oder aortaler
Regurgitation herbeizuführen (Chatterjee et al. 1973; Greenberg et al. 1978, 1980,
1982).

Während Hydralazin bei Patienten mit chronischer Herzinsuffizienz keinen wesentlichen Einfluß auf den Pulmonalkapillardruck hat, kommt es bei Mitralinsuffizienz regelhaft zu einer Abnahme des linksventrikulären Füllungsdruckes und einer
Abnahme der überhöhten v-Welle im linken Vorhof (Abb. 143). Die Verminderung
der v-Welle entspricht einer Abnahme des systolischen Reflux in den linken Vorhof.
Die Regurgitationsfraktion kann um 30% reduziert werden. Mit der Abnahme der
Regurgitationsfraktion kommt es zu einer Zunahme des Vorwärtsschlagvolumens
um ca. 50%. Interessant ist, daß sich das enddiastolische und endsystolische Ventri-
kelvolumen und die Austreibungsfraktion nicht ändern, sondern lediglich die Ver-

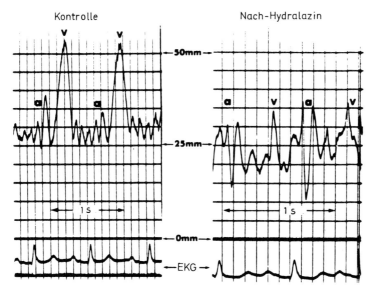

Abb. 143. Hohe v-Welle bei einem Patienten mit Mitralinsuffizienz *(links)*. Nach Hydralazingabe deutliche Abnahme der v-Welle, mit mäßiger Senkung des mittleren Pulmonalkapillardrucks. (Nach Greenberg et al. 1978)

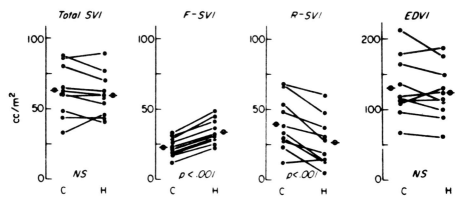

Abb. 144. Wirkung von Hydralazin *(H)* intravenös bei Patienten mit Mitralinsuffizienz. Während sich das totale Schlagvolumen nicht ändert *(Total SVI)*, kommt es zu einer signifikanten Steigerung des Vorwärtsvolumens *(F-SVI)* und zu einer deutlichen Reduktion des Regurgitationsvolumens *(R-SVI)*. Das enddiastolische Volumen *(EDVI)* bleibt unverändert. (Nach Greenberg et al. 1978)

teilung des Schlagvolumens aufgrund veränderter Widerstandsverhältnisse neu reguliert wird. Der Einfluß auf das Vorwärts- und Rückwärtsschlagvolumen ist in Abb. 144 wiedergegeben.

Bei einem großen Teil der Patienten sind diese hämodynamischen Befundverbesserungen anhaltend. So berichtete Greenberg et al. (1982) über 8 von 16 Patienten, bei denen die funktionelle Besserung um 1–2 Klassen über 1 Jahr lang anhielt. Bei den übrigen Patienten mußte die Therapie wegen unerwünschter Wirkungen abgesetzt werden. Ein weiterer Teil wurde einer operativen Behandlung zugeführt.

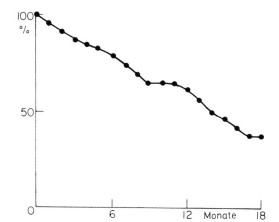

Abb. 145. Prognose von Patienten mit schwerer Herzinsuffizienz (klinischer Schweregrad III und IV). Die Überlebensraten bei 6, 12 und 18 Monaten betrugen 78%, 65% und 37% (n = 56). (Nach Massie et al. 1981a)

b) Aorteninsuffizienz

Bei schwerer Aorteninsuffizienz führte die Gabe von Hydralazin zu ähnlichen Wirkungen. Es kommt zu einem Anstieg des Herzminutenvolumens um 70% mit Verminderung des Pulmonalkapillardrucks. Auch unter körperlicher Belastung ist die hämodynamische Entlastung deutlich (Greenberg et al. 1980).

Ebenso wie nach Natriumnitroprussid oder Nitroglycerin läßt sich bei Patienten mit schwerer Mitral- oder Aorteninsuffizienz unter Hydralazin eine deutliche Funktionsverbesserung mit Abnahme der Regurgitationsfraktion nachweisen. Patienten, bei denen eine Klappenersatzoperation vorgesehen ist, können so bessser für die Operation vorbereitet werden. Bei inoperablen Patienten läßt sich mit dieser Medikation eine adäquate Langzeittherapie durchführen, die zu eindrucksvollen klinischen Besserungen führt. Patienten mit Klappeninsuffizienz sind gewissermaßen die ideale Krankheitsgruppe mit den besten klinischen Erfolgen unter der Therapie mit Vasodilatatoren.

4. Hydralazin: Einfluß auf die Prognose?

Die Prognose von Patienten mit schwerer Herzinsuffizienz und dem klinischen Schweregrad III und IV ist in erster Linie durch den genuinen Verlauf der Grunderkrankung bestimmt. Therapeutische Interventionen können den Verlauf nur wenig beeinflussen, da es sich um Patienten mit Endstadien einer Herzkrankheit koronaren, kardiomyopathischen oder rheumatischen Typs handelt. Die Einjahresmortalität liegt sehr hoch, in der Größenordnung von 50% (Abb. 145). $\frac{1}{3}$ der Todesfälle waren plötzlich (sudden death), $\frac{1}{3}$ durch progressive Herzinsuffizienz und $\frac{1}{3}$ durch Herzinfarkt oder andere Ursachen bedingt (Massie et al. 1981a, b, c; Walsh u. Greenberg 1981).

Massie fand bei etwas mehr als der Hälfte seiner Patienten mit einer initialen Funktionsbesserung einen günstigen Verlauf auf Hydralazin. Bei diesen gebesser-

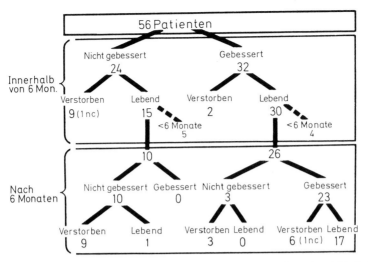

Abb. 146. Patienten, deren Zustand sich unter der initialen Therapie mit Hydralazin nicht besserte, haben eine schlechte Prognose, so daß jenseits von 6 Monaten von 24 Patienten nur noch einer überlebte. Die Patienten mit initialer Besserung hatten durchweg eine günstigere Prognose. (Nach Massie et al. 1981 a)

ten Patienten blieb der Effekt auch langfristig erhalten. Die Mortalität war gering. Bei Patienten, bei denen aber initial keine Funktionsverbesserung eintrat, war die Prognose innerhalb und jenseits von 6 Monaten außerordentlich stark beeinträchtigt (Abb. 146). Von diesen Patienten war jenseits von 6 Monaten nur noch 1 Patient von 24 am Leben.

Auch nach Walsh u. Greenberg (1981) profitiert ein größerer Teil der Patienten mit refraktärer Herzinsuffizienz nicht eindeutig auf die Gabe von Hydralazin. Etwa ¼ der Patienten, die mit Hydralazin eingestellt werden konnten, hatten aber einen günstigen, dauerhaften klinischen Erfolg. Ähnlich wie Massie et al. (1981 a, b, c) fanden auch diese Autoren, daß die initiale hämodynamische Reaktion für den weiteren Verlauf entscheidend ist. Zwischen Patienten, die eine Langzeittherapie erhielten bzw. nicht erhielten, ergaben sich aber keine wesentlichen Unterschiede in der Einjahresmortalität (Abb. 147). Ein häufiger Grund für den Abbruch der Therapie waren gravierende Nebenwirkungen (24%).

5. Nebenwirkungen von Hydralazin

Die unerwünschten Wirkungen von Hydralazin sind deshalb so gut bekannt, weil die Substanz schon seit vielen Jahren in der Hypertoniebehandlung Verwendung findet. Deshalb bezieht sich die Nebenwirkungsrate von 18% vornehmlich auf dieses Krankengut (McMahon 1978). Genaue Angaben über die Art und Inzidenz von Nebenwirkungen der Substanz bei chronischer Herzinsuffizienz gibt es nicht.

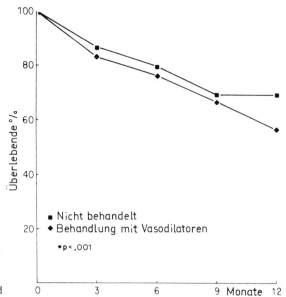

Abb. 147. Bezüglich der Einjahresmortalität ergab sich nach Untersuchungen von Walsh und Greenberg
(1981) zwischen der mit Vasodilatatoren behandelten und der nichtbehandelten Gruppe kein Unterschied

a) Lupus erythematodes Syndrom

Die schwerste Komplikation der Hydralazintherapie ist das Lupus erythematodes
(LE) Syndrom. Die Häufigkeit liegt bei 6–13% bei Patienten mit Hypertonie (Morrow et al. 1953). Angaben über die Inzidenz bei herzinsuffizienten Patienten liegen
nicht vor. Das Syndrom geht einher mit Krankheitsgefühl, Gelenkschmerzen und
Gelenkentzündungen, Fieber, Hautläsionen, Brustschmerzen, Hepatosplenomega-
lie und Lymphadenitis. Perikarditis und Pleuritis kommen gelegentlich vor. Antinu-
kleare Antikörper sind häufig nachweisbar. Der LE-Zelltest wird positiv und es
ergeben sich falsch positive serologische Tests für die Lues. Die Blutkörperchen-
senkungsgeschwindigkeit ist häufig erhöht. Außerdem kann sich eine mikrozy-
täre Anämie und eine Proteinurie entwickeln. Da das Auftreten antinuklearer
Antikörper oft der Manifestation des lupusähnlichen Bildes vorausgeht, sollten
bei Hydralazintherapie über längere Zeit regelmäßige Kontrollen gemacht werden.

Entscheidend für das Auftreten ist die Dauer der Applikation und die Höhe der
Dosis. Im Mittel sind es 12 Monate bis es zu dieser Komplikation kommt, mit einer
großen Variationsbreite zwischen 2 und 24 Monaten. Wird die Dosis von 400 mg
Hydralazin pro Tag überschritten, nimmt die Inzidenz zu. Es kann aber auch bereits
bei kleineren Dosen zum Auftreten des Krankheitsbildes kommen. Ein weiterer dis-
ponierender Faktor ist das gleichzeitige Vorhandensein einer Niereninsuffizienz.
Ausgesprochen frühzeitig auftretende toxische Zeichen sprechen für einen kompli-
kationsreichen Verlauf.

Wie oben schon erwähnt, ist die Acetylierung ein wichtiger Prozeß im Metabolismus von Hydralazin. Es ergeben sich genetische Unterschiede in der Geschwindigkeit der Acetylierung, so daß „schnelle" Acetylierer weniger häufig zu einem Lu-

pussyndrom neigen. Mit dem Isoniazidtest läßt sich der Acetylierungsphänotyp festlegen. Bei einer Langzeittherapie mit Hydralazin sollte man auf diesen Test deshalb nicht verzichten.

b) Neuropathie

Neben dem Lupussyndrom kann es auch zu einer peripheren Neuropathie kommen, die möglicherweise durch eine Bindung von Pyridoxin zustande kommt. Hydralazin bindet Pyridoxin, so daß es auf diesem Wege zu einer relativen Verminderung kommt.

c) Febriler Krankheitszustand

Eine weitere Nebenwirkung besteht in der Auslösung eines akuten febrilen Krankheitszustandes, der ähnlich verläuft wie eine Serumkrankheit und innerhalb der ersten 1–4 Wochen auftritt. Das Syndrom geht einher mit Fieber, Gelenk- und Muskelschmerzen, Hautrötung und Lymphknotenschwellung.

d) Reflextachykardie

Die von der Hypertonie her bekannten Nebenwirkungen wie Reflextachykardie, Herzklopfen und orthostatische Hypotension sind bei Patienten mit chronischer Herzinsuffizienz selten. Zu Beginn der Therapie kann es aber zu Appetitlosigkeit, Übelkeit und Erbrechen kommen, selten zu einer Verschlimmerung der Angina pectoris bei ischämischer Herzerkrankung.

e) Flüssigkeitsretention

Nicht selten ist eine Flüssigkeitsretention und eine Gewichtszunahme, trotz Verbesserung des Herzminutenvolumens und der Hämodynamik. Die Flüssigkeitsretention hängt möglicherweise mit dem Renin-Angiotensin-Aldosteron-System zusammen, ist möglicherweise aber auch nur hydrostatisch bedingt (s. Kap. A. III.).

f) Flush

Der gelegentlich auftretende Flush und die Urtikaria hängen wahrscheinlich mit der vermehrten Freisetzung von Histamin zusammen, die durch die hydralazininduzierte Hemmung der Histaminase bedingt ist.

Aus den bisherigen Erfahrungen mit Hydralazin bei der chronischen Herzinsuffizienz sind nur wenig Fälle mit Lupussyndrom bekannt geworden. Das mag insbesondere daran liegen, daß als Grenzdosis 200 mg Hydralazin pro Tag angesehen werden. Bei dieser Dosis ist das Auftreten des Syndroms sehr selten (Übersicht s. Chatterjee et al. 1979).

6. Hydralazin in Kombination mit Nitraten

Es lag nahe, bei der effektvollen Steigerung des Herzminutenvolumens unter Hydralazin und mehr oder weniger fehlender Wirkung auf den linksventrikulären Füllungsdruck, das Medikament mit Nitraten zu kombinieren. So läßt sich gleichzeitig der linksventrikuläre Füllungsdruck senken und damit die Stauung beseitigen. Chatterjee et al. (1976a, b) wiesen schon früh auf diese Kombinationsmöglichkeit hin. Die Effekte auf Herzminutenvolumen und Füllungsdruck blieben auch im Langzeitversuch bestehen (240 Tage).

a) Langzeiteffekt

Massie et al. (1977) untersuchten den Langzeiteffekt dieser Kombinationstherapie. Die Autoren konnten nachweisen, daß die Arbeitskapazität und die maximale Sauerstoffaufnahme nach 3 Monaten gesteigert waren. Die Dosis von Hydralazin wurde bis auf 4 mal 100 mg/Tag, diejenige von Isosorbiddinitrat auf 15 mg alle 2 h gesteigert. Eine sichere Beurteilung des Langzeiteffektes ist jedoch nur im Rahmen einer kontrollierten Studie möglich.

Bei Patienten, bei denen die Herzinsuffizienz aufgrund einer koronaren Herzkrankheit zustande gekommen ist, scheint die klassische Nitrattherapie in Kombination mit dem arteriellen Dilatator Hydralazin sinnvoll. Es bestehen zwar große Infarktnarben, die vornehmlich die Herzinsuffizienz bedingen, zusätzlich sind aber ischämische Areale zu erwarten, zumal dann, wenn es sich um einen diffusen Gefäßbefall handelt. Die Kombination von Hydralazin mit hochdosiertem Isosorbiddinitrat, 120–240 mg/tgl., ist deshalb angezeigt.

b) Nebenwirkungen

Bei der Kombination von Substanzen mit gefäßdilatierenden Eigenschaften kommt es bei Einleitung der Therapie häufig zu stärkeren hämodynamischen Nebenwirkungen, gelegentlich auch während der Langzeittherapie. Die Herzfrequenz kann akut deutlich ansteigen und der arterielle Blutdruck stärker abfallen, insbesondere, wenn sich der Patient in sitzender oder stehender Position befindet. Systematische Untersuchungen zeigen, daß im Stehen bei kombinierter Gabe von Hydralazin und Isosorbiddinitrat die Herzfrequenz im Mittel um 12 Schläge/min zunimmt und der mittlere arterielle Druck von 84 auf 66 mm Hg abnimmt. In liegender Position sind diese Veränderungen deutlich geringer, und es fehlt die Herzfrequenzzunahme (Abb. 148) (Massie et al. 1981 b).

Diese Befunde deuten darauf hin, daß stärkere orthostatische Störungen und unerwünschte stärkere Blutdruckabfälle auftreten können, wenn vasodilatierende Substanzen kombiniert werden. Obwohl sich diese Effekte mit der Zeit abschwächen, kann es über diesem Wege doch zu erheblichen, oft schwer zu deutenden Störungen in der Langzeittherapie kommen.

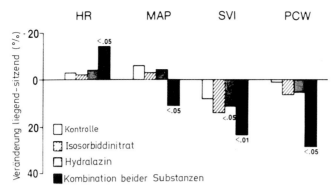

Abb. 148. Werden zwei vasodilatierende Substanzen kombiniert, wie Isosorbiddinitrat und Hydralazin, so können sich beim Übergang von liegender zu sitzender Position unerwünschte hämodynamische Effekte ergeben. Stärkere Zunahme der Herzfrequenz *(HR)*, größere Abnahme des arteriellen Blutdrucks *(MAP)*, Abnahme des Schlagvolumens *(SVI)* und des Pulmonalkapillardrucks *(PCW)* beim Übergang zu stehender Position. (Nach Massie et al. 1981 b)

Literatur

Chatterjee K, Parmley WW, Swan HJC, Berman G, Forrester J, Marcus HS (1973) Beneficial effects of vasodilator agents in severe mitral regurgitation due to dysfunction of subvalvar apparatus. Circulation 48: 684–690

Chatterjee K, Drew D, Parmley WW, Klausner SC, Polansky J, Zacherle B (1976a) Combination vasodilator therapy for severe chronic congestive heart failure. Ann Intern Med 85: 467–470

Chatterjee K, Parmley WW, Massie B, Greenberg B, Werner J, Klausner S, Norman A (1976b) Oral hydralazine therapy for chronic refractory heart failure. Circulation 54: 879–883

Chatterjee K, Parmley WW (1977) The role of vasodilator therapy in heart failure. Prog Cardiovasc Dis 19: 301

Chatterjee K, Brundage B, Parmley W (1979) Oral hydralazine-pharmacology and clinical applications in chronic heart failure. In: Gould L, Reddy CVR (eds) Vasodilator therapy for cardiac disorders. Futura, Mount Kisco, New York, pp 179–208

Chatterjee K, Ports T, Brundage B, Massie B, Holly AN, Parmley WW (1980) Oral hydralazine in chronic heart failure: sustained beneficial hemodynamic effects. Ann Intern Med 92: 600–604

Cogan J, Humphreys M, Carlson J, Rapaport E (1979) Afterload reduction increases renal blood flow and maintains glomerular filtration rate in patients with congestive heart failure (Abstract). Clin Res 27: 3A

Franciosa JA, Pierpont G, Cohn JN (1977) Hemodynamic improvement after oral hydralazine in left ventricular failure. A comparison with nitroprusside infusion in 16 patients. Ann Intern Med 86: 388–393

Franciosa JA, Weber KT, Kinasewitz GT, West JW, Cohn JN (1980) Longterm hydralazine versus placebo therapy of chronic heart failure (Abstract). Circulation [Suppl III] 62: 994

Greenberg BH, Massie BM, Brundage BH, Botvinick EH, Parmley WW, Chatterjee K (1978) Beneficial effects of hydralazine in severe mitral regurgitation. Circulation 58: 273–279

Greenberg BH, DeMots H, Murphy E, Rahimtoola SH (1980) Beneficial effects of hydralazine on rest and exercise hemodynamics in patients with chronic severe aortic insufficiency. Circulation 62: 49–55

Greenberg BH, DeMots H, Murphy E, Rahimtoola SH (1982) Arterial dilators in mitral regurgitation: effects on rest and exercise hemodynamics and long-term clinical follow-up. Circulation 65: 181–187

Judson WE, Hollander W, Wilkins RW (1956) The effects of intravenous Apresoline[R] (hydralazine) and cardiovascular and renal functions in patients with and without congestive heart failure. Circulation 13: 664–674

Khatri I, Vemura N, Notargiacomo A, Freis ED (1977) Direct and reflex cardiostimulating effects of hydralazine. Am J Cardiol 40: 38–42

Kment A (1981) Vasodilatatoren bei normotensiver und hypertensiver Herzinsuffizienz. Intern Welt 4: 497–504

Kment A, Klepzig M, Büll U, Strauer BE (1980) Koronare Hämodynamik und myokardialer Sauerstoffverbrauch unter Dihydralazininfusionen. Verh Dtsch Ges Inn Med 86: 633–639

Koch-Weser J (1976) Drug therapy: hydralazine. N Engl J Med 295: 320–323

Leier CV, Desch CE, Magorien RD, Triffon DW, Unverferth DV, Boudoulas H, Lewis RP (1980) Positive inotropic effects of hydralazine in human subjects: comparison with prazosin in the setting of congestive heart failure. Am J Cardiol 46: 1039–1044

Leier CV, Magorien RD, Desch CE, Thompson MJ, Unverferth DV (1981) Hydralazine and isosorbide dinitrate: comparative central and regional hemodynamic effects when administered alone or in combination. Circulation 63: 102–109

Magorien RD, Brown GP, Unverferth DV, Nelson S, Boudoulas H, Bambach D, Leier CV (1982) Effects of hydralazine on coronary blood flow and myocardial energetics in congestive heart failure. Circulation 65: 528–533

Massie B, Chatterjee K, Werner J, Greenberg B, Hart R, Parmley WW (1977) Hemodynamic advantage of combined administration of hydralazine orally and nitrates nonparenterally in the vasodilator therapy of chronic heart failure. Am J Cardiol 40: 794–801

Massie B, Ports T, Chatterjee K, Parmley WW, Ostland J, O'Young J, Haughom F (1981a) Long-term vasodilator therapy for heart failure: clinical response and its relationship to hemodynamic measurements. Circulation 63: 269–278

Massie B, Kramer B, Haughom F (1981b) Postural hypotension and tachycardia during hydralazine-isosorbide dinitrate therapy for chronic heart failure. Circulation 63: 658–664

Massie BM, Kramer B, Haughom F (1981c) Acute and long-term effects of vasodilator therapy on resting and exercise hemodynamics and exercise tolerance. Circulation 64: 1218–1226

Mathey DG (1983) The use of hydralazine for chronic cardiac failure: results and unanswered questions. In: Just H, Bussmann WD (eds) Vasodilators in chronic heart failure. Springer, Berlin Heidelberg New York, pp 131–138

Mathey DG, Hanrath P, Polster J, Witte G, Montz R, Bleifeld W (1980) Acute and chronic effects of oral hydralazine on left ventricular pump function and renal hemodynamics in chronic left heart failure. Eur Heart J 1: 25–29

McMahon FG (1978) Management of essential hypertension, chapt. VIII. Futura, Mount Kisco New York, p 233

Morand P, Lavigne G (1983) The long-term effects of dihydralazine and hydralazine on intractable cardiac failure. In: Just H, Bussmann WD (eds) Vasodilators in chronic heart failure. Springer, Berlin Heidelberg New York, pp 124–130

Morrow JD, Schroeder HA, Perry HM Jr (1953) Studies in the control of hypertension by hyphex. II. Toxic reaction and side effects. Circulation 8: 829

Packer M, Meller J, Medina N, Gorlin R, Herman MV (1980) Importance of left ventricular chamber size in determining the response to hydralazine in severe chronic heart failure. N Engl J Med 303: 250–254

Reifart N, Bunge T, Kaltenbach M, Bussmann WD (1982) Akute Wirkung und Langzeittherapie mit Dihydralazin in Ruhe und unter Belastung bei schwerer chronischer Herzinsuffizienz. Z Kardiol 71: 75–81

Rubin SA, Chatterjee K, Parmley WW (1980) Metabolic assessment of exercise in chronic heart failure patients treated with short-term vasodilators. Circulation 61: 543–548

Walsh WF, Greenberg BH (1981) Results of long-term vasodilator therapy in patients with refractory congestive heart failure. Circulation 64: 499–505

Wilson JR, Untereker W, Hirshfeld J (1981) Effects of isosorbide dinitrate and hydralazine on regional metabolic responses to arm exercise in patients with heart failure. Am J Cardiol 48: 934–938

H. Prazosin bei chronischer Herzinsuffizienz

Prazosin ist ein seit 1974 in die Therapie eingeführtes Antihypertensivum, das erst in den letzten Jahren zunehmend Verbreitung fand (Cotton 1974) (Abb. 149). Über den Wirkungsmechanismus bestand zunächst Unklarheit. Auch hat das Phänomen der „ersten Dosis", d.h. der gelegentlich zu beobachtende orthostatische Kollaps bei Verabreichung von 2 oder mehr mg als Initialdosis dazu beigetragen, daß sich die Substanz nur langsam verbreitete.

I. Wirkungsmechanismus von Prazosin

Seit Ahlquist vor mehr als 30 Jahren die Hypothese von zwei Rezeptortypen, den α- und β-Adrenorezeptoren aufstellte, lag das Schwergewicht des Interesses bei den β-Rezeptoren und ihrer Blockierung durch die entsprechenden Substanzen (Ahlquist 1948). Später wurde erkannt, daß die zentralen α-Adrenorezeptoren durch ihre Stimulation zur Blutdrucksenkung führen, ein Effekt, der durch zentral angreifende Inhibitoren aufgehoben werden kann.

Erst seit 1974 gibt es Informationen über die prä- und postsynaptischen α-Adrenozeptoren und ihre Rolle bei der Impulsübertragung (Starke 1977). Seit den grundlegenden Untersuchungen von Constantine et al. (1973) wird angenommen, daß Prazosin peripher wirkt und nicht wie Clonidin und Alphamethyldopa am Zentralnervensystem angreift. Prazosin hemmt die Erregungsübertragung vom terminalen Axon auf den kontraktilen Apparat zwischen den postganglionär-sympathischen Nervenendigungen und der glatten Muskulatur der Blutgefäße (Starke 1981).

Zunächst wurde vermutet, daß Prazosin einen ähnlichen Wirkmechanismus hat wie Papaverin. Papaverin hemmt die Phosphodiesterase, und bedingt durch Anstieg des zyklischen AMP eine direkte Gefäßrelaxation. In der Tat ist Prazosin in der Lage, in sehr hohen Konzentrationen die Phosphodiesterase zu hemmen. Diese Konzentrationen werden aber klinisch nicht erreicht.

Prazosin, – das wurde in den letzten Jahren klar – ist ein α-Adrenolytikum. Es hemmt die Vasokonstriktion, die durch den α-Rezeptoragonisten, insbesondere durch Noradrenalin, ausgelöst wird. Die Erregungsübertragung wird postsynaptisch in der Endstrecke unterbrochen.

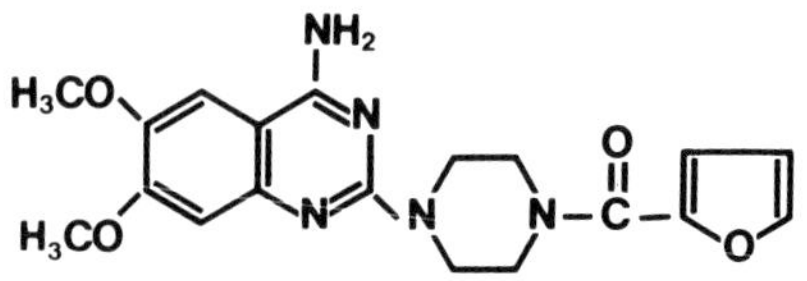

Abb. 149. Strukturformel von Prazosin

1. α-Adrenolytika

Auch Phentolamin und Phenoxybenzamin sind als klassische α-Adrenolytika in der Lage, den Blutdruck und den peripheren Widerstand zu senken. Es kommt aber immer zu einer Tachykardie und einer Stimulierung der Reninsekretion. Die beiden Substanzen sind deshalb abgesehen von therapeutischen Einsätzen bei Phäochromozytom klinisch unbrauchbar.

Während die postsynaptischen α-Adrenorezeptoren schon lange bekannt sind, wurden im Jahre 1977 präsynaptische Rezeptoren nachgewiesen (Abb. 150) (Starke 1981). Trifft ein Reiz in den sympathischen Varikositäten (Auftreibungen des Nerven) ein, wird als Transmittersubstanz Noradrenalin freigesetzt. Dieses löst über die postsynaptischen Rezeptoren die Antwort an der Zelle aus und führt zur Kontraktion der glatten Muskelzelle. Das freigesetzte Noradrenalin aktiviert aber auch die präsynaptischen α-Rezeptoren und bremst damit die Freisetzung von Noradrenalin. So entsteht eine negative Rückkopplung: Je höher die Konzentration von Noradrenalin im synaptischen Spalt ansteigt, desto stärker wird die weitere Freisetzung gehemmt. Prazosin ist der Prototyp eines selektivpostsynaptischen α-Adrenolytikums. Es blockiert postsynaptisch ohne die Freisetzung von Noradrenalin zu enthemmen.

Die klassischen α-Rezeptorenblocker wie Phentolamin blockieren post- und präsynaptisch (Abb. 153). Dadurch wird die Selbsthemmung durchbrochen. Das hat am Herzen die Konsequenz, daß eintreffende Sympathikusimpulse bei der Vielzahl von α-Adrenorezeptoren eine Tachykardie auslösen. An der Niere führt die Stimulation der α-Adrenorezeptoren die juxtaglomulären Zellen zu einer Steigerung der Reninsekretion. Die Blockade präsynaptischer α-Adrenorezeptoren erhöht also die sympathisch ausgelöste Reninsekretion. Wesentlich für Prazosin ist, daß die präsynaptische Eigenhemmung im postganglionären Sympathikus erhalten bleibt. Prazosin ist deutlich wirksamer als Phentolamin, da die Hyperreninämie der Senkung des Gefäßwiderstandes entgegenwirkt. Kersting et al. (1980) kommen allerdings aufgrund eigener Untersuchungen zu etwas anderen Schlußfolgerungen.

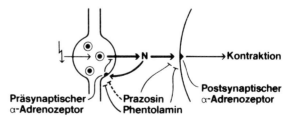

Abb. 150. Postsynaptische Blockierung der α-Rezeptoren durch Prazosin. Die negative Rückkoppelung durch Noradrenalin *(N)* bleibt erhalten. Im Gegensatz dazu ist Phentolamin ein prä- und postsynaptischer α-Rezeptorenblocker. (Nach Starke 1981)

Größere Unterschiede zwischen Prazosin und Phentolamin ergeben sich nach Angaben dieser Autoren nicht. Die hämodynamischen Effekte und die Wirkung auf den Plasmanoradrenalinspiegel waren annähernd gleich.

3. Plasmareninaktivität unter Prazosin

Bei Therapiebeginn mit Prazosin kann es zum Anstieg der Plasmareninaktivität kommen. Bei fortgesetzter Therapie normalisiert sich die Reninkonzentration wieder. Nähere Angaben zum Verhalten der Plasmareninaktivität unter Dauertherapie mit Prazosin bei chronischer Herzinsuffizienz liegen bisher nicht vor.

4. Myokardialer Sauerstoffverbrauch

Der Effekt von Prazosin auf die koronare Hämodynamik wurde von Machow u. Vatner (1982) am wachen Hund untersucht. Nach Prazosin kommt es zu einer anhaltenden koronaren Vasodilatation mit Abnahme des Koronarwiderstandes. Dabei steigt die Koronardurchblutung nicht wesentlich an, da der systolische Ventrikeldruck und der arterielle Blutdruck sowie der enddiastolische und endsystolische Durchmesser des linken Ventrikels gleichzeitig abnehmen. Da die wichtigsten Determinanten des Sauerstoffverbrauchs reduziert werden, wäre eine entsprechende Reduktion der Koronardurchblutung und eine Zunahme des Koronarwiderstandes zu erwarten. Die sich einstellende milde koronare Vasodilatation kommt durch die Blockade der postsynaptischen α-Adrenorezeptoren zustande, da diese Wirkung nach Katecholaminentspeicherung durch Reserpin nicht mehr nachweisbar ist. Hinweise für eine direkte Koronardilatation ergeben sich nicht.

II. Pharmakokinetik von Prazosin

1. Kinetik bei Patienten mit Hypertonie

Prazosin wird nach oraler Gabe schnell und vollständig resorbiert. Nach 1–2 h werden die höchsten Plasmakonzentrationen erreicht. Die Plasmahalbwertzeit beträgt beim Menschen 2–4 h. Radioaktiv markiertes Prazosin zeigt besonders hohe Konzentrationen in der Wand von Arterien. Daraus läßt sich auf einen längeren hypotensiven Effekt schließen als von der kürzeren Plasmahalbwertzeit zu erwarten ist. Das Verteilungsvolumen ist groß (78–118 l).

2. Kinetik bei Patienten mit Herzinsuffizienz

Die pharmakokinetischen Daten, die bei Patienten mit chronischer Herzinsuffizienz gewonnen wurden, unterscheiden sich nicht wesentlich von den oben gemachten Angaben, die von Patienten mit Hypertonie stammen. Der Verlauf der Prazosin-Plasmakonzentration ist in Abb. 151 logarithmisch gegen die Zeit aufge-

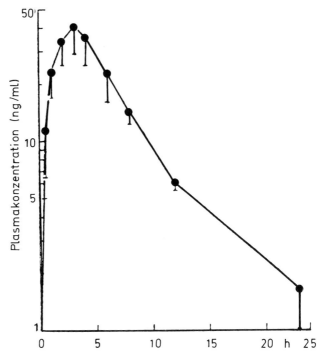

Abb. 151. Plasmakonzentration von Prazosin nach Einnahme der ersten 5 mg bei 6 Patienten mit chronischer Herzinsuffizienz. Maximum bei 4 h. Plasmahalbwertszeit 6 h. (Nach Arnold et al. 1979)

tragen. Nach 5 mg wird bei diesen 6 Patienten ein Maximum nach 4 h (40 ng/ml) erreicht. Die Plasmahalbwertzeit liegt bei 6 h im Vergleich zu 2–4 h bei gesunden Kontrollpersonen (Hobbs et al. 1978). Bei weiterer Medikation (5 mg alle 6 h) steigt der Blutspiegel weiter an und erreicht nach der 5. Dosis Plasmakonzentrationen um 70 ng/ml (Arnold et al. 1979).

3. Elimination

Prazosin unterliegt ähnlich wie Propranolol einem ausgeprägten First-pass-Effekt in der Leber. Etwa 90% der Substanz werden durch biliäre Sekretion eliminiert. Der Hauptabbauweg ist die Demethylierung einer der beiden Methoxygruppen. Die Demethylierungsprodukte werden anschließend mit Glucuronsäure konjugiert. Nur 6% der Substanz gelangen unverändert in den Harn (Hobbs et al. 1978; Taylor et al. 1977).

4. Prazosin bei Niereninsuffizienz

Bei Vorliegen einer chronischen Niereninsuffizienz kann Prazosin ohne Bedenken eingesetzt werden. Allerdings scheinen diese Patienten etwas empfindlicher zu reagieren als Patienten mit normaler Nierenfunktion. Die Erhaltungsdosis bei Patienten mit Niereninsuffizienz ist allerdings gleich hoch wie bei solchen mit normaler Funktion.

5. Dosierung

Die Initialdosis bei Patienten mit Hypertonie oder Herzinsuffizienz beträgt 0,5 mg 3 mal tägl. Die erste Dosis wird deshalb so niedrig gewählt, damit es nicht zum unerwünschten Blutdruckabfall kommt (First-dose-phenomenon). Einige Autoren verdoppeln die Dosis jeweils nach 1 Woche, sie kann aber auch in kürzeren Abständen heraufgesetzt werden (alle 3 Tage). Bei der Hypertoniebehandlung genügen tägliche Dosen zwischen 2 und 8 mg, während bei Herzinsuffizienz Dosierungen zwischen 10 und 20 mg täglich eingesetzt werden (3 bis 4 mal 5 mg).

III. Akute und chronische Wirkung von Prazosin bei Herzinsuffizienz

1. Akute Wirkung von Prazosin

Prazosin hat einen ausgeglichenen Effekt auf den venösen und arteriellen Gefäßschenkel.

Awan et al. beschrieben 1977 die akute Wirkung von Prazosin. Bei Patienten mit chronischer therapierefraktärer Herzinsuffizienz kommt es nach 4 mg Prazosin (2–7 mg) innerhalb von 1 h zu einem Abfall des mittleren arteriellen Druckes um ca. 20 mmHg, zu einem Anstieg des Herzminutenvolumens von 2,0 auf 2,9 l/min · m^2 mit einer entsprechenden Verminderung des peripheren Widerstandes. Gleichzeitig fällt der linksventrikuläre Füllungsdruck erheblich ab (von 32 auf 18 mmHg) (Abb. 152). Der echokardiographisch ermittelte enddiastolische Durchmesser des linken Ventrikels reduzierte sich von 5,7 auf 5,4 cm, ebenso nahm der endsystolische Durchmesser ab. Die Verkürzungsfraktion verbesserte sich geringfügig (Abb. 153).

Ähnlich günstige Effekte wurden von Lemke et al. 1979 und 1981 berichtet sowie von Kuck et al. (1980a, b), Wirtzfeld et al. (1980) und Himmler et al. (1980) (Abb. 154). Nach Untersuchungen von Hepp et al. (1980) ergibt sich nach Gabe von 2,5 mg Prazosin oral nicht immer eine positive Wirkung auf die Hämodynamik im Akutversuch.

Prazosin zeigte im Vergleich zu Natriumnitroprussid keine wesentlichen Unterschiede (Awan et al. 1978b). Die Herzfrequenz stieg nicht an. Entsprechend der Verminderung des arteriellen Blutdrucks nahm das Druckfrequenzprodukt ab. Damit reduzierte sich der myokardiale Sauerstoffverbrauch, so daß sich bei Patienten mit koronarer Herzkrankheit positive Auswirkungen ergeben. Es wurde berichtet, daß bei Patienten mit koronarer Herzkrankheit die Angina-pectoris-Frequenz zurückgeht.

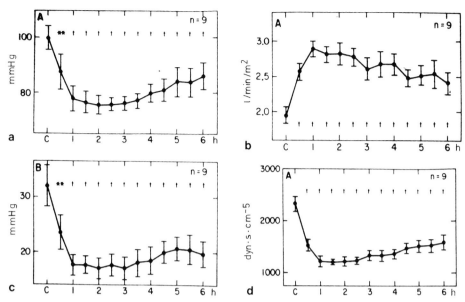

Abb. 152 a–d. Nach Einnahme von 4 mg Prazosin kommt es zu einer deutlichen Senkung des mittleren arteriellen Blutdrucks (**a**) Steigerung des Herzminutenvolumens (**b**), einer erheblichen Reduktion des linksventrikulären Füllungsdrucks (**c**) und einer signifikanten Verminderung des systemischen Gefäßwiderstandes (**d**). (Nach Awan et al. 1977)

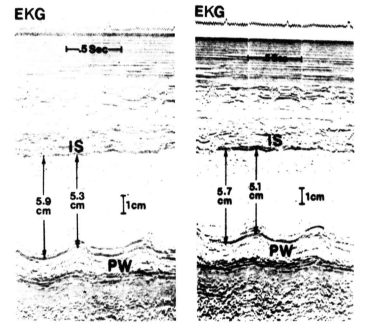

Abb. 153. Echokardiographische Veränderungen vor und nach 2wöchiger Gabe von Prazosin (4 mg 4mal täglich) bei einem Patienten mit chronischer, koronarbedingter Herzinsuffizienz. Deutliche Abnahme des enddiastolischen und endsystolischen Ventrikeldurchmessers. (Nach Awan et al. 1977)

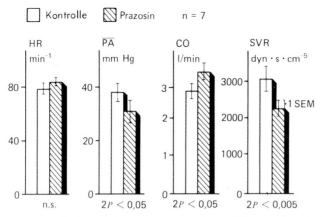

Abb. 154. Die akute Gabe von 2 mg Prazosin oral führte zu einer signifikanten Reduktion des mittleren Pulmonalarteriendruckes *(PA)* und einer signifikanten Zunahme des Herzminutenvolumens *(CO)* mit entsprechender Abnahme des systemischen Widerstandes *(SVR)*. Die Herzfrequenz *(HR)* änderte sich nicht signifikant. (Nach Lemke et al. 1979, 1981)

a) Regionale Durchblutung

Bei einer entsprechenden Abnahme des peripheren Widerstandes kommt es unter Prazosin auch regional zu Flußverbesserungen. So nahm die Durchblutung im Vorderarm zu und der arterioläre Widerstand entsprechend ab. Der venöse Tonus im Vorderarm verminderte sich ebenso. Man kann davon ausgehen, daß die Wirkung auf der venösen und arteriellen Seite in diesem Gefäßgebiet etwa gleich ist (Awan et al. 1978 a).

2. Langzeitwirkung von Prazosin

Schon die ersten Berichte bei Daueranwendung von Prazosin in Dosen zwischen 8 und 28 mg/tgl. zeigten, daß mit dieser Mediaktion ein günstiger Langzeiteffekt erzielt werden kann, der über die alleinigen Wirkungen von Digitalis und Diuretika hinausgeht (Awan et al. 1977, 1978 a). Die Belastbarkeit am Fahrradergometer verlängerte sich.

a) Verlaufsbeobachtungen

Viele Autoren beschränken sich darauf, die einmal auf Prazosin eingestellten Patienten über 3–6 Monate bis zu 1 Jahr zu verfolgen und durch wiederholte invasive hämodynamische Untersuchungen den Verlauf zu dokumentieren (Kuck et al. 1980 a, b). So fanden Kuhn et al. (1981) bei Patienten mit kongestiver Kardiomyopathie nach 3 Monaten eine Besserung der Beschwerden. Unter körperlicher Belastung ergab sich eine deutliche hämodynamische Funktionsverbesserung. Das Körpergewicht, der Herz-Thorax-Quotient und die Durchmesser des linken Ventrikels blieben aber unverändert. Deutliche Steigerungen der Leistungsfähigkeit ergaben sich nach den Untersuchungen von Bertel u. Burkard 1981, Awan et al. 1977, Feldmann et al. 1981 sowie Lemke et al. 1979 und 1981 und Mehta et al. 1981.

b) Placebokontrollierte Studien

Sicherer wird die Beurteilung des Langzeiteffektes einer Substanz, wenn gegen eine Placebophase verglichen wird, im offenen oder doppelblinden Verfahren. Im Vergleich zu einer 6wöchigen Placebophase fanden Lemke et al. (1979) eine deutliche Verminderung des peripheren Widerstandes und eine signifikante Steigerung des Herzminutenvolumens in Ruhe und unter körperlicher Belastung. Der Einfluß auf den linksventrikulären Füllungsdruck war gering (Abb. 155 u. 156) (Lemke et al. 1979). Ein großer Teil der Patienten zeigte auch eine deutliche subjektive Besserung und damit eine günstigere Klassifizierung nach der New York Heart Association (Abb. 157). Auffallend war, daß bei der Mehrzahl der Fälle auch eine deutliche Abnahme der Herzgröße zu verzeichnen war (Abb. 158).

Drei von 12 Patienten zeigten keine eindeutige Besserung. Bei ihnen fiel zwar der arterielle Blutdruck unter Prazosin deutlich ab, es kam jedoch nicht zu einer Steigerung des Schlagvolumens (Abb. 159). Trotz deutlicher Vasodilatation schienen bei diesen Patienten die myokardialen Reserven vollständig zu fehlen, so daß eine Besserung der hämodynamischen Situation nicht mehr eintreten konnte. In der Tat zeigten diese Patienten die schwerste klinische Symptomatik. Die myokardiale Schädigung war offenbar so weit fortgeschritten, daß eine klinische Besserung nicht mehr erreicht wurde.

Ähnliche Befunde wurden von Aronow et al. (1979) erhoben. Die Patienten erhielten doppelblind Placebo oder Prazosin über 3–6 Wochen. Prazosin reduzierte

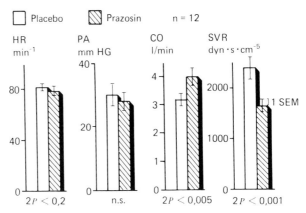

Abb. 155. Unter Dauertherapie mit täglich 20 mg Prazosin über 6 Wochen sind die hämodynamischen Veränderungen gegenüber Placebo weiter nachweisbar. Zunahme des Herzminutenvolumens *(CO)* und Abnahme des systemischen Widerstandes *(SVR)*. Lediglich die Wirkung auf den mittleren Pulmonalarteriendruck *(PA)* ist nicht mehr eindeutig. (Nach Lemke et al. 1979)

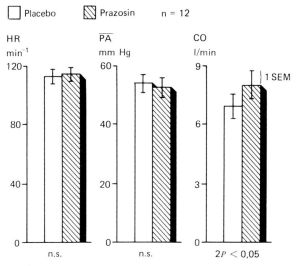

Abb. 156. Unter körperlicher Belastung ist bei Dauertherapie mit Prazosin gegenüber Placebo eine Herzminutenvolumensteigerung nachweisbar. (Nach Lemke et al. 1979)

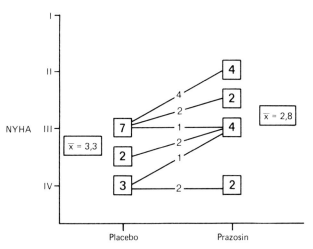

Abb. 157. Unter Dauertherapie mit Prazosin zeigten 9 der 12 Patienten eine klinische Funktionsverbesserung im Vergleich zur Placebophase. (Nach Lemke et al. 1979)

den systolischen und diastolischen Blutdruck, verbesserte die klinischen Symptome und verminderte die Herzgröße (Abb. 160). Es kam allerdings erst nach 6 Wochen zu einer Abnahme des enddiastolischen und endsystolischen Durchmessers des linken Ventrikels und einer Zunahme der Austreibungsfraktion. Ähnliche Befunde wurden mit Trimazosin erhoben (Aronow et al. 1978).

In einer anderen Doppelblindstudie über 2 Monate wurden ähnlich günstige Effekte nachgewiesen. Es wurde zwar eine gewisse Abschwächung festgestellt, die

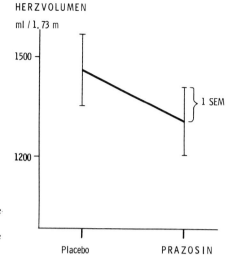

HERZVOLUMEN

ml / 1.73 m

Abb. 158. Verminderung der röntgenologisch bestimmten Herzgröße unter Dauertherapie mit Prazosin im Vergleich zu Placebo. (Nach Lemke et al. 1979)

Verbesserung der Austreibungsfraktion (nuklearmedizinisch) und die echokardiographisch bestimmte Zunahme der Austreibungsfraktion blieben jedoch erhalten (Colucci et al. 1980).

c) Beeinflussung der körperlichen Belastbarkeit durch Prazosin

Nahezu alle Untersucher finden eine höhere Belastbarkeit unter chronischer Prazosintherapie. Die Zeit bis zum Abbruch der körperlichen Belastung bzw. bis zum Auftreten von Luftnot ist verlängert (Awan et al. 1977; Aronow et al. 1979; Colucci et al. 1980). Nur wenige Autoren wiesen mit Hilfe von invasiven Parameteren nach, daß unter Dauertherapie auch eine entsprechende hämodynamische Verbesserung auftritt. So fanden Lemke et al. (1979) eine signifikante Zunahme des Herzminutenvolumens, allerdings keinen wesentlichen Effekt auf den Mitteldruck in der Pulmonalarterie (s. Abb. 159). Die Herzfrequenz änderte sich nicht. Zu ähnlichen Befunden kommen auch Kuck et al. (1980a, b). Gegenüber dem Ausgangswert vor Therapie nahm die arteriovenöse Sauerstoffdifferenz nach 6monatiger Prazosintherapie signifikant ab.

Da die Herzminutenvolumensteigerung nicht ausgeprägt war und der Gesamtsauerstoffverbrauch sich nicht wesentlich änderte, ist die Abnahme der arteriovenösen Sauerstoffdifferenz nur durch Eröffnung von peripheren Shunts erklärbar. Zu ähnlichen Überlegungen kommen Rubin et al. (1979), die ebenfalls keinen Unterschied in der Sauerstoffaufnahme während körperlicher Belastung fanden. Diese Autoren konnten zeigen, daß die positiven Effekte von Prazosin besonders unter körperlicher Belastung nachweisbar sind (Abb. 161).

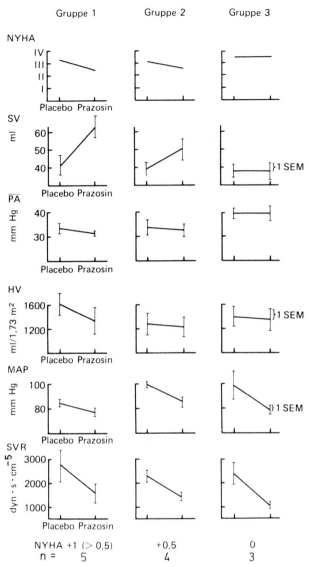

Abb. 159. Einteilung des Patientenkollektivs nach dem Grad der Funktionsverbesserung unter Prazosin (Dauermedikation mit 20 mg tgl.). Die 3 Patienten der Gruppe 3 zeigten keine klinische Besserung, wiesen das niedrigste Schlagvolumen auf *(SV)* und die höchsten Pulmonalarteriendrücke *(PA)*. Die Herzgröße änderte sich nicht *(HV)*. Die Wirkung kann jedoch an der deutlichen Senkung des Blutdrucks *(MAP)* und der Verminderung des systemischen Widerstandes abgelesen werden. Gruppe 1 und 2 zeigten eine deutliche Funktionsverbesserung. (Nach Lemke et al. 1979)

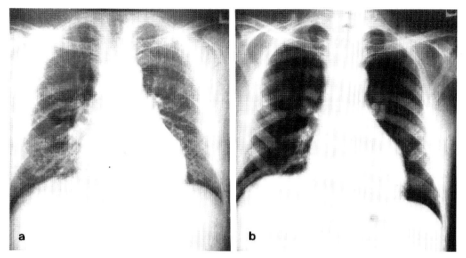

Abb. 160 a, b. Abnahme der Herzgröße und Verschwinden der Lungenstauung unter Dauertherapie mit Prazosin über 3–6 Wochen bei einem Patienten mit schwerer Herzinsuffizienz. **a** vor, **b** während Prazosintherapie. (Nach Aronow et al. 1979)

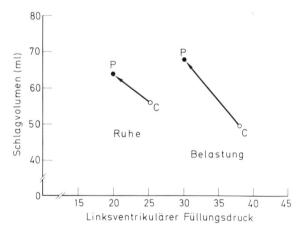

Abb. 161. Insbesondere unter körperlicher Belastung kommt es unter Prazosin zu einer deutlichen Zunahme des Schlagvolumens bei gleichzeitiger Reduktion des linksventrikulären Füllungsdrucks. *C*, konventionelle Therapie; *P*, Prazosin. (Nach Rubin et al. 1979)

IV. Wirkungsabschwächung bei Dauertherapie mit Prazosin

Trotz der ermutigenden Befunde über die Langzeiteffekte von Prazosin gibt es eine ganze Reihe von ernstzunehmenden Berichten, die eine Wirkungsabschwächung bis hin zu vollständigen Toleranzentwicklung dokumentieren. Im Grunde handelt es sich um das gleiche Problem wie bei Gabe von Hydralazin oder bei chronischer Applikation von Nitraten. Auch hier gibt es Hinweise dafür, daß im Vergleich zum Akutversuch bei Langzeittherapie eine Wirkungsabschwächung auftreten kann.

Auf die möglichen Mechanismen wurde bereits hingewiesen. Der geschwächte Herzmuskel ist auf einen starken sympathischen Antrieb angewiesen. Die daraus zusätzlich resultierende periphere Vasokonstriktion auf der arteriellen und venösen Seite ist ein Hilfsmechanismus, der in erster Linie der kardialen Kompensation zugute kommt. Erst bei überschießender Vasokonstriktion kommt es zu einer daraus resultierenden, zusätzlichen kardialen Belastung.

Therapeutische Mechanismen, die dem vasokonstriktorischen Prinzip entgegenwirken, unterliegen der körpereigenen Gegenregulation und werden, zumindest teilweise, wieder aufgehoben. Dennoch zeigen viele Studien, daß unter doppelblinden Bedingungen ein, wenn auch abgeschwächter, Effekt nachweisbar bleibt und somit als Therapieerfolg zu werten ist. Unter noch strenger kontrollierten Bedingungen, d.h., wenn nicht gegen Placebo, sondern gegen eine ähnlich stratifizierte Kontrollgruppe verglichen wird, kann ein sicherer Effekt häufig nicht mehr nachgewiesen werden.

1. Repetitive Einzeldosen

Eine relativ einfache Möglichkeit, Fragen der Toleranzentwicklung zu klären, ist die wiederholte Applikation einer Einzeldosis an aufeinanderfolgenden Tagen. Die methodischen Bedingungen sind so, daß nach Legen eines Rechtsherzkatheters beim liegenden und ruhenden Patienten Meßdaten täglich neu erhoben werden können.

Wie aus Abb. 162 hervorgeht, führt die erste 5 mg Dosis von Prazosin zu einem deutlichen Anstieg des Cardiac index. Die zweite und dritte Dosis nach 12–24 h zeigt dagegen deutlich geringere Effekte. Bei der 3. Dosierung war bei etwas angestiegenem Herzminutenvolumen kein signifikanter Unterschied mehr festzustellen. Wurde die Dosis am folgenden Tag auf das Doppelte gesteigert, ergab sich zwar wieder ein signifikanter Unterschied, der jedoch mit dem Effekt der Erstapplikation nicht vergleichbar war. Nach Gabe von 100 mg Hydralazin oral stellte sich wieder ein ausgeprägter Effekt wie bei der Erstdosis ein. Die übrigen hämodynamischen Parameter wie links- und rechtsventrikulärer Füllungsdruck, mittlerer arterieller Druck und peripherer Widerstand verhielten sich entsprechend. Diese von Packer et al. erhobenen Befunde wurden von Elkayam et al. (1979) und Arnold et al. (1979) bestätigt. Feldmann et al. (1981) fanden eine Wirkungsabschwächung bei wiederholter Prazosinapplikation, dennoch insgesamt einen günstigen Langzeiteffekt.

2. Kurzes Absetzen von Prazosin

Awan et al. (1981) kommen zu der Auffassung, daß bei den Patienten, bei denen eine Wirkungsabschwächung auftritt, durch Dosiserhöhung oder kurzes Absetzen von Prazosin die Effizienz wieder erhöht wird. Von den Autoren wird die Auffassung vertreten, daß trotz der beschriebenen Toleranzphänomene die orale Therapie mit Prazosin bei chronischer Herzinsuffizienz erfolgversprechend ist (Awan u. Mason 1981).

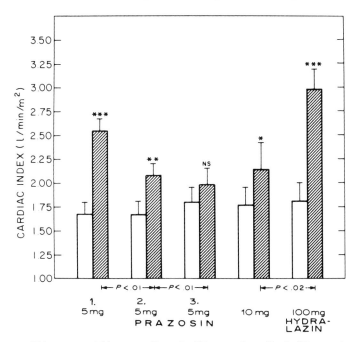

Abb. 162. Untersuchung zur Toleranzentwicklung von Prazosin. Die erste 5-mg-Dosis führt zu einem deutlichen Anstieg des Herzminutenvolumens (Cardiac index), bei der zweiten und dritten Dosis ist der Effekt deutlich abgeschwächt und läßt sich auch durch Verdoppelung der Dosis auf 10 mg nicht wesentlich steigern. Der Wechsel auf eine andere Substanz, 100 mg Hydralazin, führt erneut zur Herzminutenvolumenzunahme. (Nach Packer et al. 1979)

V. Stellenwert von Prazosin in der Therapie der chronischen Herzinsuffizienz

Dennoch, gewisse Zweifel bleiben. Eine von unserer Arbeitsgruppe kürzlich durchgeführte Untersuchung genügt insofern noch strengeren statistischen Kriterien, als eine placebobehandelte, gut vergleichbare Kontrollgruppe mit untersucht wurde. Diese Studie wurde doppelblind über einen Zeitraum von 12 Monaten durchgeführt. Neben den klinischen Verläufen wurden invasiv gewonnene, hämodynamische Parameter bewertet. Es ergaben sich zwischen der Kontrollgruppe und den mit Prazosin behandelten Patienten keine signifikanten Unterschiede, weder in klinischer noch in hämodynamischer Hinsicht (Abb. 163) (Reifart et al. 1983). In der Prazosingruppe war eine geringe Abnahme der Herzgröße zu verzeichnen, die jedoch gegenüber der Kontrollgruppe keine statistische Signifikanz erreichte. Auf der anderen Seite verbesserten sich die placebobehandelten Patienten in ihrer klinischen Klassifizierung um einen Schweregrad. Hinsichtlich der Füllungsdrücke, des Herzminutenvolumens und des peripheren Widerstandes ergaben sich keinerlei Unterschiede. Auch die echokardiographisch gemessenen linksventrikulären enddiastolischen und endsystolischen Durchmesser und die Verkürzungsfraktion änderten sich nicht. Auch bezüglich der Morbidität und Mortalität ergaben sich keine Unterschiede.

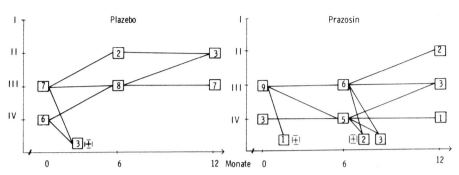

Abb. 163. Klinisches Stadium nach NYHA. Randomisierte placebokontrollierte Doppelblindstudie mit Prazosin bei chronischer Herzinsuffizienz. Besserung der klinischen Symptomatik in der Placebogruppe. Fehlende Funktionsverbesserung in der Prazosingruppe. Todesfälle: Placebo drei, Prazosin fünf Patienten. (Nach Reifart et al. 1983)

Kritisch ist zu dieser Untersuchung allerdings anzumerken, daß die untersuchte Patientenzahl in beiden Gruppen relativ klein war, so daß definitive Schlüsse nur schwer zu ziehen sind. Bei der Schwierigkeit der Herzinsuffizienztherapie gilt deshalb weiterhin, daß Prazosin eine Substanz ist, die im individuellen Fall eine potente Wirksamkeit entfalten kann (Burkard u. Bertel 1983).

VI. Nebenwirkungen von Prazosin

1. „First-dose-phenomenon"

Bei Therapieeinleitung mit Prazosin kann es nach der ersten Dosis gelegentlich zu Problemen kommen (Graham et al. 1976; Moulds u. Jauernig 1977). Der Blutdruck fällt ab (Postural hypotension), und in sehr seltenen Fällen kann es sogar zur Synkope kommen. Das Phänomen tritt besonders bei den Patienten auf, die vorher diuretisch behandelt wurden oder von vornherein hypovolämisch waren. Das Phänomen trat in erster Linie bei der Behandlung von Patienten mit Hypertonie auf. Bei den Patienten mit Herzinsuffizienz ist das „Erste Dosis Phänomen" nicht gravierend, da in den meisten Fällen erhöhte links- und rechtsventrikuläre Füllungsdrükke vorliegen.

Eine Substanz, die sowohl auf der venösen als auch auf der arteriellen Seite eine starke dilatierende Wirkung hat, kann generell bei ungenügendem Füllungszustand eher zu einem Blutdruckabfall bis hin zum Kollaps führen, als eine Substanz mit alleiniger arterieller Wirkung. Auch von Nitroglycerin ist bekannt, daß es bei Patienten mit niedrigem Füllungsdruck zu einer Verminderung des Herzminutenvolumens und zum Blutdruckabfall führen kann. Herzinsuffiziente Patienten sind nicht selten durch übertriebene diuretische Therapie hypovolämisch, so daß eine weitere Abnahme des Füllungsdruckes zu einer Verminderung des Herzminutenvolumens und damit zum Blutdruckabfall führen kann. Da die Wirkung von Prazosin 5–6 h anhält, sind entsprechende Gegenmaßnahmen durchzuführen, insbesondere das Hochlagern der Beine und eine Flüssigkeitssubstitution.

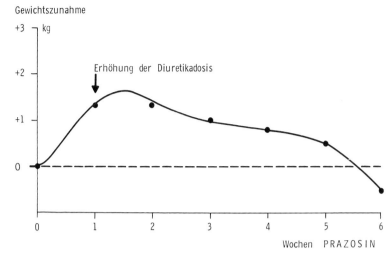

Abb. 164. Typischer Gewichtsverlauf unter Dauermedikation mit Prazosin bei einem Patienten mit Herzinsuffizienz. Die Erhöhung der Diuretikadosis führte wieder zur Normalisierung des Körpergewichts. (Nach Lemke et al. 1979)

Zur Vermeidung eines Blutdruckabfalls bei Erstapplikation wird deshalb immer mit einer niedrigen Dosis begonnen. Die Initialdosis beträgt 0,5 mg der Substanz. Es ist dann aber eine rasche Steigerung der Dosis möglich.

2. Gewichtszunahme

Die Zunahme des Körpergewichtes tritt ähnlich wie bei den anderen arteriell wirksamen Dilatatoren relativ regelmäßig auf. Wir fanden eine Gewichtszunahme von 1,4 kg im Mittel bei 10 über 6 Wochen behandelten Patienten (Abb. 164). Die Ursachen für die Gewichtszunahme sind bisher nicht eindeutig geklärt. Eine Erklärungsmöglichkeit fußt auf mechanisch-hydrostatischen Überlegungen. Durch Weitstellung des präkapillären Sphinkters steigt der hydrostatische Druck, so daß der Druck auf das Kapillargebiet zunimmt und damit mehr Flüssigkeit ins Interstitium austreten kann. Andere Autoren bevorzugen den biochemischen Mechanismus als Interpretationsmöglichkeit. Die Stimulation des Renin-Angiotensin-Aldosteron-Systems führt zur Wasserretention. Durch Erhöhung der Diuretikadosis kann in der Regel das Ausgangsgewicht wieder eingestellt werden.

3. Andere Nebenwirkungen

Als weitere Nebenwirkungen sind Schwindelgefühl und Mundtrockenheit, Harninkontinenz, gelegentlich Hautausschlag und Gelenkbeschwerden zu nennen. Störungen der Sexualfunktion werden sehr selten beobachtet. Insgesamt führt das Auftreten von Nebenwirkungen kaum zum Absetzen der Therapie.

Literatur

Ahlquist RP (1948) A study of the adrenergic receptors. Am J Physiol 153: 586–600

Arnold SB, Williams RL, Pots TA, Baughman RA, Benot LZ, Parmley WW, Chatterjee K (1979) Attenuation of prazosin effect on cardiac output in chronic heart failure. Ann Intern Med 91: 345–349

Aronow WS, Danahy DT (1978) Efficacy of trimazosin and prazosin therapy on cardiac and exercise performance in outpatients with chronic congestive heart failure. Am J Med 65: 155–160

Aronow WS, Lurie M, Turbow M, Whittaker K, Van Camp S, Hughes D (1979) Effect of prazosin vs placebo on chronic left ventricular heart failure. Circulation 59: 344–350

Awan NA, Mason DT (1981) Oral vasodilator therapy with prazosin in severe congestive heart failure. Am Heart J 101: 695–700

Awan NA, Miller RR, DeMaria AN, Maxwell KS, Neumann A, Mason DT (1977) Efficacy of ambulatory systemic vasodilator therapy with oral prazosin in chronic refractory heart failure. Circulation 56: 346–354

Awan NA, Miller RR, Mason DT (1978a) Comparison of effects of nitroprusside and prazosin on left ventricular function and the peripheral circulation in chronic refractory congestive heart failure. Circulation 57: 152–159

Awan NA, Miller RR, Miller MP, Specht K, Vera Z, Mason DT (1978b) Clinical pharmacology and therapeutic application of prazosin in acute and chronic refractory congestive heart failure. Am J Med 65: 146–154

Awan NA, Lee G, DeMaria AN, Mason DT (1981) Ambulatory prazosin treatment of chronic congestive heart failure: development of late tolerance reversible by higher dosage and interrupted substitution therapy. Am Heart J 101: 541–547

Bertel O, Burkhard F (1981) Langzeitresultate der Vasodilatator-Therapie mit Prazosin bei therapierefraktärer schwerer Herzinsuffizienz. Ther Umsch 38: 45–48

Burkard F, Bertel O (1983) Prazosin therapy in severe chronic congestive heart failure. In: Just H, Bussmann WD (eds) Vasodilators in chronic heart failure. Springer, Berlin Heidelberg New York, pp 139–146

Colucci WS, Wynne J, Holman BL, Braunwald E (1980) Long-term therapy of heart failure with prazosin: a randomized double blind trial. Am J Cardiol 45: 337–344

Constantine JW, McShane WK, Scriabine A, Hess HJ (1973) Analysis of the hypotensive action of prazosin. In: Onesti G, Kim KE, Moyer JH (eds) Hypotension: Mechanisms and management. Grune & Stratton, New York, pp 429–444

Cotton DWK (ed) (1974) Prazosin: Evaluation of a new antihypertensive agent. Excerpta Medica, Geneva

Elkayam V, LeJemtel TH, Mathur M, Ribner HS, Frishman WH, Strom J, Sonnenblick EH (1979) Marked early attenuation of hemodynamic effects of oral prazosin therapy in chronic congestive heart failure. Am J Cardiol 44: 540–545

Feldmann AC, Ball AM, Winchester MA, Jaillon P, Kates RE, Harrison DC (1981) Beneficial hemodynamic response to chronic prazosin therapy in congestive heart failure. Am Heart J 101: 534–540

Graham RM, Thornell IR, Gain JM, Bagnoli C, Oates HF, Stokes GS (1976) Prazosin: the first-dose phenomenon. Br Med J II: 1293–1294

Hepp A, Schick KD, Larbig D, Haasis R, Liebau G, Riegger G, Kochsiek K (1980) Uneinheitliche Wirkung von Prazosin auf die Linksherzinsuffizienz im akuten Versuch. Dtsch Med Wochenschr 105: 1647–1650

Himmler FC, Wirtzfeld A, Klein G, Volger E, Schmidt G (1980) Hämodynamische Wirkung von Prazosin bei Patienten mit schwerer Herzinsuffizienz. Herz Kreislauf 12: 317–322

Hobbs DC, Twomey TM, Palmer RF (1978) Pharmacokinetics of prazosin in man. J Clin Pharmacol 18: 402–206

Kersting F, Samosny G, Kasper W, Meinertz T, Gilfrich HJ, Just H (1980) Clinical pharmacology of prazosin and phentolamine in patients with heart failure. J Cardiovasc Pharmacol [Suppl] 2: 373

Kuck KH, Hanrath P, Zehnke A, Mathey D, Bleifeld W (1980a) Prazosin – Langzeitbehandlung der schweren chronischen Herzinsuffizienz, Wirkung auf die Ruhe- und Belastungshämodynamik. Dtsch Med Wochenschr 105: 1384–1388

Kuck KH, Hanrath P, Zehnke A, Mathey D, Bleifeld W (1980b) Hemodynamic effects of long-term prazosin therapy in patients with congestive heart failure. J Cardiovasc Pharmacol [Suppl 3] 2: 427–441

Kuhn H, Bock H, Lösse B (1981) Wirkung einer chronischen Verabreichung von Prazosin mit kongestiver Kardiomyopathie. Z Kardiol 70: 501–507

Lemke R, Trompler A, Kaltenbach M, Bussmann WD (1979) Wirkung von Prazosin bei der therapierefraktären chronischen Herzinsuffizienz. Dtsch Med Wochenschr 104: 1769–1773

Lemke R, Trompler A, Kaltenbach M, Bussmann WD (1981) Controlled study of long-term prazosin in refractory heart failure. Eur Heart J 2: 211–216

Machow P, Vatner SF (1982) Effects of prazosin on coronary and left ventricular dynamics in conscious dogs. Circulation 65: 1186–1192

Mehta J, Miles D, Iacona M, Conti CR (1981) Long-term maintenance therapy with prazosin in congestive heart failure. Clin Cardiol 4: 139–145

Moulds RFW, Jauernig RA (1977) Mechanism of prazosin collapse. Lancet I: 200–201

Packer M, Meller J, Gorlin R, Herman MW (1979) Hemodynamic and clinical tachyphylaxis to prazosin-mediated afterload reduction in severe chronic congestive heart failure. Circulation 59: 531–539

Reifart M, Schmidt-Moritz AD, Nadj M, Kaltenbach M, Bussmann WD (1983) Langzeittherapie mit Prazosin bei chronischer Herzinsuffizienz. Randomisierte Doppelblind-Studie (Abstract). Z Kardiol [Suppl 1] 72: 84

Rubin SA, Chatterjee K, Gelberg HJ, Ports TA, Brundage BH, Parmley WW (1979) Paradox of improved exercise but not resting hemodynamic with short-term prazosin in chronic heart failure. Am J Cardiol 43: 810–815

Starke K (1977) Regulation of noradrenaline release by presynaptic receptor systems. Rev Physiol Biochem Pharmacol 77: 1–124

Starke K (1981) Prazosin – Pharmakologie und Wirkmechanismus. Ther Umsch 38: 24–27

Taylor JA, Twomey TM, Schach von Wittenau M (1977) The metabolic fate of prazosin. Xenobiotica 7: 357–364

Wirtzfeld A, Klein G, Himmler FC, Schmidt G, Kutschera I, Sauer E (1980) Oral wirksame Vasodilatatoren bei der chronischen therapieresistenten Herzinsuffizienz. Wirkungsvergleich von Isosorbiddinitrat, Prazosin und Dihydralazin. Dtsch Med Wochenschr 105: 1379–1383

I. Converting-Enzyme-Blocker: Captopril bei chronischer Herzinsuffizienz

I. Wirkungsmechanismus

1. Renin-Angiotensin-Aldosteron-System

Die bei Patienten mit Herzinsuffizienz häufig ausgeprägte periphere Vasokonstriktion wird neben der erhöhten sympathischen Aktivierung auch über das Renin-Angiotensin-Aldosteron System hervorgerufen. Die aktive Schlüsselsubstanz Angiotensin II hat für die normale Regulation des Blutdrucks und bei Patienten mit Hypertonie eine wichtige Funktion. In letzter Zeit wurde klar, daß Angiotensin II auch für die bei der Herzinsuffizienz vorliegende periphere Vasokonstriktion mitverantwortlich ist. Auch scheint die erhöhte Natriumretention bei der Herzinsuffizienz durch Angiotensin II beeinflußt zu werden.

Renin wird in den juxtaglomulären Zellen der Niere produziert. Im Vas afferens befinden sich druckempfindliche Rezeptoren, die bei Verminderung des Blutdrucks vermehrt Renin freisetzen. In der Macula densa befinden sich Rezeptoren, die auf den Natriumtransport reagieren. Bei vermindertem Natriumanfall wird Renin freigesetzt. Bei Patienten mit Herzinsuffizienz ist die Plasmareninaktivität häufig erhöht. Die Erhöhung ist invers korreliert mit dem Serumnatriumspiegel. Bei niedrigen Natriumwerten ist die Plasmareninaktivität meist deutlich erhöht (20–60 ng/ml/h) (Cohn u. Levine 1982).

Renin wandelt Angiotensinogen in das Dekapeptid Angiotensin I um (Abb. 165). Angiotensin I hat selbst keine vasokonstriktorischen Wirkungen. Dazu muß es durch das Konversionsenzym (Converting enzyme) zu dem Oktapeptid Angiotensin II umgewandelt werden (Heel et al. 1980; Turini u. Brunner 1983, Vidt et al. 1982; Van Zwieten et al. 1982). Angiotensin II führt zu einer Konstriktion der Arteriolen und dadurch zum Anstieg des Blutdrucks. Es stimuliert das Durstgefühl durch einen direkten Angriff im Cerebrum. Außerdem induziert es eine Sekretion von Aldosteron aus der Nebennierenrinde. Durch eine direkte negative Rückkoppelung wird die Reninfreisetzung gebremst. Aldosteron, das primär auf den distalen Tubulus wirkt und hier die Reabsorption von Natrium erhöht und die Ausscheidung von Kalium bewirkt, unterliegt neben dem Angiotensin II auch anderen Einflüssen wie dem Kaliumion und dem adrenokortikotropen Hormon ACTH.

Das Converting enzyme ist wahrscheinlich identisch mit der Kininase II, ein Enzym, das für den Abbau von Bradykinin verantwortlich ist. Durch Interferenz mit Kallikrein und Kininogen entsteht die vasodilatierende Substanz Bradykinin, die durch die Kininase abgebaut werden kann. Die Kinine stimulieren außerdem die Entstehung oder Freisetzung von Prostaglandinen bis hin zur Entstehung von Prostazyklin, das ebenfalls für die Vasodilatation und damit die Blutdruckreduktion verantwortlich ist (Abb. 168).

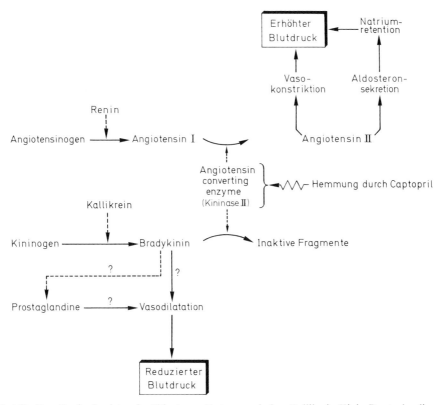

Abb. 165. Das Renin-Angiotensin-Aldosteron System und das Kallikrein-Kinin-Prostaglandin-System: Beeinflussung durch Captopril. (Nach Heel et al. 1980)

Pharmakologische Interventionen sind an verschiedenen Stellen des Systems möglich. So können β-Rezeptorenblocker die Reninfreisetzung hemmen. Saralasin kann den Effekt von Angiotensin II am Rezeptor blockieren. Schließlich bietet die Hemmung des Converting enzyme durch intravenöse Injektion von Teprotide oder neuerlich durch das oral wirksame Captopril die Möglichkeit, den Übergang von Angiotensin I in das hochaktive Angiotensin II zu unterbrechen. Captopril ist der erste oral wirksame Hemmer des Angiotensin-converting-enzyme, das spezifisch und kompetitiv gehemmt wird (Abb. 166). Es ist eine wirksame antihypertensive Substanz für Patienten mit hohem, normalem und niedrigem Plasmarenin und hat neuerdings Eingang in die Therapie der Herzinsuffizienz gefunden.

2. Spezieller Wirkungsmechanismus der Converting-Enzyme-Blocker

Der Wirkungsmechanismus der Hemmstoffe des Converting enzyme ist komplizierter als ursprünglich angenommen. Der Haupteffekt resultiert erwartungsgemäß aus der Beeinflussung des Renin-Angiotensin-Aldosteron Systems. Es ergeben sich aber möglicherweise auch Einflüsse auf das Kallikrein-Kinin-System und die sympathische Regulation.

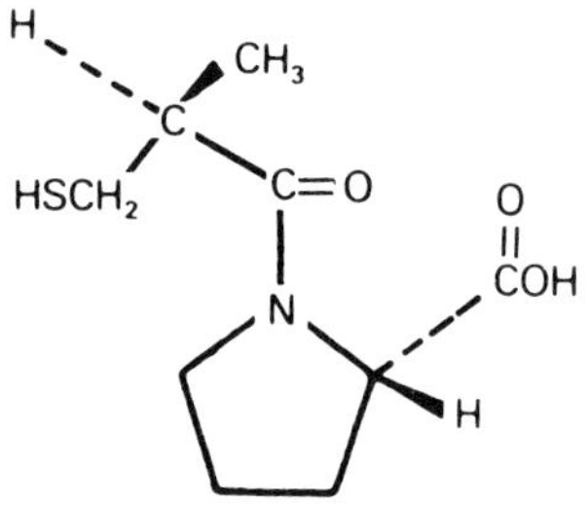

Abb. 166. Strukturformel von Captopril

a) Einfluß der Enzymblocker auf das Renin-Angiotensin-Aldosteron-System

Die Hemmung der Entstehung von Angiotensin II ist der Haupteffekt der Enzymblocker. Bei hypertensiven Patienten kommt es zur Blutdruckverminderung ohne Reduktion des Herzminutenvolumens und Herzfrequenz (Ferguson et al. 1977; Ondetti et al. 1977). Bei Patienten mit Hypertonie ist die Wirkung auf die venösen Gefäße offenbar geringer als auf die arteriellen.

Da Captopril bei Patienten mit niedriger Plasmareninaktivität genauso wirkt wie bei Patienten mit hohen Reninkonzentrationen, kann dieser Mechanismus nicht die einzige Erklärung für den blutdrucksenkenden Effekt sein. Captopril hat auch eine Wirkung bei Patienten mit niedrigen Plasmareninaktivitäten. So konnte gezeigt werden, daß die Substanz auch bei nephrektomierten Patienten wirkt (Man in t'veld et al. 1979).

b) Lokale Hemmung des Renin-Angiotensin-Systems in der Gefäßwand

Nach Untersuchungen von Antonaccio u. Kerwin (1981) entfaltet Captopril möglicherweise auch eine Wirkung auf Gefäßebene und kann hier die lokale Angiotensin-II-Bildung reduzieren. So ist auch zu erklären, daß spezifische Angiotensin-II-Antagonisten (Saralasin) den Blutdruck nicht reduzieren können, dagegen Captopril effektiv bleibt (Burrett et al. 1981).

c) Hemmung der sympathischen Regulation von Widerstandsgefäßen

Neuerdings wurde auch eine Interferenz mit dem sympathischen Regulationssystem an den Nervenendigungen festgestellt (DeJonge et al 1982). An den Synapsen der sympathischen Nervenendigungen befinden sich Rezeptoren für Angiotensin II, die außerordentlich empfindlich sind und auf ganz geringe Angiotensin-II-Konzentrationen reagieren (Abb. 167) (Van Zwieten et al. 1982). Über die prä- und postsynaptisch gelegenen Angiotensin-II-Rezeptoren kann Angiotensin II die Freisetzung von Noradrenalin verstärken. Ein Teil der Angiotensin-II-Wirkung kommt also offenbar über die Interferenz mit dem postsynaptischen α-2-Adrenorezeptoren zustande. Die Hemmung des Angiotensin-converting-enzyme mit Captopril erniedrigt die Konzentration von Angiotensin II und schwächt daher die konstriktorische Wirkung ab.

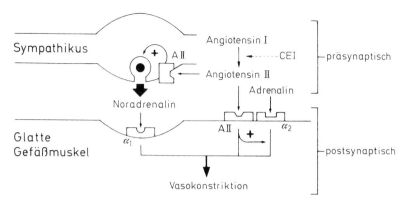

Abb. 167. Angiotensin-II-Rezeptoren an den sympathischen Nervenendigungen. Durch Converting-enzyme-Hemmer *(CEI)* wird Noradrenalin im verminderten Umfang freigesetzt. (Nach van Zwieten et al. 1982)

d) Hemmung des Abbaus von Bradykinin

Die biologische Inaktivierung des Bradykinin wird vom Kininase-II-Enzym katalysiert, das höchstwahrscheinlich mit dem Angiotensin-converting-enzyme (ACE) identisch ist. Bradykinin führt zu einer Vasodilatation. Converting-enzyme-Hemmer sind daher unvermeidlich auch Inhibitoren des Bradykininabbaues (Abb. 168) (Heel et al. 1980).

e) Beeinflussung vasoaktiver Prostaglandine

Bradykinin ist neben seinem direkten gefäßdilatierenden Effekt in der Lage, vasoaktive Prostaglandine aus verschiedenen Organen freizusetzen. Die Hemmung des Angiotensin-converting-enzyme verstärkt die bradykinininduzierte Freisetzung vasodilatatorisch wirksamer Prostaglandine, die experimentell durch Indomethacin abgeschwächt werden können (Murthy et al. 1978) (Abb. 168) (Greenberg et al. 1979).

f) Hormonelle Einflüsse

Unter der Behandlung mit Captopril kommt es zu einem deutlichen Anstieg der Plasmareninaktivität, offenbar deshalb, weil die negative Rückkoppelung durch Angiotensin II auf die Reninfreisetzung fehlt. Die Aldosteronproduktion nimmt deutlich ab, ebenfalls ein Effekt der Blockade der Angiotensin-II-Freisetzung (Miller u. Jonston 1979). Der Plasmaspiegel von Noradrenalin wird nicht beeinflußt (Abb. 169) (Maslowski et al. 1981).

Die Verminderung der Aldosteronproduktion führt erwartungsgemäß zu einem Anstieg der Kaliumkonzentration im Blut, wenn auch regelrechte Hyperkaliämien selten sind (Abb. 170) (Atlas et al. 1979).

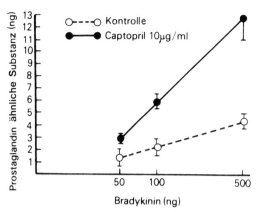

Abb. 168. Captopril verstärkte die Bradykinin-induzierte Freisetzung vasodilatatorisch wirksamer Prostaglandine (Meerschweinchenlungenpräparation). (Nach Greenberg et al. 1979)

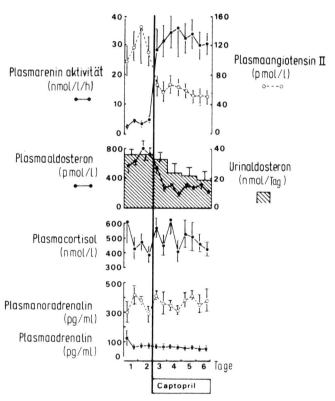

Abb. 169. Hormonelle Veränderungen unter Captopril. Zunahme der Plasmareninaktivität und Abnahme des Plasmaangiotensins II. Verminderung des Plasma- und Urinaldosterons. Das Plasmacortisol und der Noradrenalin- bzw. Adrenalinspiegel werden nicht verändert. Untersuchungen an 5 Patienten mit schwerer Herzinsuffizienz. (Nach Maslowski et al. 1981)

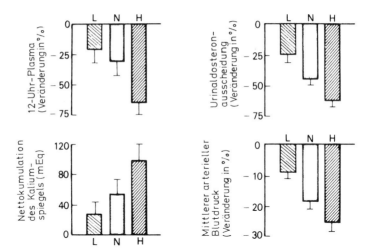

Abb. 170. Die Korrelation des Plasmarenins vor Therapie (*L*, niedrig; *N*, normal; *H*, hoch) mit den Wirkungen von Captopril auf den Plasmaaldosteronspiegel, die Ausscheidung von Aldosteron im Urin, die Kaliumbilanz und das Blutdruckverhalten. 23 Patienten mit essentieller oder renovaskulärer Hypertonie. (Nach Atlas et al. 1979)

g) Zusammenfassung: Wirkungsmechanismus

Insgesamt ist heute die Hemmung des Konversionsenzyms differenzierter zu betrachten. Der Haupteffekt kommt durch die Hemmung der Produktion von Angiotensin II zustande (Turini u. Brunner 1983). Die Tatsache aber, daß der Blutdruck abnimmt, obwohl das Renin normal ist und obwohl Angiotensin II mit der Zeit wieder ansteigt, sprechen für zusätzliche, reninunabhängige Mechanismen. Die Beeinflussung des Bradykininabbaues spielt allerdings klinisch keine wesentliche Rolle. Ein Teil der Wirkung kommt aber über die lokale Verminderung der Angiotensin-II-Bildung zustande, besonders im Bereich des Herzens, des Gehirns und der Gefäße. Darüber kann es auch zur Verminderung des Sympathikustonus kommen. Außerdem wird die neurogene Vasokonstriktion durch Hemmung der sympathischen Regulation vermindert und sympathische Reflexbögen beeinflußt.

II. Pharmakokinetik von Captopril

1. Resorption

Nach oraler Einnahme von Captopril erfolgt eine rasche Resorption mit maximalen Blutspiegeln nach 30–90 min. Eine optimale Resorption (75%) wird erreicht, wenn die Substanz in nüchternem Zustand gegeben wird, nach Nahrungsaufnahme nimmt die Resorption um 30–40% ab. Etwa $\frac{1}{3}$ der Substanz ist proteingebunden im Blut, der übrige Teil wird rasch in fast alle Gewebe aufgenommen, außer in das Zentralnervensystem.

2. Elimination

Es erfolgt eine schnelle Metabolisierung mit einer Halbwertzeit von ca. 2 Stunden. Die Ausscheidung erfolgt hauptsächlich über die Niere: etwa 50% der Substanz erscheinen im Urin nach 4 h. Die Elimination von Captopril und seiner Metaboliten korreliert mit der endogenen Kreatininclearance: Patienten mit Niereninsuffizienz haben deutlich höhere Plasmakonzentrationen als Patienten mit normaler Funktion. Die Dosis muß deshalb bei Patienten mit Niereninsuffizienz reduziert werden. So wird empfohlen, bei einer Kreatininclearance zwischen 20 und 35 ml/min · 1,73 m^2 Körperoberfläche die Dosierungsintervalle auf 1–2 Tage zu verlängern, bei einer Kreatininclearance von unter 20 ml/min auf 3–4 Tage.

III. Andere Substanzen

1. Spezifischer Hemmer von Angiotensin II: Saralasin

Saralasin, ein spezifischer Hemmer des Angiotensin II, wurde 1971 für den klinischen und experimentellen Gebrauch eingeführt (Pals et al. 1971). Die Blutdruckreduktion erfolgt über einen kompetitiven Antagonismus mit Angiotensin II. Die Substanz ist ein dem Angiotensin II analoges Peptid mit 2 Aminosäurensubstitutionen. Besonders die Patienten mit Herzinsuffizienz, bei denen das Plasmarenin initial erhöht ist, reagieren auf Saralasin mit einer Blutdrucksenkung (Turini et al. 1978).

Saralasin hat heute vornehmlich Bedeutung für die experimentelle Pharmakodynamik. Im klinischen Bereich ergeben sich nur wenige Anwendungsmöglichkeiten.

2. Converting-enzyme-Hemmer: Teprotide

Seit 1971 ist Teprotide als Nonapeptid bekannt (Ondetti et al. 1971). Diese Substanz hemmt das Enzym, das das inaktive Angiotensin I in die aktive pressorisch wirksame Substanz Angiotensin II umwandelt. Im Gegensatz zu Saralasin hat es keine eigenen agonistischen Effekte. Saralasin und Teprotide sind beide nur intravenös applizierbar. Ansonsten ist die Substanz Teprotide mit dem oral wirksamen Captopril völlig vergleichbar (Curtiss et al. 1978).

IV. Klinischer Einsatz von Captopril bei Hypertonie

Captopril wurde zunächst nur zur Behandlung der Hypertonie eingesetzt (Ferguson et al. 1977). Ausmaß und Dauer der Converting-enzyme-Hemmung ist dosisabhängig (Abb. 171) (Ferguson et al. 1977). 1 mg Captopril induziert eine teilweise Hemmung, größere Dosen eine ausgeprägte Blockade des Renin-Angiotensin-Systems. 20 mg sind ausreichend, um die blutdrucksteigernde Wirkung von Angiotensin II innerhalb von 15 min und für über 2 h zu blockieren. Mehr als 20 mg Captopril führen

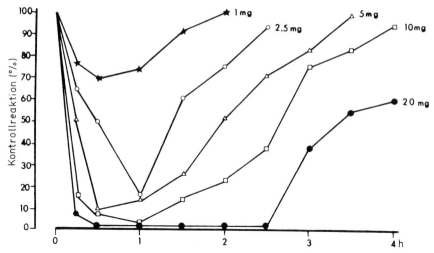

Abb. 171. Wirkung steigender Dosen von Captopril auf die Angiotensin-II-induzierte Hypertension. Bereits kleine Dosen (2,5 mg) führen zu einer vollständigen Aufhebung des Effekts. Die Wirkdauer wird durch eine höhere Dosis verlängert. (Nach Ferguson et al. 1977)

nicht zu einer stärkeren Blockade, sondern verlängern nur die Dauer der Blockierung.

Captopril ist in der Lage, bei Patienten mit schwerer und therapieresistenter Hypertonie, bei renovaskulärer Hypertonie, bei bestimmten Fällen mit renaler Hypertonie und bei Sklerodermie den Blutdruck effektiv zu senken. Die blutdrucksenkende Wirkung von Captopril wird verstärkt durch eine natriuretische Substanz. Patienten mit maligner Hypertonie oder renovaskulärer Hypertonie mit hohen Plasmareninwerten reagieren im allgemeinen ausgezeichnet auf die Captopriltherapie. Der initiale Blutdruckabfall hängt mit dem Ausgangswert der Plasmareninaktivität zusammen, während unter Dauertherapie keine direkte Korrelation gefunden wird. Aus der Tatsache, daß auch Patienten mit niedriger Reninaktivität gut auf Captopril reagieren, kann geschlossen werden, daß bereits kleine Mengen von Angiotensin II eine Blutdruckerhöhung bedingen können. Bei einigen Patienten, die auf Captopril und Diuretika nicht reagieren, sind zusätzlich andere Substanzen wie β-Rezeptorenblocker erforderlich. Während der Therapie kommt es zu einem leichten Anstieg des Serumkaliumspiegels, möglicherweise aufgrund der Aldosteronsuppression. Günstig ist deshalb eine Kombinationstherapie mit Thiaziden, da Captopril auf diese Weise die thiazidinduzierte Hypokaliämie korrigieren kann.

EinToleranzphänomen ist unter Captopril bezüglich der Blutdrucksenkung bei Hypertonie nicht bekannt, besonders dann nicht, wenn es mit einer diuretischen Substanz kombiniert wird. Abruptes Absetzen führt nicht zu einer Rebound-Hypertension. Der Blutdruck steigt innerhalb von mehreren Tagen wieder an (Vidt et al. 1982).

V. Captopril bei Herzinsuffizienz

1. Akute Effekte von Captopril

1979 wurden erste Ergebnisse über die Wirkung von Captopril bei chronisch therapieresistenter Herzinsuffizienz publiziert (Turini et al. 1979). Innerhalb von 1–3 h kommt es nach 25 mg Captopril zu einem Abfall des mittleren arteriellen Druckes um 15–25%, zu einer Reduktion des linksventrikulären Füllungsdruckes um 30–50% und einer ebenso ausgeprägten Verminderung des mittleren rechtsatrialen Druckes.

Gleichzeitig steigt der Cardiac index um 15–40% an, einhergehend mit einer Zunahme des Schlagvolumens in der gleichen Größenordnung. Die Herzfrequenz ändert sich nicht. Die Reduktion des systemischen und pulmonalarteriellen Widerstandes beträgt 30–40% (Abb. 172).

Andere Untersucher haben ähnliche Befunde erhoben. Captopril entfaltet seine Wirkung auf der arteriellen und venösen Seite und führt zu einer Aufwärts- und Linksverschiebung der Ventrikelfunktionskurve (Ader et al. 1979; Davis et al. 1979; Levine et al. 1979; Mason et al. 1980).

2. Langzeiteffekte von Captopril

Ein wesentlicher Punkt ist, daß die akut erreichbare hämodynamische Verbesserung auch unter chronischen Bedingungen voll erhalten zu bleiben scheint. Darin unterscheidet sich die Substanz deutlich von Prazosin und z.T. auch von Hydralazin, wo es unter chronischen Bedingungen häufig zu einer Wirkungsabschwächung kommt. Allerdings liegen zur Langzeitwirkung von Captopril noch nicht genügend kontrollierte Studien vor.

a) Repetitive Einzeldosen

Ein wichtiger Test zur Überprüfung der dauerhaften Wirkung ist die wiederholte Gabe der Substanz an aufeinanderfolgenden Tagen unter Bestimmung der hämodynamischen Veränderungen mit invasiven Messungen. Nach Untersuchungen von LeJemtel et al. (1982) bleibt der Effekt von Captopril in der überwiegenden Mehrzahl der Fälle erhalten (Abb. 173). Nur bei zwei Patienten führte die 2. Dosis nicht zu dem erwarteten Effekt, es kam aber nach der 3. und unter chronischer Therapie zur Blutdruckreduktion und zum Herzminutenvolumenanstieg.

b) Dauerhafte Wirkung

Die anhaltende Wirkung von Captopril bei chronischer Herzinsuffizienz wird von mehreren Arbeitsgruppen belegt (Ader et al. 1980; Dzau et al. 1980; Levine et al. 1980; Awan et al. 1982; Fouad et al. 1982; Liebau 1982).

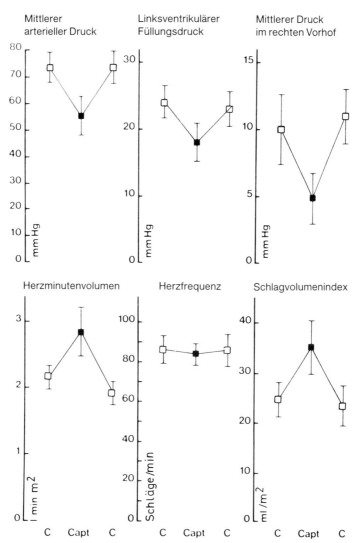

Abb. 172. Captopril führt zu einer Senkung des mittleren arteriellen Drucks, des links- und rechts-ventrikulären Füllungsdrucks, einer Zunahme des Herzminutenvolumens und des Schlagvolumens, ohne daß die Herzfrequenz beeinflußt wird. Die Dosis betrug 25 mg Captopril. *c*, Kontrolle; *capt*. Captopril. (Nach Turini et al. 1979)

Es kommt unter chronischen Bedingungen zu einer Besserung der Leistungs-fähigkeit und des Befindens der Patienten. Die Klassifizierung nach der New York Heart Association verbesserte sich um 1 Stufe. Das Ergebnis bleibt über mindestens 3–6 Monate erhalten. Die Belastbarkeit am Fahrradergometer nimmt dauerhaft zu (Abb. 174).

Nach Sharpe und Coxon (1982) kommt es auch zu einer dauerhaften Verkleine-rung der echokardiographisch gemessenen Ventrikelgröße mit Abnahme des end-

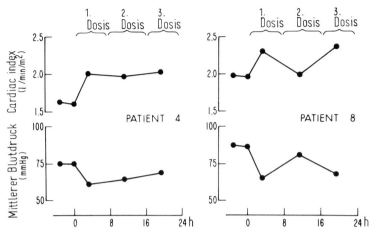

Abb. 173. Repetitive Gaben von Captopril in 8stündlichen Intervallen führten in der Regel zu einer dauerhaften Steigerung des Herzminutenvolumens (Cardiac index) und anhaltender Senkung des Blutdrucks (Patient 4). In Einzelfällen kam es bei Gabe der 2. Dosis zu einer Wirkungsabschwächung, die bei der 3. Dosis nicht mehr erkennbar war. (Nach LeJemtel et al. 1982)

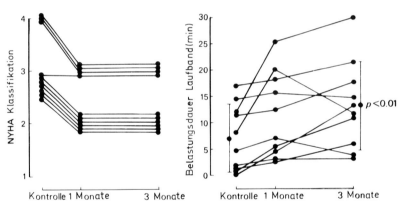

Abb. 174. Langzeiteffekte von Captopril bei chronischer Herzinsuffizienz. 9 von 10 Patienten zeigten eine klinische Funktionsverbesserung nach 1 und 3 Monaten. Auch die Belastungsdauer am Laufbandergometer nahm zu. (Nach Scharp u. Coxon 1982)

diastolischen und endsystolischen Durchmessers und Zunahme der Verkürzungsfraktion von 9 auf 12% (Abb. 175).

Liebau et al. (1982) fanden bei Untersuchungen mit Captopril bis zu 1 Jahr ebenfalls eine Abnahme des enddiastolischen Ventrikeldurchmessers und eine Verminderung der Herzgröße. Nach Unterscheidung in ätiologische Gruppen: Kardiomyopathien, Aorten- oder Mitralklappeninsuffienz und koronarer Herzkrankheit mit und ohne Hypertonie ergab sich ein unterschiedlich gutes Ansprechen. Am meisten profitierten die Patienten mit Aorten- oder Mitralinsuffizienz, weniger die mit koronarer Herzkrankheit oder Hypertonie, während Patienten mit kongestiver Kardiomyopathie nur teilweise eine klinische Verbesserung aufwiesen und eine Ab-

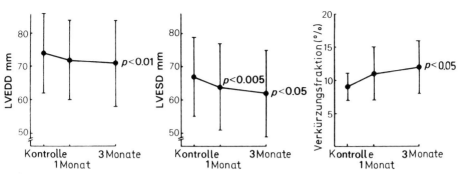

Abb. 175. Dauerhafte Abnahme des linksventrikulären enddiastolischen *(LVEDD)* und endsystolischen Durchmessers *(LVESD)* sowie Zunahme der Verkürzungsfraktion unter Therapie mit Captopril nach 1 und 3 Monaten. (Nach Scharp u. Coxon 1982)

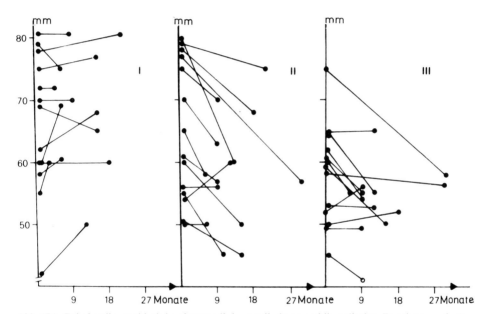

Abb. 176. Echokardiographisch bestimmter linksventrikulärer enddiastolischer Durchmesser in 3 Patientengruppen unter Dauermedikation mit Captopril. *I,* Patienten mit Kardiomyopathie; kein wesentlicher Effekt; *II,* Patienten mit koronarer Herzkrankheit oder Hypertonie, guter Effekt; *III,* Patienten mit Aorten- oder Mitralvitien, ebenfalls deutliche Abnahme des Ventrikeldurchmessers. (Nach Liebau et al. 1982)

nahme des enddiastolischen Ventrikeldurchmessers oder der Herzgröße nicht festgestellt werden konnte (Abb. 176).

Nach Angaben von Ricci et al. (1982) kam es unter Dauertherapie mit Captopril zu einer Zunahme der nuklearmedizinisch bestimmten Austreibungsfraktion des linken Ventrikels, die in einer nicht behandelten Kontrollgruppe fehlte (Abb. 177).

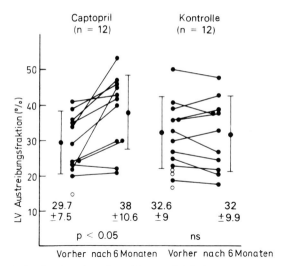

Abb. 177. Zunahme der nuklearmedizinisch bestimmten linksventrikulären *(LV)* Austreibungsfraktion unter Captopril im Vergleich zu einer nichtbehandelten Kontrollgruppe. Beobachtungsintervall: 6 Monate. (Nach Ritchie et al. 1982)

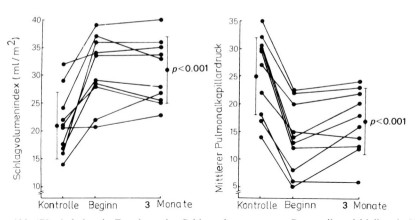

Abb. 178. Anhaltende Zunahme des Schlagvolumens unter Captopril und bleibende Verminderung des mittleren Kapillardrucks. (Nach Scharp u. Coxon 1982)

Bei den invasiv gemessenen hämodynamischen Parametern, Herzminutenvolumen, Schlagvolumen, systemischer Widerstand und Pulmonalkapillardruck ergaben sich nach 3 und 6 Monaten anhaltend gebesserte Werte (Abb. 178) (Sharpe u. Coxon 1982). Die echokardiographische nachweisbare Verkleinerung des linken Ventrikels wurde auch von Awan et al. (1982) nach einer Therapiedauer von 6 Monaten nachgewiesen.

3. Regionale Durchblutungsveränderungen unter Captopril

Die bei Herzinsuffizienz auftretende Reduktion des Blutflusses in bestimmten Organen sollte sich bei Anwendung von vasodilatierenden Substanzen verbessern. Die stärkste Reduktion der Blutzufuhr besteht in den kutanen, renalen und splanchnischen Gefäßen.

a) Renale Durchblutung

Unter Captopril kommt es zu einer deutlichen Besserung der renalen Durchblutung und damit zur Aufhebung der Vasokonstriktion in diesem Gefäßgebiet (Dzau et al. 1980; Creager et al. 1981; Pierpont et al. 1981).

Die renale Durchblutungsverbesserung führt zu einer vermehrten Natriurese ohne Änderung der glomerulären Filtrationsrate bei gleichzeitiger Reduktion der Filtrationsfraktion (Creager et al. 1981). Dzau et al. (1980) fanden eine Zunahme der Kreatininclearance, während Pierpont et al. (1981) eine Abnahme feststellten.

b) Koronare Durchblutung

Bezüglich der regionalen Durchblutung anderer Gefäßgebiete liegen bisher nur vereinzelte Angaben vor (Halperin et al. 1982). Chatterjee et al. (1982) fanden eine Reduktion der Koronardurchblutung und des myokardialen Sauerstoffverbrauchs bei Patienten mit Herzinsuffizienz. Zu einer wesentlichen myokardialen Laktatproduktion kam es bis auf eine Ausnahme nicht. Die Abnahme des myokardialen Sauerstoffverbrauchs entspricht dem verminderten Druckfrequenzprodukt und kann auch mit der verminderten diastolischen Wandspannung zusammenhängen.

Bezüglich des verminderten myokardialen Sauerstoffverbrauchs und des geringeren metabolischen Bedarfs schneidet Captopril im Vergleich zu Hydralazin und Prazosin bei Patienten mit ischämiebedingter Herzinsuffizienz deutlich besser ab (Rouleau et al. 1982). Nur nach Captopril kam es zu einer signifikanten Verminderung des myokardialen Sauerstoffverbrauchs (19%). Auch bezüglich der myokardialen Laktatextraktion bestanden unter Captopril günstigere Verhältnisse als unter Prazosin und Hydralazin (Abb. 179).

c) Splanchnikusgebiet, Extremitätendurchblutung

Die Durchblutung im Splanchnikusgebiet scheint unter Captopril eher abzunehmen. Die Durchblutung in den Extremitäten verändert sich nach vorläufigen Befunden von Faxon et al. (1982) nicht wesentlich.

4. Wirkung von Captopril unter körperlicher Belastung

Die bei akuter Gabe von Captopril erreichten hämodynamischen Verbesserungen sind auch unter körperlicher Belastung nachweisbar (Kramer et al. 1982; Massie et al. 1982). Die Belastungsherzfrequenz ist signifikant reduziert, ebenso der arterielle Blutdruck und der linksventrikuläre Füllungsdruck (von 35 auf 30 mmHg). Die Zunahme des Herzminutenvolumens war allerdings nur gering; die Zunahme des

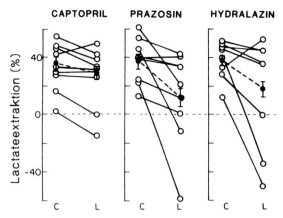

Abb. 179. Günstigere Laktatextraktionswerte unter Captopril im Vergleich zu Prazosin und Hydralazin. (Nach Rouleau et al. 1982)

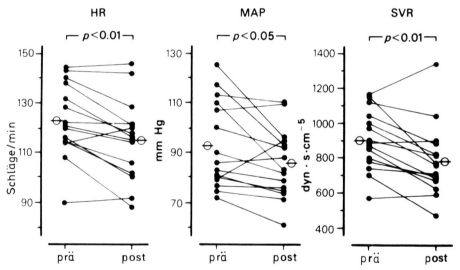

Abb. 180. Akuteffekte von Captopril auf die Belastungshämodynamik. Reduktion der Belastungsherzfrequenz *(HR)*, des mittleren arteriellen Druckes *(MAP)* und des systemischen Widerstandes *(SVR)*. (Nach Kramer et al. 1982)

Schlagvolumens bei gleichzeitiger Herzfrequenzabnahme aber deutlich (Abb. 180 u. 181) (Kramer et al. 1982).

Bei chronischer Gabe von Captopril bleiben die im Akutversuch nachweisbaren Verbesserungen der Hämodynamik unter Belastung erhalten, bzw. nehmen bei Langzeittherapie noch zu. So kam es nach Kramer et al. (1982) zu einer weiteren Zunahme des Herzminutenvolumens unter Belastung und weiterer Reduktion des linksventrikulären Füllungsdruckes. Dies war verbunden mit einer Zunahme der Belastbarkeit, der Belastungshöhe und des maximalen Sauerstoffverbrauchs. Die-

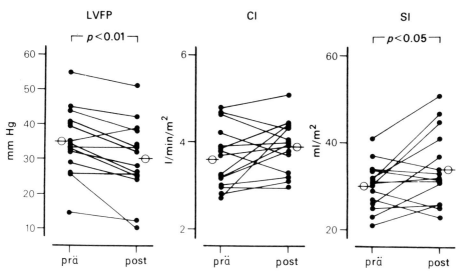

Abb. 181. Abnahme des linksventrikulären Füllungsdrucks (LVFP) unter körperlicher Belastung nach Gabe von Captopril. Zunahme des Herzminutenvolumens *(CI)* und Steigerung des Schlagvolumens *(SI)*. (Nach Kramer et al. 1982)

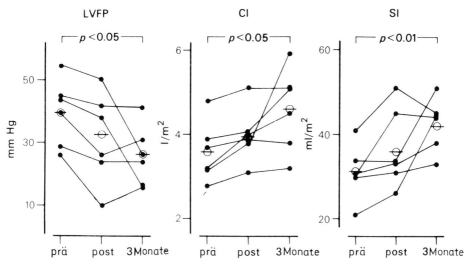

Abb. 182. Auch nach 3 Monaten ist die unter Captopril induzierte Besserung der Belastungshämodynamik nachweisbar. Weitere Verminderung des linksventrikulären Füllungsdrucks *(LVFP)* sowie zusätzliche Steigerung des Herzminutenvolumens *(CI)* und Schlagvolumens *(SI)*. (Nach Kramer et al. 1982)

ser stieg von 11,8 auf 15,6 ml/min/kg ($p < 0,05$) (Abb. 182 u. 183). Die Untersuchungen wurden am Fahrradergometer im Sitzen vorgenommen.

Nach 3monatiger Therapie waren also nicht nur die beim Akutversuch erhobenen hämodynamischen Verbesserungen nachweisbar, sondern die hämodynami-

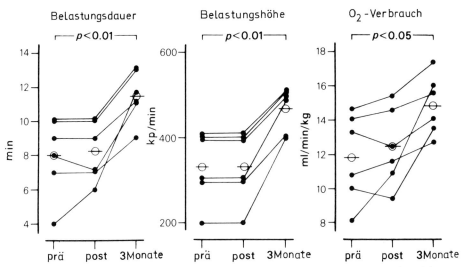

Abb. 183. Nach 3monatiger Therapie mit Captopril nimmt die Belastungsdauer und die geleistete Arbeit zu. Entsprechende Steigerung des Sauerstoffverbrauchs unter körperlicher Belastung. (Nach Kramer et al. 1982)

schen Parameter unter Belastung, und der Grad der Belastbarkeit hatte sich weiter verbessert. Dabei ging die Verbesserung der Hämodynamik mit der besseren körperlichen Leistungsfähigkeit unter Belastung einher. Die im Akutversuch nachweisbare Verkleinerung des rechts- und linksventrikulären enddiastolischen Volumens, die auch mit einer leichten Zunahme der Austreibungsfraktion einherging, ist allerdings bezüglich eines dauerhaften Effektes noch nicht untersucht worden (Massie et al. 1982).

Es ist auf jeden Fall eindrucksvoll, daß bei dieser Substanz keine Hinweise für eine Abschwächung der Wirkung bei einer Dauertherapie vorhanden zu sein scheinen. Im Gegenteil, es kommt gelegentlich sogar noch zu einer Verstärkung der Wirkung bei dauerhafter Anwendung. Einschränkend ist jedoch festzustellen, daß es sich lediglich um *Verlaufsstudien* beim gleichen Patienten handelt. Endgültige Aussagen sind nur dann möglich, wenn eine Placebophase eingehalten bzw. eine Kontrollgruppe mituntersucht wird.

Eine Studie dieser Art wurde kürzlich von Störger u. Bussmann (1984) durchgeführt. Sie untersuchten 23 Patienten mit therapierefraktärer Herzinsuffizienz im Stadium III und IV (NYHA). Sie erhielten über einen Zeitraum von 4–6 Monaten randomisiert und doppelblind Placebo oder Captopril in einer Dosis von 3×25 mg/die, zusätzlich zu Digitalis und Diuretika. Unter Captopril kam es zu einer signifikanten Zunahme des Schlag- und Herzminutenvolumens und einer Reduktion des diastolischen Pulmonalarteriendruckes. Der periphere Widerstand nahm von 1960 auf 1280 dyn·s·cm^{-5} ab (p < 0,01). In der Placebogruppe blieben alle Werte unverändert (Tabelle 10).

Captopril – und das müssen weitere Studien belegen – scheint damit als eine der wenigen Substanzen den harten Test gegen eine Kontrollgruppe bestanden zu haben. Weitere Studien sind zur Bestätigung der Befunde aber zu fordern.

Tabelle 10. Randomisierte Doppelblindstudie (n = 23). (Nach Störger u. Bussmann, 1984)

	Monate		
	0	4–6	
Placebo			
PADP	26	29	n. s.
CO	3,3	3,6	n. s.
SV	41	44	n. s.
SVR	2040	1720	n. s.
Captopril			
PADP	23	13	p < 0,001
CO	3,4	4,9	p < 0,01
SV	45	63	p < 0,01
SVR	1960	1280	p < 0,01

5. Einfluß auf die Prognose

Die in den einzelnen Arbeitsgruppen untersuchten Patienten sind zahlenmäßig noch zu klein, um irgendwelche sicheren Aussagen machen zu können. Im Kollektiv von Ricci starben z. B. in der Kontrollgruppe drei Patienten, in der Captopril-behandelten Gruppe ein Patient (Ricci et al. 1982). Andere Autoren finden keine Unterschiede. Die Frage nach der Prognose ist nur an einem sehr großen Krankengut zu klären.

6. Captopril bei frischem Herzinfarkt

Die Erfahrungen mit Captopril beim frischen Herzinfarkt sind als bisher nur vorläufig zu betrachten. Bounhoure et al. (1982) untersuchten 10 Patienten mit frischem Herzinfarkt und Linksinsuffizienz. Die Dosierung betrug 12,5–50 mg. Patienten im Stadium III und IV der Killip-Klassifizierung verbesserten sich in ihrer Symptomatik deutlich. Die Herzfrequenz nahm um 10%, der mittlere arterielle Druck um 32% und der diastolische Pulmonalarteriendruck um 41% ab. Das Herzminutenvolumen stieg von 2,4 auf 2,8 l/min·m². Die Patienten wurden initial mit Isosorbiddinitrat in intravenöser Form behandelt und 24 h später auf oralappliziertes Captopril umgestellt. Unter Captopril war die Blutdrucksenkung stärker und die Herzminutenvolumensteigerung ausgeprägter als unter Isosorbiddinitrat.

7. Captopril bei akuter Linksinsuffizienz

Bei akuter kardialer Dekompensation oder akuter Linksinsuffizienz im Rahmen des frischen Herzinfarktes ist das Renin-Angiotensin-System stimuliert. Es resultieren hohe Plasmarenin- und Angiotensin-II-Werte. Die Wirkung von Captopril ist besonders bei hohen Ausgangswerten für Renin ausgeprägt. Die Abhängigkeit der Wirkung von Captopril von der Höhe des Plasmareninspiegels verliert sich aber mit der Zeit, so daß unter chronischen Bedingungen die Wirkung unabhängig vom Reninspiegel ist (Dzau et al. 1981; Bounhoure et al. 1982).

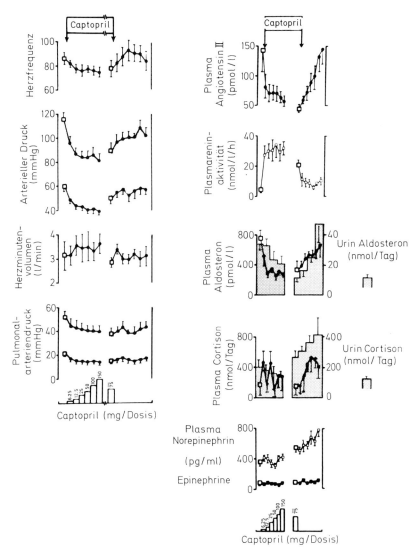

Abb. 184. Einfluß der Dosis von Captopril auf Hämodynamik und Hormonstatus. Bei 12,5 mg Captopril ist eine annähernd maximale Wirkung hinsichtlich Frequenzsenkung, Blutdruckreduktion, Herzminutenvolumensteigerung und Reduktion des Pulmonalarteriendrucks erreicht. Entsprechend verhalten sich Plasmaangiotensin, Reninaktivität sowie Plasma- und Urinaldosteron. (Nach Nicholls et al. 1982)

8. Dosierung von Captopril

Während früher z. T. sehr hohe Dosierungen zur Anwendung kamen, wurde insbesondere durch die Arbeit von Sharpe et al. (1980) klar, daß schon kleine Dosen ausreichend sind. Ader et al. (1980) wiesen nach, daß keine wesentlichen Unterschiede in den hämodynamischen Auswirkungen bei Einzelgaben von 25, 50 oder 100 mg bestehen. Bei jeder der genannten Dosen kommt es zu einer gleich starken Reduktion des linksventrikulären Füllungsdrucks und Zunahme des Herzminutenvolumens.

Nach Befunden von Sharpe et al. (1980) führt bereits 1 mg Captopril zu einer Steigerung des Schlagvolumens, Abnahme des Füllungsdruckes, des arteriellen Blutdruckes und des peripheren Widerstandes. Der maximale hämodynamische Effekt wurde bei Dosierungen zwischen 6,25 und 12,5 mg erreicht. Dies entspricht auch den von Ferguson et al. (1977) gemachten Angaben (s. Abb. 174) Nicholls et al. (1982) kommen zu ähnlichen Schlußfolgerungen. Bei 12,5 mg Captopril ist die maximale Wirkung hinsichtlich Herzfrequenzsenkung, Blutdrucksenkung, Herzminutenvolumensteigerung und Verminderung des linksventrikulären Füllungsdruckes gerade erreicht. Bei dieser Dosis ist auch die gesteigerte Plasmareninaktivität, die Senkung von Angiotensin II und die Verminderung des Plasmaaldosterons erreicht (Abb. 184).

Auch Dahlström u. Karlberg (1982) kommen mit einer niedrigen Captoprildosis zu einer dauerhaften Einstellung von Patienten mit schwerer Herzinsuffizienz. Ihre Tagesdosis betrug 45 ± 15 mg.

Man kann also davon ausgehen, daß mit einer Dosierung von 3 mal 25 mg/tgl. ein ausreichender hämodynamischer Effekt erzielt wird. Die Dosis kann jedoch auf 3 mal 50 mg erhöht werden. Da Captopril und seine Metaboliten vorwiegend renal ausgeschieden werden, muß eine Dosisanpassung bei verminderter Kreatininclearance vorgenommen werden. Bei Patienten, die dialysiert werden, ist eine Dosis von 2 mal 12,5 mg/tgl. ausreichend. Da die Resorption von Captopril in *nüchternem* Zustand besser ist, empfiehlt sich die Medikation eine Stunde vor den Mahlzeiten.

VI. Nebenwirkungen von Captopril

Die Kenntnisse über die unerwünschten Wirkungen ergeben sich vornehmlich aus den Erfahrungen mit der Substanz bei der Behandlung der Hypertonie (Übersicht bei: Heel et al. 1980 und Vidt et al. 1982).

Die üblichen Nebenwirkungen, wie sie von anderen antihypertensiven Medikamenten bekannt sind, traten unter Captopril nur selten auf: Sexuelle Störungen, das Auftreten von Bronchospasmen, Tachykardie, Müdigkeit und orthostatische Hypotension sind selten. Hinweise auf eine kardiale Dysfunktion, ausgeprägtere Bradykardien, Hyperkaliämie, Glukoseintoleranz, Depression, Schlafstörungen und Nasenschwellungen kommen nicht vor. Captopril kann deshalb bei Patienten mit Rhythmusstörungen, Asthma bronchiale oder obstruktiver Lungenerkrankung, Diabetes mellitus und Lebererkrankungen eingesetzt werden.

Es gibt aber eine Reihe von schweren oder potentiell schweren Nebenwirkungen, die den Einsatz der Substanz in gewissem Umfang einschränken, obwohl der absolute kausale Zusammenhang mit der Medikation von Captopril nicht immer klar gemacht werden konnte.

1. Hämatologische Nebenwirkungen

Eine Verminderung der Leukozytenzahl kann bei etwa 0,3% der Patienten beobachtet werden. Die Leukopenie tritt innerhalb der ersten 3–12 Wochen auf und geht mit einer myeloischen Hypoplasie des Knochenmarks einher. Über das Auftreten einer Agranulozytose wurde in mehreren Fällen berichtet, 2 Patienten starben an einer Sepsis (Amann et al. 1980). Dabei ist allerdings zu berücksichtigen, daß nahezu alle Patienten komplexe medizinische Probleme boten, häufig eine Niereninsuffizienz vorhanden war und viele andere Medikamente in der Lage gewesen sein könnten, die Knochenmarkdepression auszulösen. Das weiße und rote Blutbild sollte deshalb in den ersten 3 Monaten häufig, anschließend periodisch überwacht werden.

2. Renale Nebenwirkungen

Unveröffentlichte Daten von klinischen Studien deuten darauf hin, daß eine Eiweißausscheidung im Urin (über 1 g/Tag) bei ungefähr 1,2% der Patienten auftritt und ein nephrotisches Syndrom sich in ¼ dieser Fälle entwickeln kann. Die meisten dieser Patienten hatten primär Nierenfunktionsstörungen (Case et al. 1980). Die Proteinurie kann verschwinden, auch wenn die Captopriltherapie weiter fortgesetzt wird. Es besteht die Möglichkeit, daß es sich um eine Immunkomplexglomerulopathie handelt, wie aus Nierenbiopsien hervorgeht. Diese membranöse Glomerulonephritis verläuft klinisch und histologisch ähnlich wie andere medikamentös induzierte Nephropathien, z. B. nach Gabe von Penicillamin, Gold oder Quecksilber. Schwierigkeiten bestehen aber in der klinischen Interpretation dieser Befunde, da in der Regel keine Biopsien vorliegen, die vor Beginn der Therapie entnommen wurden.

Auch das Auftreten eines akuten reversiblen Nierenversagens mit Anstieg des Serumkreatinins ist beobachtet worden (Grossman et al. 1980). Vorübergehende Erhöhungen des Serumkreatininspiegels sind ebenfalls möglich.

3. Kutane Nebenwirkungen

Hautrötungen, gelegentlich verbunden mit Juckreiz und Fieber sowie Eosinophilie wurden bei ungefähr 10% der Patienten beobachtet. Diese Symptome treten in der Regel in den ersten Wochen auf. Zum Teil sind auch pemphigusartige Hauterscheinungen aufgetreten.

4. Geschmacksstörungen

Eine vorübergehende Ageusie tritt bei ungefähr 6% der Patienten auf. Sie ist in der Regel reversibel.

5. Interaktionen mit anderen Pharmaka

Bei gleichzeitiger Gabe anderer antihypertensiver Medikamente oder wenn es durch diuretische Therapie zu einer Hypovolämie gekommen ist, kann es nach Captopril zur orthostatischen Hypotension kommen. Dabei ist zu beachten, daß eine Dosisreduktion wenig erfolgversprechend ist, da bereits kleine Dosen das Converting enzyme hemmen. Das Risiko eines Blutdruckabfalls bei Erstapplikation von Captopril kann durch Reduktion der Diuretikadosis bzw. Absetzen anderer antihypertensiver Medikamente reduziert werden.

Da Captopril zu einer Zunahme des Kaliumspiegels führt, besteht das Risiko einer Hyperkaliämie bei gleichzeitiger Gabe von kaliumsparenden Diuretika wie Spironolacton, Triamteren oder Amilorid.

6. Nebenwirkungen bei Patienten mit Herzinsuffizienz

Hier liegen nur vereinzelte Angaben vor. Über Fälle mit Agranulozytose, schwerer Leukopenie oder stärkerer Proteinurie ist bisher nicht berichtet worden. Einzelne Fälle mit Hyperkaliämie, Geschmacksverlust, Hypotension und Hauterscheinungen sind aufgetreten (Liebau et al. 1982). Da subjektive Nebenwirkungen häufig fehlen, sind um so mehr laborchemische Kontrollen des Blutbildes, des Urinbefundes und der Nierenfunktion erforderlich.

7. Zusammenfassung der Nebenwirkungen

Die wesentlichen Captopril-assoziierten Nebenwirkungen sind:
  Exanthem in 12%,   Proteinurie in 1,1%,
  Geschmacksverlust in 6%,   Leukopenie in 0,06% der Fälle.
Das Auftreten von Nebenwirkungen ist eindeutig mit der Nierenfunktion korreliert. Bei normalen Kreatininwerten beträgt der Prozentsatz für das Auftreten einer Neutropenie 0,02% (1/4182 Patienten), bei einem Kreatinin von über 1,5 mg% 0,28%, bei Werten von über 2,0 mg% bereits 0,4%. Außerdem hängt die Nebenwirkungsquote mit der Höhe der Dosis zusammen. Bei Tagesdosen unter 150 mg treten Hauterscheinungen in 6,8%, Geschmacksstörungen in 2,3%, Proteinurie in 0,5% und eine Neutropenie bei 0,03% der Patienten auf. Bei Dosen über 150 mg/Tag ist die Nebenwirkungsrate mehr als verdoppelt (12,6%, 7,3%, 2,1% bzw. 0,6%).

Selten sind Hyperkaliämie, reversibles Nierenversagen, Myokardischämie, Tachykardie, Bradykardie, Eosinophilie, Aphten, Guillain-Barré-Syndrom, hämolytische Anämie, Lymphadenopathie (Tabelle 11) Scheler u. Krohne im Druck). Die Tabelle zeigt das Auftreten typischer Nebenwirkungen bei der Hypertoniebehandlung im Vergleich zu anderen antihypertensiven Substanzen.

Tabelle 11. Typische Nebenwirkungen bei der Hypertoniebehandlung im Vergleich zu anderen antihypertensiven Substanzen

Nebenwirkungen	Prazosin	β-Blocker	Vasodilatatoren	Kalzium-Antagonisten	Methyl-dopa	Clonidin	Rauwol-fia-Alkaloide	Guane-thidin	Captopril
Depression, Alpträume, Sedierung	(+)	+	○–(+)	○	++	++	++	○	○
Natriumretention	+	+	++	+	++	++	+	++	○
Herzinsuffizienz	○	+	+	○	○–(+)	○	○	(+)	○
Orthostatische Symptome	+	○–(+)	(+)	(+)	+	(+)	(+)	++	○
Angina pectoris	○	○	+	(+)	○	○	○	○–(+)	○
Entzugssyndrom	○	+ Angina pectoris	(+)	(+)	(+)	+	○	○	○
Sexuelle Störungen	(+)	(+)	(+)	(+)	++	+	+	++	○

Tabelle 12. Übersicht der wichtigsten Substanzen

Substanzgruppe	Substanz	Handelsname	Dosis	Sublinguale Gabe möglich	Senkung der Vorlast	Senkung der Nachlast
Vasodilatatoren	*Nitrate* Nitroglycerin	Nitrolingual Perlinganit Trinitrosan	i.v.: 0,75–6 mg/h (~12–100 µg/min) subl.: 0,8–1,6 mg (evtl. alle 10 min)	Ja	+ + +	+
	Isosorbiddinitrat	Isoket. Iso-Mack Corovliss, etc.	i.v.: 3–12 mg/h oral: 40–240– (480) mg/die	Ja	+ + +	(+)
	Isosorbid-5-mono-nitrat	Elantan, Mono-Mack, Ismo	oral: (10)–40– 120 mg/die	Nein	+ + +	(+)
	Molsidomin	Corvaton	i.v.: 1–6 mg/h oral: 2–4 × 2 mg/die	Nein	+ +	+
	Natrium-Nitroprussid	Nipruss	i.v.: 15–150–400 µg/min	Nein	+ +	+ + +
	Dihydralazin (Hydralazin)	Nepresol Dihyzin Henning	i.v.: 12,5–25 mg (ED) oral: 50–200 mg/die	Nein		+ + +
	Diazoxid	Hypertonalum	i.v.: 150–300 mg/die (1200 mg max. Tages-dosis)	Nein		+ + +
	Minoxidil	Lonolox	oral: 5–40–(100) mg/die	Nein		+ +
Ca-Antagonisten	Nifedipin	Adalat	subl.: 10–20 mg oral: (30)–60–120 mg/die	Ja		+ +
	Verapamil	Isoptin Cardibeltin	i.v.: 5–10 mg (ED) (2,5)–5–10 mg/h oral: 240–480 mg/die	Nein		+ +
Xanthinderivate	Theophyllin	Euphyllin	i.v.: (0,12) 0,6–1 g/die oral: 300–600 mg/die	Nein	+	+

Günstiger Einfluß auf die Myokardischämie	Indikation	Nebenwirkungen (und Gegenmaßnahmen)	Kontraindikationen	Wechselwirkung mit
+ +	Akute Linksherzinsuffizienz, Lungenödem, akuter Myokardinfarkt, kardiogener Schock, Ventrikelseptumruptur, Mitralinsuffizienz (Papillarmuskelsyndrom), hypertone Krise Status anginosus	Kopfschmerzen, Blutdruckabfall (Beine hochlagern, evtl. Zufuhr von 100–200 ml Dextran), refl. Tachykardie, selten Bradykardie (Atropin), Steigerung des intrazerebralen Drucks physische Abhängigkeit (langsam absetzen)	Nitratüberempfindlichkeit hypotone Kollapszustände, schwere Anämie, Engwinkelglaukom, Vorsicht bei Patienten mit Kopftraumen und zerebralen Blutungen	Alkohol, Betarezeptorenblockern, Antihypertonika, trizyklische Antidepressiva
+				
Nicht untersucht				
(+)	Alternativ zu Nitraten sonst gleiche Indikation	Geringere Kopfschmerzrate, sonst wie Nitrate	Wie Nitrate	Wie Nitrate
−	Hypertone Krisen	Hypotension, coronary steal Phänomen, Cyanatbildung (gleichzeitige Infusion von Na-thiosulfat bei Dosis über 2 µg/kg/min)	Arteriovenöser Shunt, Aortenisthmusstenose, Hypothyreose	Antihypertonika, Ganglienblocker, Inhalationsanästhetika
∅	Chron. therapierefraktäre Herzinsuffizienz (?) Hypertonie	Wasser- + Salzretention, Lupus erythematodes Flush + Urtikaria, Angina pectoris, Impotentia coeundi, Tachykardie, Polyneuritis, akuter febriler Krankheitszustand	Hochgradige Koronarsklerose, Überempfindlichkeit gegen Dihydr., Schwangerschaft (1. Trimenon)	Isoniazid, Procainamid, Chinidin, Psychopharmaka, Alkohol, Reserpin
○	Hypertone Krise	Unkontrollierbarer RR-Abfall, Hyperurikämie Hyperglykämie, Hypokaliämie, Wasser- und Na-retention, Kopfschmerz, pektanginöse Beschwerden	Coma hepaticum, therapieres. Hypokaliämie. Niereninsuff. mit Anurie, komp. Hypertonie bei Aortenisthmusstenose oder AV-Shunt	Orale Antikoagulantien, Antidiabetika, Insulin, β-Blocker, Glukokortikoide, Glykoside, Hydralazin Phenytoin, Thiazid-Diuretika
○	Schwere therapieresistente Hypertonie (mit Diuretikum und β-Blocker geben) chron. Herzinsuffizienz (??)	Salz- und Wasserretention, dekomp. Herzinsuff., Tachykardie, Angina pectoris (Gabe von β-Blockern) Hypertrichose	Schwangerschaft, Stillzeit Phäochromozytom, pulmonale Hypertonie bei Mitralstenose	Guanethidin, α-Rezeptorenblocker, Bethanidin
(+) Tierexperimentell	Angina pectoris, Hypertonie, akuter Myokardinfarkt, Lungenödem, chron. Herzinsuffizienz (?)	Kopfschmerzen, Hitzewallungen, Übelkeit, Schwindel, Angina pectoris, Tachykardie, Blutdruckabfall, Flüssigkeitsretention	Schwangerschaft	Antihypertonika, Betablocker, Digoxin
+	Hypertonie, Vorhofflimmern, hypertrophe obstructive Kardiomyopathie, akuter Myokardinfarkt ohne Linksinsuffizienz,	Neg. Inotropie, Hypotonie, Obstipation, bei i.v. Gabe gelegentlich AV-Überleitungsstörungen, Sinusarrest, periphere Ödeme, Kopfschmerzen, Schwindel	Kardiogener Schock, dekomp. Herzinsuff. AV-Block II. + III. Grades, Sinusknotensyndrom, Vorsicht bei eingeschränkter Leberfunktion, komplizierter Herzinfarkt	Wie Nifedipin und zusätzlich Kalziumsalze, Tocainid
Nicht untersucht	Linksinsuffizienz bei Herzinfarkt, Cor pulmonale, chron. Herzinsuffizienz (?)	Meist durch Überdosierung, Flush, Übelkeit, Kopfschmerz, Tachykardie, Hyperglykämie, Albuminurie, verstärkte Diurese, Hypotonie, Toleranzentwicklung	Hypotonie, Tachykardie	Dipyridamol

Tabelle 12 (Fortsetzung)

Substanzgruppe	Substanz	Handelsname	Dosis	Sub-linguale Gabe möglich	Senkung der Vorlast	Senkung der Nachlast
Diuretika	Furosemid	Lasix, Fusid, –40 Stada, Furosemid-ratiopharm	i.v.: 10–20 mg (ED) Infusion bis 500 mg/die oral: 10–20–(160) mg/die	Nein	(+)	
Hyporolämie	Etacrynsäure	Hydromedin	i.v.: 50–100–(150) mg/die oral: 1–2 × 50–100 mg/die	Nein	(+)	
Converting Enzyme-Hemmer	Captopril	Lopirin	oral: 3 × 12,5–25–(50) mg/die	Nein	+ +	+ +
α-Rezeptoren-blocker	Prazosin	Minipress	oral: 2–5 mg (ED) 7,5–20 mg/die	Nein	+ +	+ +
	Phentolamin	Regitin	i.v.: 5–20 mg (oral: 300–400 mg/die)	Nein	(+)	+ + +
	Clonidin	Catapresan	i.v.: 0,150–0,600 mg oral: 3 × 0,075–0,3 mg/die (max. 1,8 mg/die)	Nein	(+)	+ +
	Urapidil	Ebrantil	i.v.: 20–40 mg oral: 30–60–(90) mg/die	Nein	+	+ +
Katecholamine	Dopamin	Dopamin-Giulini	i.v.: 0,5–10–(20) μg/kg × min	Nein		
	Dobutamin	Dobutrex	i.v.: 2–20 μg/kg × min	Nein	+	+

Günstiger Einfluß auf die Myokardischämie	Indikation	Nebenwirkungen (und Gegenmaßnahmen)	Kontraindikationen	Wechselwirkung mit
	akute und chonische Herzinsuffizienz	Hyponatriämie und -kaliämie, Exsiccose, thromboembolische Komplikationen (Antidot: Marcumar, Heparin)		
	Akute und chronische Herzinsuffizienz	Hyperglykämie, Hyperurikämie, Hypotonie, Blutdruckabfall (Volumenzufuhr), Hörschädigung bei großen i. v. Dosen, Nausea, Erbrechen, Leberschäden		
?	Chronisch therapieresistente Herzinsuffizienz, schwere therapiers. Hypertonie	Agranulozytose, Leukopenie, Nephrotoxizität bei hohen Dosen (Blutbild- und Urinkontrolle), Ageusie, Tachykardie, Schwindel, Hyperkaliämie	Schwangerschaft, Stillzeit, Leukopenie, Vorsicht bei Autoimmun- und Kollagenosen	Allopurinol, Immunsuppressiva, Kortikosteroide, Zytostatika
	Hypertonie, chron. therapies. Herzinsuffizienz (?)	First dose Phenomenon (einschleichend mit $3 \times 0,5$ mg/d beginnen), Hypotonie, Ödeme (Erhöhung der Diuretikadosis) Kopfschmerz und Übelkeit, Einschränkung von Libido und Potenz	Lungenembolie	Antihypertonika, Diuretika, Nitroglycerin
	Keine sichere Indikation bei Herzinsuffizienz, Hypertonie	Tachykardie, RR-Abfall, Durchfälle, Potenzstörungen		
	Keine sichere Indikation bei Herzinsuff., Hypertonie	Hypotonie, überschießender RR-Anstieg bei plötzlichem Absetzen (Phentolamin oder Therapieweiterführung), Mundtrockenheit, Kopfschmerz, Müdigkeit, Wasser- und Natriumretention, Einschränkung von Libido und Potenz, Exatheme	Erkrankung des Sinusknoten	Zentraldämpfende Arzneimittel, Digitalis, β-Blocker, α-Rezeptorenblocker
	Schwere Hypertonie, Hypotension bei neurochirurgischen Eingriffen	Kopfschmerz, Schwindel, Übelkeit, Hypotonie, Atemnot, Angina pectoris, Müdigkeit, allergische Hauterscheinungen		Alkohol, Antihypertonika
	Kardiogener Schock, akute therapierefraktäre Herzinsuffizienz, akutes Nierenversagen, kardiogener Schock, akute therapieref. Herzinsuff.	Ventrikuläre Rhythmusstörungen, Tachykardie, pektanginöse Beschwerden, Zunahme der Myokardischämie, Blutdruckabfall oder -anstieg, Mydriasis, Kopfschmerz, Übelkeit, Erbrechen, zentralnervöse Stimulation	Phäochromocytom, Vorsicht bei Tachyarrhythmie oder Kammerflimmern,	Butyrophenone, Cimetidin, Cyclopropan, Halothan, Guanethidin, MAO-Hemmer, Phenytoin, Tolazolin, wehenanregende Mittel

Literatur

Ader R, Chatterjee K, Ports T, Hiramatsu B, Parmley W (1979) Beneficial hemodynamic effects of angiotensin converting enzyme inhibitor in chronic refractory heart failure (Abstract). Am J Cardiol 43: 404

Ader R, Chatterjee K, Ports T, Brundage B, Hiramatsu B, Parmley W (1980) Immediate and sustained hemodynamic and clinical improvement in chronic heart failure by an oral angiotensin-converting enzyme inhibitor. Circulation 61: 931–937

Amann FW, Bühler FR, Conen D, Brunner F, Ritz R, Speck B (1980) Captopril-associated agranulocytosis. Lancet I: 150

Antonaccio MJ, Kerwin L (1981) Pre- and postjunctional inhibition of vascular sympathetic function by captopril in SHR. Hypertension [Suppl I] 3: 54–62

Atlas SA, Case DB, Scaley JE, Laragh JH, McKinstry DN (1979) Interruption of the renin-angiotensin system in hypertensive patients by captopril induced sustained reduction in aldosterone secretion, potassium retention and natriuresis. Hypertension 1: 274–380

Awan NA, Amsterdam EA, Hermanovick J, Bommer WJ, Needham KE, Mason DT (1982) Longterm hemodynamic and clinical efficacy of captopril therapy in ambulatory management of severe chronic congestive heart failure. Am Heart J 103: 474–479

Bounhoure JP, Kayanakis JG, Fauvel JM, Puel J (1982) Beneficial effects of captopril in left ventricular failure in patients with myocardial infarction. Br J Clin Pharmacol [Suppl 2] 14: 187–191

Burrett JD, Eggena P, Krall JF, Sambhi MP (1981) A comparison of physical characteristics of active renin isolated from aorta, plasma and kidney of the rat. Clin Sci 61: 671–678

Case DB, Atlas SA, Mouradian JA, Fishman RA, Sherman RL, Laragh JH (1980) Proteinuria during long-term captopril therapy. JAMA 244: 346–349

Chatterjee K, Rouleau JL, Parmley WW (1982) Hemodynamic and myocardial metabolic effects of captopril in chronic heart failure. Br Heart J 47: 233–238

Cohn JN, Levine TB (1982) Angiotensin-converting enzyme inhibition in congestive heart failure: The concept. Am J Cardiol 49: 1480–1483

Creager MA, Halperin JL, Bernard DB, Faxon DP, Melidossian CD, Gavras H, Ryan TJ (1981) Acute regional circulatory and renal hemodynamic effects of converting-enzyme inhibition in patients with congestive heart failure. Circulation 64: 483–489

Curtiss C, Cohn JN, Vrobel T, Franciosa JA (1978) Role of the renin-angiotensin system in the systemic vasoconstriction of chronic congestive heart failure. Circulation 58: 763–770

Dahlström U, Karlberg BE (1982) Short and long-term effects of treatment with low dose captopril in patients with severe congestive heart failure. Br J Clin Pharmacol [Suppl 2] 14: 231–235

Davis R, Ribner HS, Keung E, Sonneblick EH, LeJemtel TH (1979) Effect of captopril in heart failure. N Engl J Med 301: 117–121

Dzau VJ, Colucci WS, Williams GH, Curfman G, Meggs L, Hollenberg NK (1980) Sustained effectiveness of converting-enzyme inhibition in patients with severe congestive heart failure. N Engl J Med 302: 1373–1379

Dzau VJ, Colucci WS, Hollenberg NK, Williams GH (1981) Relation of the renin-angiotensin-aldosterone system to clinical state in congestive heart failure. Circulation 63: 645–651

Faxon DP, Creager MA, Halperin JL (1982) Regional circulatory response to converting-enyzme inhibition in congestive heart failure. Br J Clin Pharmacol [Suppl 2] 14: 179–186

Ferguson RK, Turini GA, Brunner HR, Gavras H, McKinstry DN (1977) A specific orally active inhibitor of angiotensin-converting enzyme in man. Lancet I: 775–778

Fouad FM, Tarazi RC, Bravo EL, Hart NJ, Castle LW, Salcedo EE (1982) Longterm control of congestive heart failure with captopril. Am J Cardiol 49: 1489–1496

Greenberg R, Osman GH, O'Keefe EH, Antonaccio MJ (1979) The effects of captopril (Sa 14,255) on bradykinin-induced bronchoconstriction in the anesthetized Guinea pig. Eur J Pharmacol 57: 287–294

Grossman A, Eckland D, Price P, Edwards CRW (1980) Captopril: Reversible renal failure with severe hyperkalemia. Lancet I: 712

Halperin JL, Faxon DP, Creager MA, Bass TA, Melidossian GD, Gavras H, Ryan TJ (1982) Coronary hemodynamic effects of angiotensin inhibition by captopril and teprotide in patients with congestive heart failure. Am J Cardiol 50: 967–972

Heel RC, Broyden RN, Speight TM, Avery GS (1980) Captopril: a preliminary review of its pharmacological properties and therapeutic efficacy. Drugs 20: 409–452

de Jonge A, Wilffert P, Kalkmann HO, Thoolen MJMC, vanMeel JCA, Timmermans PBMWM, vanZwieten PA (1982) Effect of captopril on the regulation of noradrenaline release in the heart and vascular smooth muscle of the pitched rat. Br J Pharmacol 75: 134

Kirchertz EJ, Scheler F (1982) Neubewertung Captopril-assoziierter Nebenwirkungen. Dtsch Med Wochenschr 107: 345–347

Kramer B, Topic N, Massie B (1982) Acute and long-term effects of captopril on exercise cardiac performance and exercise capacity in congestive heart failure. Br J Clin Pharmacol [Suppl 2] 14: 143–151

LeJemtel TH, Keung E, Frishman WH, Ribner HS, Sonnenblick EH (1982) Hemodynamic effects of captopril in patients with severe chronic heart failure. Am J Cardiol 49: 1484–1488

Levine TB, Curlyle PF, Gross KA, Franciosa JA, Cohn JN (1979) Hemodynamic and clinical response to captopril in congestive heart failure. Circulation 59/60: 2–39

Levine TB, Franciosa JA, Cohn JN (1980) Acute and long-term response to an oral converting-enzyme inhibitor, captopril, in congestive heart failure. Circulation 62: 35–41

Liebau G (1982) Captopril bei Herzinsuffizienz. Klin Wochenschr 60: 107–113

Liebau G, Riegger AJG, Schanzenbächer P, Steilner H, Oehrlein S (1982) Captopril in congestive heart failure. Br J Clin Pharmacol [Suppl 2] 14: 193–199

Man in t'veld AJ, Wenting GJ, Schalekamp MADH (1979) Does captopril lower blood pressure in anephric patients? Br Med J II: 1100

Maslowski AH, Ikram H, Nicholls MG, Espiner EA (1981) Haemodynamic, hormonal and electrolyte responses to captopril in resistent heart failure. Lancet I: 71–74

Mason DT, Hermanovich J, Evenson M, Awan NA (1980) Oral captopril in ambulatory management of severe congestive heart failure: sustained beneficial effects on ventricular function with 6 months therapy shown by cardiac catheterization, nuclear scintigraphy, echography, treadmill exercise and symptomatology (Abstract). Am J Cardiol 45: 411

Massie B, Kramer BL, Topic N, Henderson SG (1982) Hemodynamic and radionuclide effects of acute captopril therapy for heart failure changes in left and right ventricular volumes and function at rest and during exercise. Circulation 65: 1374–1381

Miller JA, Jonston CI (1979) Sequential changes in circulating levels of angiotensin I and II, renin and bradykinin after captopril. Med J Aust [Suppl] 2: 15–17

Murthy VS, Waldron TL, Goldberg ME (1978) The mechanism of bradykinin potentiation after inhibition of angiotensin-converting-enzyme by SQ 14,255 in conscious rabbits. Circ Res [Suppl I] 43: 40–45

Nicholls MG, Ikram H, Espiner EA, Maslowski AH, Scandrett MS, Penman T (1982) Hemodynamic and hormonal responses during captopril therapy for heart failure. Acute chronic and withdrawal studies. Am J Cardiol 49: 1497–1501

Ondetti MA, Williams NJ, Sabo EF, Luscec J, Weaver ER, Kocy O (1971) Angiotensin-converting enzyme inhibitors from the venom of Bothrobs jararaca. Isolation, elucidation of structure and synthesis. Biochemistry 10: 4033

Ondetti MA, Rubin B, Cushman DW (1977) Design of specific inhibitors of angiotensin-converting enzyme: new class of orally active antihypertensive agents. Science 196: 441–444

Pals DT, Masucci FD, Sipos F, Denning GS Jr (1971) A specific competitive antagonist of the vascular action of angiotensin II. Circ Res 29: 664–672

Pierpont GL, Francis GS, Cohn JN (1981) Effect of captopril on renal function in patients with congestive heart failure. Br Heart J 46: 522–527

Ricci S, Zaniol P, Teglio V, Baraldi P, Mattioli G (1982) Sustained haemodynamic and clinical effects of captopril in long-term treatment of severe chronic congestive heart failure. Br J Clin Pharmacol [Suppl 2] 14: 209–215

Rouleau JL, Chatterjee K, Benge W, Parmley WW, Hiramatsu B (1982) Alterations in left ventricular function and coronary hemodynamics with captopril, hydralazine and prazosine in chronic ischemic heart failure: A comparative study. Circulation 65: 671–678

Scheler F, Krohne HJ (im Druck) Typische Risiken bei der Behandlung der arteriellen Hypertonie. Internist

Sharpe DN, Coxon RJ (1982) Clinical and hemodynamic effects of low dose captopril in severe chronic heart failure. Br J Clin Pharmacol [Suppl 2] 14: 161–167

Sharpe DN, Douglas JE, Coxon RJ, Long B (1980) Low-dose captopril in chronic heart failure: Acute hemodynamic effects and long-term treatment. Lancet II: 1154–1157

Störger H, Hadler D, Reifart N, Kaltenbach M, Bussmann W-D (1984) Langzeittherapie mit Captopril bei schwerer chronischer Herzinsuffizienz. Z Kardiol (Suppl) (im Druck)

Turini GA, Brunner HR (1983) The renin-angiotensin-aldosteron system in congestive heart failure. In: Just H, Bussmann WD (eds) Vasodilators in chronic heart failure. Springer, Berlin Heidelberg New York, pp 47–57

Turini GA, Brunner HR, Ferguson RK, Rivier JL, Gavras H (1978) Congestive heart failure in normotensive man. Hemodynamics, renin and angiotensin II blockade. Br Heart J 40: 1134–1142

Turini GA, Brunner HR, Gribic M, Waeber B, Gavras H (1979) Improvement of chronic congestive heart failure by oral captopril. Lancet I: 1213–1215

Vidt DG, Bravo EL, Fouad FM (1982) Captopril. In: Koch-Weser J (ed) Drug therapy. N Engl J Med 306: 214–219

Van Zwieten PA, Van Meel JCA, De Jonge A, Kalkman AO, Timmermanns PBMWM (1982) Zur Pharmakologie vasodilatorisch wirksamer Pharmaka; neuere Entwicklungen. Dtsch Ges Herz Kreislaufforsch 48: 78–86

Sachverzeichnis

Herzinsuffizienz

Bearbeitet von G. Autenrieth, R. Bayer, D. W. Behrenbeck,
G. Biamino, H.-D. Bolte, F. Burkart, W.-D. Bussmann, J. Cyran,
E. Erdmann, B. Heierli, F. Krück, T. Linderer, G. Rahlf, G. Riecker,
R. Schröder, G. Steinbeck, B. E. Strauer, K. O. Stumpe, E. Uhlich,
J. Zähringer
Herausgeber: **G. Riecker**
1984. 198 Abbildungen, 74 Tabellen. Etwa 840 Seiten. (Handbuch
der inneren Medizin, Band 9, Teil 4)
Gebunden DM 320,–
Vorbestellpreis/Subskriptionspreis Gebunden DM 256,–
(Der Vorbestellpreis gilt nach Erscheinen weiter als Subskrip-
tionspreis bei Verpflichtung zur Abnahme aller Teilbände bis zum
Erscheinen des letzten Teilbandes von Band 9)
ISBN 3-540-13022-5

Schock

Bearbeitet von W. Bleifeld, W.-D. Bussmann, H. Djonlagic,
U. Geßler, U. F. Gruber, H. Herzog, W. Kupper, H.-G. Lasch,
G. Müller-Esch, G. Oehler, G. Paumgartner, A. Perruchoud,
G. Riecker, H. P. Schuster, P. C. Scriba, D. Seybold
Herausgeber: **G. Riecker**
1984. 120 Abbildungen, 47 Tabellen. XIV, 432 Seiten
(Handbuch der inneren Medizin, Band 9, Teil 2)
Gebunden DM 190,–
Subskriptionspreis Gebunden DM 152,–
(Der Subskriptionspreis gilt bei Verpflichtung zur Abnahme aller
Teilbände bis zum Erscheinen des letzten Teilbandes von Band 9)
ISBN 3-540-12543-4

Vom Belastungs-EKG zur Koronarangiographie

Von M. Kaltenbach, H. Roskamm, G. Kober, W.-D. Bussmann,
L. Samek, P. Stürzenhofecker, H.-J. Becker, J. Petersen
Unter Mitarbeit von zahlreichen Fachwissenschaftlern
1980. 318 Abbildungen, 29 Tabellen. XI, 357 Seiten
Gebunden DM 158,–. ISBN 3-540-09861-5

Transluminal Coronary Angioplasty and Intracoronary Thrombolysis

Coronary Heart Disease IV
Editors: **M. Kaltenbach, A. Grüntzig, K. Rentrop, W.-D. Bussmann**
With contributions by numerous experts
1982. 210 figures. XVIII, 442 pages
Cloth DM 128,–. ISBN 3-540-11219-7

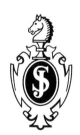

Springer-Verlag
Berlin
Heidelberg
New York
Tokyo

Cardiomyopathy and Myocardial Biopsy

Editors: **M. Kaltenbach, F. Loogen, E. G. J. Olsen**
In cooperation with W.-D. Bussmann
With contributions by numerous experts
Corrected printing. 1978. 203 figures, 56 tables. XIV, 337 pages
Cloth DM 64,–. ISBN 3-540-08474-6

Prognosis of
Coronary Heart Disease –
Progression of
Coronary Arteriosclerosis

International Symposium Held in Bad Krozingen
October 22–23, 1982
Editor: **H. Roskamm**
1983. 94 figures, 80 tables. XI, 248 pages
Cloth DM 56,–. ISBN 3-540-12367-9

Hypertrophic Cardiomyopathy

The Therapeutic Role of Calcium Antagonists
Editors: **M. Kaltenbach, S. E. Epstein**
1982. 172 figures. XIV, 334 pages
Cloth DM 78,–. ISBN 3-540-11065-8

Gallopamil

Pharmakologisches und klinisches Wirkungsprofil eines Kalziumantagonisten
Herausgeber: **M. Kaltenbach, R. Hopf**
Mit Beiträgen zahlreicher Fachwissenschaftler
1983. 108 Abbildungen. XIII, 147 Seiten
DM 29,50. ISBN 3-540-12381-4

Therapie mit Herzglykosiden

Herausgeber: **E. Erdmann**
Unter Mitarbeit zahlreicher Fachwissenschaftler
1983. 29 Abbildungen. XI, 146 Seiten
Gebunden DM 52,–. ISBN 3-540-12361-X

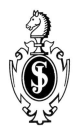

Springer-Verlag
Berlin
Heidelberg
New York
Tokyo

I.-W. Franz
Ergometrie bei Hochdruck- und Koronarkranken in der täglichen Praxis

1984. 25 Abbildungen, 10 Tabellen. IX, 74 Seiten
DM 28,–. ISBN 3-540-13066-7